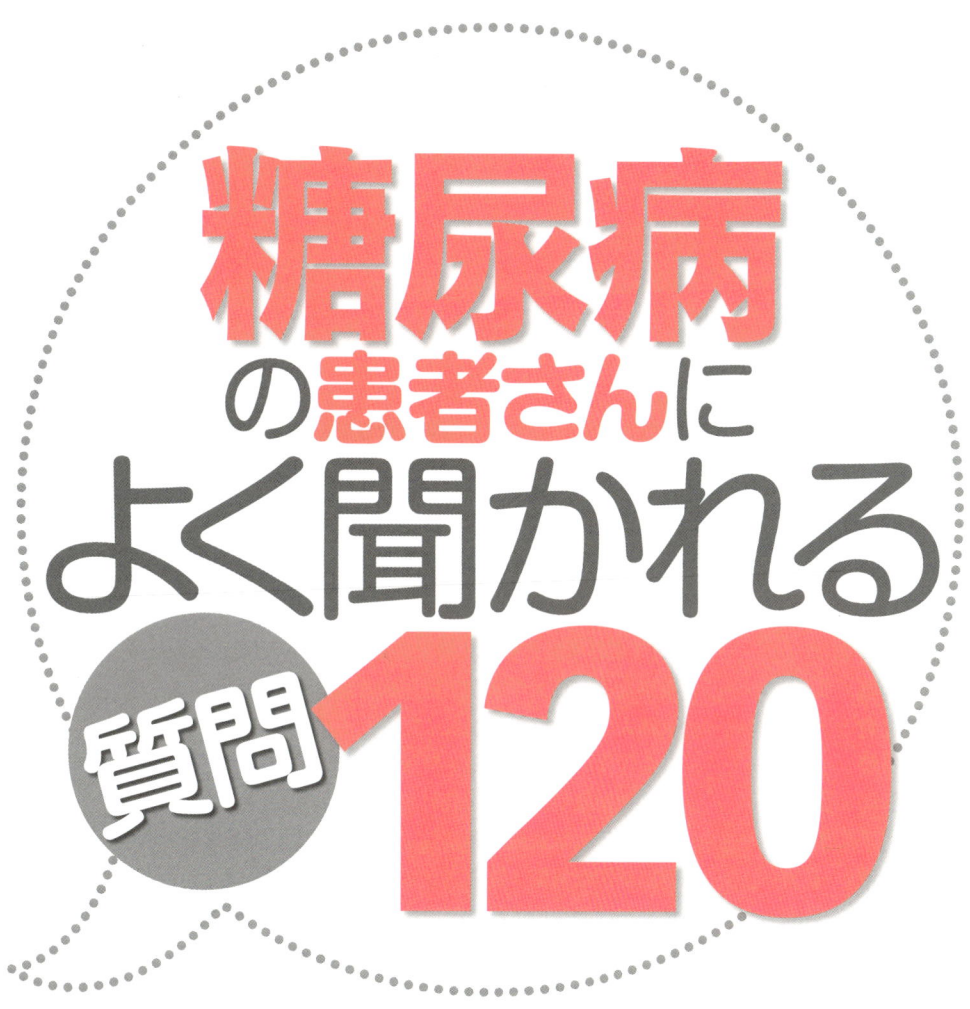

糖尿病の患者さんによく聞かれる質問120

監修
瀬戸奈津子
大阪大学大学院医学系研究科保健学専攻准教授

編集
古山景子
日本医科大学付属病院
糖尿病看護認定看護師・日本糖尿病療養指導士

山地陽子
東京厚生年金病院糖尿病看護認定看護師

日本看護協会出版会

執筆者一覧

● 監　修

瀬戸奈津子 ………… 大阪大学大学院医学系研究科保健学専攻 / 准教授

● 編　集

古山　景子 ………… 日本医科大学付属病院 / 糖尿病看護認定看護師・日本糖尿病療養指導士
山地　陽子 ………… 東京厚生年金病院 / 糖尿病看護認定看護師

● 執　筆（50音順）

雨宮久美子 ………… NTT東日本関東病院 / 糖尿病看護認定看護師
伊藤　暁子 ………… 東京女子医科大学病院 / 糖尿病看護認定看護師
大倉　瑞代 ………… 京都大学医学部附属病院 / 糖尿病看護認定看護師
岡崎　優子 ………… 社会保険中央総合病院 / 糖尿病看護認定看護師
小澤　靖弘 ………… 聖路加国際病院歯科口腔外科 / 医師
金子　佳世 ………… 日本医科大学武蔵小杉病院 / 糖尿病看護認定看護師
金児　玉青 ………… 聖路加国際病院 / 外来アシスタントナースマネジャー
金子　美恵 ………… 聖路加国際病院 / 日本糖尿病療養指導士
木内　恵子 ………… 埼玉医科大学病院 / 糖尿病看護認定看護師
菊永　恭子 ………… 日本医科大学付属病院 / 糖尿病看護認定看護師・日本糖尿病療養指導士
佐田　佳子 ………… 大分大学医学部附属病院 / 糖尿病看護認定看護師
瀬戸奈津子 ………… 前掲
大道　直美 ………… 前千葉中央メディカルセンター糖尿病センター / 糖尿病看護認定看護師・日本糖尿病療養指導士
滝澤　直美 ………… 前社団法人日本看護協会看護研修学校 / 糖尿病看護認定看護師
竹山　聡美 ………… 日本医科大学多摩永山病院 / 糖尿病看護認定看護師
土田由紀子 ………… 東京女子医科大学病院 / 糖尿病看護認定看護師
中山　法子 ………… 北野病院 / 糖尿病看護認定看護師
畑中あかね ………… 前神戸市立医療センター西市民病院 / 糖尿病看護認定看護師・日本糖尿病療養指導士
林　　弥江 ………… 千葉中央メディカルセンター糖尿病センター / 日本糖尿病療養指導士
肥後　直子 ………… 京都府立医科大学附属病院 / 糖尿病看護認定看護師
平野　美雪 ………… 前千葉中央メディカルセンター
古山　景子 ………… 前掲
松尾　美穂 ………… 東京医科大学八王子医療センター / 糖尿病看護認定看護師・日本糖尿病療養指導士
松田　直正 ………… 千葉大学大学院看護学研究科 / 専門看護師育成・強化プログラム特任教員
水野　美華 ………… 原内科クリニック / 糖尿病看護認定看護師
森　小律恵 ………… 杏林大学医学部付属病院 / 糖尿病看護認定看護師
森田　智子 ………… 日本医科大学付属病院 / 透析看護認定看護師・日本糖尿病療養指導士
安仲　　恵 ………… 天理よろづ相談所病院 / 糖尿病看護認定看護師・日本糖尿病療養指導士
山地　陽子 ………… 前掲

刊行にあたって

糖尿病の患者さんを取り巻く状況・社会背景の変化を踏まえて

2004年刊行の『糖尿病の患者さんによく聞かれる質問100』が5年の月日を経てロングセラーという朗報をいただき，このたび『糖尿病の患者さんによく聞かれる質問120』としてリニューアル，刊行する運びとなりました。

本書は『質問100』と同じく，患者さんから聞かれた実際の質問を取り上げ，糖尿病看護認定看護師または日本糖尿病療養指導士などのエキスパートナースである執筆者自らが，実践から得た知識を駆使してまとめたことが大きな特徴です。『質問100』ではそのかいあって，「看護師だけでなく患者さんにもおすすめ」という嬉しい評価もいただくことができました。看護援助の展開に役立てていただくのはもちろんのこと，本書の原点である雑誌「ナーシング・トゥディ」特集号でめざした"患者さんの自己管理を支えること"という目的にかなったとあらためて実感し，私たち執筆者としては喜ばしい限りです。

一方，残念なことに糖尿病患者数は年々増すばかりであり，私たち糖尿病看護に従事する看護師は実践能力をいっそう磨く必要に迫られています。リニューアルした本書では，この5年間の糖尿病の患者さんを取り巻く状況・社会背景の変化を踏まえ，さらに現場のニーズに応えるために，最新の知見に照らして内容を全面的に見直し，新たな気持ちで執筆，編集に取り組みました。

まず，糖尿病の患者さんの増加に伴ってニーズが増してきたインスリン治療中の患者さんたちに対応するために，インスリン療法の項目を大幅に増やしました。特に，インスリン持続皮下注入法や吸入インスリン，さらに医療費負担に関する項目を追加しました。また，糖尿病治療の最大の目的は，合併症を出さない，またはすでに合併症があっても進行させないか進行を遅らせることにあります。したがって，合併症の章を，糖尿病網膜症，糖尿病腎症，糖尿病神経障害，動脈硬化症，糖尿病足病変，感染症と細分化して構成し，より患者さ

んの細やかな質問に応えられるようにしました。項目数は100から120に増えています。

　また，2008（平成20）年度より糖尿病の患者さんを取り巻くしくみも大きく変わりました。ひとつは，医療保険者（国保・被用者保険）において，40歳以上の被保険者・被扶養者を対象とする，内臓脂肪型肥満に着目した健診および保健指導の事業実施が義務づけられました。もうひとつは，診療報酬改定において，糖尿病足病変ハイリスク要因を有する患者さんに対し，専任の医師または医師の指示に基づき，専任の看護師が重点的な指導・管理を実施した場合の評価を新設する「糖尿病合併症管理料」が新設されました。糖尿病の患者さんの増加に歯止めをかけるために，早期発見と重症化予防のためのしくみは必要ですし，診療報酬の算定は糖尿病の患者さんへの看護援助に対する社会的評価そのものといえます。

　このような社会背景から，本書では「糖尿病をめぐる話題」を章立てし，「特定健康診査・特定保健指導の概要」および「糖尿病に関連する診療報酬」を追加しました。さらに，各質問項目でエッセンスを散りばめているものの，まとめて知識を整理できるように「疾病受容や行動変容・セルフケアへの援助」を項目立てしました。

　同時にこの5年間，執筆者たちはエキスパートナースとして，糖尿病の患者さんが自ら質問するという，糖尿病や自己管理に対する知的欲求が最も高まったチャンスを活かして，看護援助を展開し，実践能力を磨いてきました。その中で実際に手ごたえの得られた回答や，期せずして発した言動が患者さんの心の琴線に触れ，自己管理能力が高まったり，療養行動に取り組むきっかけになった，という貴重なケースを蓄積してきました。これらの実践から得た知識を糖尿病看護に携わる皆様と分かち合うべく，コラムとして「患者さんに届いたそのひとこと」を設けました。そして質問項目を通して紹介しきれなかった「糖尿病看護に関する豆知識」のコラムも随所に掲載し，盛りだくさんの内容になりました。

　糖尿病看護における現場のニーズにさらに応えるために工夫を施した本書も，初版同様に現場で活躍されている多くの看護師の方々にご活用いただけることを願ってやみません。

2009年8月
監修・編集者を代表して
瀬戸奈津子

本書の使い方

本書は、現場で実際に患者さんから寄せられた質問を取り上げています。
それらに看護師がどう答えればよいのかを、"看護師の専門性"の視点からエキスパートナースたちがわかりやすく執筆、解説しました。
ベッドサイド、外来、実習など、さまざまな場面で実際に手にとり、個々の患者さんにあてはめて使っていただけます。

➡ 知りたいことを見つけるには

目次から……"治療法""合併症""発達段階別"ごとに細分化された分類でさがせます。各質問項目には"質問文"とその"キーワード"（色文字）を併記、両方からさがせます（→p. vi）。
キーワード索引から……「インスリン注射」「吸入インスリン」などの用語からさがせます（→p. xiv）。

➡ 質問と回答（第Ⅰ章）で学べること

〈患者さんからの質問に対して看護師が答える〉場面設定となっています。
次の3つで構成しています。
回答……具体的なことばによる回答例と、看護師の専門性に焦点をあてた解説を掲載。患者さんにどう答えればよいか、そのためにはまずどう受け止め、理解し、的確にアセスメントすればよいのかが学べます。
アプローチのポイント……"回答"のアプローチのポイントがわかります。
その根拠……"回答"の根拠を掲載。最新の知見とともに、"回答"に至るために必要な看護師の姿勢など、糖尿病看護のエッセンスが学べます。

➡ 糖尿病をめぐる話題（第Ⅱ章）をおさえる

糖尿病看護全体を通じて知っておきたい情報を掲載しました。

➡ 第Ⅰ章にちりばめられているコラムとは

糖尿病看護に関する豆知識……質問に関連したプラスα＆息抜き情報。
患者さんに届いたこのひとこと……エキスパートの感動体験をおすそ分け。励みになるはずです。

目次

キーワード索引 xiv
序章にかえて 1

第Ⅰ章 質問と回答

治療法に関する質問　　7

● 薬物療法

質問 1【インスリンの注射回数 / インスリン量】
インスリンを1日20単位打っています。私の回数・量は人より多いのでしょうか？ 7

質問 2【インスリンの注射回数 / 強化インスリン療法 / インスリン持続皮下注入（CSII）療法】
1日に4回も注射を打たなければならないと言われました。本当に必要なのでしょうか？ 8

質問 3【インスリン注射の必要性 / 糖尿病の分類 / ブドウ糖毒性 / 1型糖尿病 / 2型糖尿病】
インスリン注射は，一生続けなければいけないのでしょうか？ 血糖値が下がれば，内服薬に替えられますか？ 10

質問 4【インスリン注射の必要性 / 血糖コントロール / インスリン抵抗性 / 食事量】
血糖値が正常なので，インスリンを打たなくてもよいでしょうか？ インスリンを打たなくてよいのであれば，食事も減らそうと思いますが…。 12

質問 5【インスリン注射 / 空腹感と血糖値 / 低血糖 / 体重コントロール】
インスリン注射を始めてから，お腹はすくし体重も増えてきました。インスリン注射で太るのでしょうか？ 14

質問 6【インスリン製剤の分類 / 混和 / 注射の手技 / インスリン分泌 / 基礎分泌 / 追加分泌】
インスリン製剤は，必ず振らなければいけないのでしょうか？ 15

質問 7【インスリンの保管方法 / インスリンの使用期限】
インスリンを冷蔵庫に入れておいたら，凍ってしまいました。溶けたら使ってもいいですか？ 18

質問 8【インスリン注射 / 針の交換 / 注射部位の消毒】
インスリン自己注射では，毎回針を換えなければいけませんか？ 注射部位は毎回消毒しなければいけませんか？ 20

質問 9【インスリンアレルギー / インスリン浮腫 / インスリンリポジストロフィー / 副作用】
低血糖以外のインスリンの副作用を教えてください。 22

質問 10【インスリンの注射部位 / 吸収速度 / インスリンリポジストロフィー】
インスリン注射を打つ場所は，毎回変えたほうがよいでしょうか？ どこに打っても効果は変わりませんか？ 24

質問 11【不規則勤務 / インスリン分泌 / 生活パターンに応じた注射方法】
仕事柄，徹夜することが多いのですが，徹夜したときは寝る前のインスリンを打たなくてもよいのでしょうか？ 26

質問 12【注射ができないとき / 注射を忘れたとき / 生活パターン】
インスリン注射を1日3回するように言われていますが，昼食前の注射ができません。どうしたらよいのでしょうか？ 28

質問 13【外食時の注射のタイミング / 超速効型インスリン】
外食時に食前の超速効型インスリンを打ったのに，注文した料理がなかなか運ばれてきません。そんなときはどうしたらよいでしょうか？ 30

質問 14【接待 / インスリン注射とアルコール / 生活パターン】
接待で毎晩のように宴会があります。インスリン注射をしていても，アルコールを飲んでよいのでしょうか？ 31

質問 15【シックデイの対処 / インスリン注射の継続】
風邪をひいてしまいました。熱が高く，何も食べる気になりません。インスリン注射はどうしたらよいのでしょうか？ 32

質問 16【インスリン注射 / 海外旅行時の注意点】
海外旅行をします。時差や機内食などで食事時間が変わりますが，インスリン注射はどうしたらよいですか？ また，インスリンをなくしたときは，現地で入

手できますか？ ……………………………… 34

質問 17【血糖自己測定の意義 / 測定回数・時間 / 自己管理 / 医療費負担】
血糖自己測定を毎日行うように言われました。どのようなメリットがあるのでしょうか？ 毎日行わなければなりませんか？ また，1日のうちでいつ行えばよいですか？ ……………………………… 36

質問 18【患者自身が血糖測定を行う意義 / 血糖自己測定の診療報酬】
自分で血糖値を測るように言われました。どうしても，自分でやらなければいけませんか？ ……… 38

質問 19【血糖自己測定 / 責任インスリン / インスリン量の調節】
血糖自己測定をしています。血糖値が高いときと低いときではインスリンの量を変えてもよいですか？ …… 40

質問 20【急激な血糖コントロールの弊害】
早く血糖値を下げたいのに，医師にゆっくり下げたほうがよいと言われました。なぜでしょうか？ …… 42

質問 21【血糖自己測定の保険適用範囲 / 簡易血糖測定器の購入】
インスリン注射をしていませんが，それでも自宅で血糖値を測る必要性はありますか？ ………… 43

質問 22【簡易血糖測定器の種類と特徴】
新しい簡易血糖測定器が発売されたようですが，やはり最新のものがよいのでしょうか？ ………… 44

質問 23【インスリン注入器 / 血糖自己測定 / 視力障害患者の自己注射 / 注入器の補助具】
インスリン注射や，血糖自己測定が必要と言われましたが，視力の低下で注射器の数字がよく見えません。自分でできるかどうか不安です。 …………… 46

質問 24【インスリンの保管方法 / 針，容器，アルコール綿の処理】
インスリンはどこに保管したらよいでしょうか？ 血糖測定やインスリン注射の針，アルコール綿はどこに捨てたらよいのですか？ ………………… 49

質問 25【低血糖症状 / 低血糖予防 / 低血糖時の対処 / 補食 / 警告症状】
医師に，低血糖に注意するように言われました。どんなことに気をつければいいですか？ ……… 50

質問 26【低血糖への不安・恐怖感 / 無自覚性低血糖】
先生はインスリンを増やすように言いますが，低血糖が怖いので増やしたくありません。 …………… 52

質問 27【低血糖予防 / 入浴と注射のタイミング / QOL】
インスリン注射をしてから食事まで時間があるので，お風呂に入ってもよいですか？ ………………… 54

質問 28【低血糖昏睡 / 低血糖予防 / 低血糖時の対処 / ソモジー効果】
1型糖尿病になって20年です。これまでに3回も低血糖昏睡を起こしました。何かよい方法はないでしょうか？ …………………………………… 56

質問 29【低血糖症状 / 自覚症状と血糖値】
インスリンを使い始めたばかりです。低血糖だと思い血糖値を測ったら130mg/dLで，低血糖ではないと言われました。本当でしょうか？ ……………… 58

質問 30【スポーツとインスリン注射 / マラソン / 運動と消費カロリー / 遅延性低血糖】
マラソンが趣味です。インスリン注射をしていたら，スポーツをしてはいけませんか？ ……………… 59

質問 31【尿糖の測定 / 尿糖と血糖値】
外出時に血糖を測るのが大変なので，尿糖試験紙を使っています。尿糖が出ていなければ血糖値も正常なのですか？ ………………………………… 60

質問 32【内服薬への抵抗感 / 経口血糖降下薬の種類と選択】
薬を始めようと言われましたが，食事だけではだめですか。薬は飲みたくありません。 ……………… 61

質問 33【市販薬との併用 / 経口血糖降下薬 / スルホニル尿素薬の作用増強・減弱】
風邪薬や鎮痛剤を買って飲むことがあります。糖尿病の薬と一緒に服用してもかまいませんか？ …… 64

質問 34【インスリン療法への切り替えと抵抗感 / スルホニル尿素薬 / 二次無効】
10年来，内服薬で糖尿病を治療しています。食事も運動もまじめにやっていますが，医師から「そろそろインスリンを」と言われました。食事や運動をもっと厳格にすればインスリン注射は免れるのでしょうか？ …………………………………………… 66

質問 35【経口血糖降下薬 / 内服薬飲み忘れ / 食事抜き / 生活パターンに応じた内服方法】
1日3回食前に飲む薬を，つい飲み忘れてしまいます。また，食欲のないときや寝坊したときなどは，1食抜くこともあります。そんなときの服薬は，どうしたらよいのでしょうか？ ……………………… 68

質問 36【頻回注射への抵抗感 / インスリン持続皮下注入（CSII）療法】
1日に何度も注射しなくてもよい方法はありませんか？ …………………………………………… 70

質問 37【吸入インスリン】
吸入式のインスリンがあるのですか？ ………… 72

質問 38【医療費負担 / インスリン治療の診療報酬】

インスリン治療を始めると，医療費が高くなるのはなぜですか？ 74

● **食事療法**

質問 39【糖尿病診断へのとまどい／食事療法への不安／食事療法の基本／適正な食事量／標準体重】
糖尿病と診断されました。これから先，食べたいものを食べられなくなったり，家族と同じものを食べられなくなるのですか？ 76

質問 40【糖尿病診断へのとまどい／菓子類／間食／QOL】
糖尿病と診断されました。これまで，近所の方とお茶を飲みながらお菓子をいただくのが楽しみでした。もう，甘いものは絶対食べてはいけませんか？ 77

質問 41【食事療法への不安／高齢者の一人暮らし／調理未経験者／食事療法の基本／配食サービス】
妻に先立たれて一人暮らしの70歳です。自分で食事療法をしなければなりませんが，今まで全く調理をしたことがありません。どうしたらよいのでしょうか？ 78

質問 42【HbA$_{1c}$／血糖コントロールの指標／食事療法の継続】
HbA$_{1c}$って何ですか？ 79

質問 43【食事と血糖変動／糖新生】
要するに，食べなければ血糖値は下がるのでしょう？ 80

質問 44【肥満と血糖コントロール／標準体重／BMI／体脂肪率】
もう少し痩せれば，血糖値がよくなると聞きました。太っていることは，血糖コントロールに関係があるのでしょうか？ 81

質問 45【食事のバランス／食事内容／食事量／食事時間】
食事療法で「バランスよく食べるように」と言われます。"バランスがよい"とは，どういうことでしょうか？ 82

質問 46【外食時の注意点／栄養バランス／高血圧／脂質異常症】
会社勤めをしています。仕事柄，外食が多いです。何に気をつけたらよいのでしょうか？ 84

質問 47【アルコールと食事量／接待／アルコールのエネルギー量】
接待や付き合いで，酒の席が頻繁にあります。お酒を飲んだら，食事を減らしていますが，それでよいのでしょうか？ 86

質問 48【アルコールのエネルギー量／飲酒の条件／おつまみ】
日本酒より焼酎のほうがよいと聞いたので，日本酒はやめて，もっぱら焼酎を飲んでいます。それでよいのですよね？ 87

質問 49【ダイエット／食事のバランス／ダイエットの食事療法への影響】
話題のバナナダイエットを始めてもよいでしょうか？ 88

質問 50【清涼飲料水／カロリーゼロ表示のエネルギー量】
清涼飲料水で「カロリーゼロ」という表示がありますが，本当に安心して飲めるのでしょうか？ 89

質問 51【健康茶／健康食品／民間療法／特定保健用食品／難消化デキストリン】
テレビのCMで"血糖が気になる方へ"という健康茶の広告を見かけます。本当に血糖値が下がりますか？友人からも，血糖値が下がるというお茶をすすめられました。飲んでもよいのでしょうか？ 90

質問 52【油類／油脂の過剰摂取を抑える調理方法／肥満／脂質異常症】
育ち盛りの子どもと夫は肉類や揚げ物が好き。「エコナ」やオリーブオイルは脂肪になりにくいと聞きますが，本当でしょうか？ 92

質問 53【食事療法継続への不安／退院後の血糖コントロール】
退院したら食事療法を続ける自信がありません。どうしたらよいのでしょうか？ 94

質問 54【受診間隔と自己管理／定期受診】
月1回の受診が，2カ月に1回に減ってしまいました。2カ月もひとりでやっていく自信がありません。自己管理はどのようにしていけばよいのでしょうか？ 95

質問 55【食事療法継続への不安／空腹感への対処】
食事療法をがんばってきましたが，空腹感が強く，もう続けられません。どうしたらよいでしょうか？ 96

質問 56【燃えつき状態／長期病歴／血糖コントロール悪化／悪性新生物】
2型糖尿病で約10年，食事療法と運動療法を続けているのに，最近血糖コントロールが悪化しています。私のやり方が悪いのでしょうか？ 気持ちが滅入ります。 97

質問 57【糖尿病腎症の食事療法／蛋白質制限／腎臓のはたらき／腎臓病食と糖尿病食】
これまで，「甘いものや油っこいものはだめ」と言われていたのに，腎臓が悪くなったら，摂取エネルギーを増やすように言われました。全く逆です。どうしたらよいのか混乱しています。 98

質問 58【胃切除後の食事療法／胃切除後の血糖変動／ダンピング症候群】
胃を切除しています。食事の際にどういうことに注意したらよいでしょうか？ ……………… 100

質問 59【うつ病をもつ患者の食事療法／うつ病症状のアセスメント】
うつ病で薬を飲んでいます。食事療法がうまくいきません。どうしたらよいでしょうか？ …………… 102

● 運動療法

質問 60【高血糖時の運動／運動療法の禁止・制限／ケトン体】
血糖が高いときに運動してはいけないと言われました。なぜですか？ ……………………… 104

質問 61【運動量と血糖コントロール】
日によって運動量が違います。どうしたら血糖コントロールがうまくいきますか？ ………………… 105

質問 62【多忙な人の運動療法／歩行運動／筋力づくり運動】
忙しくてなかなか運動ができません。何か効果的な方法はありますか？ ……………………… 106

質問 63【運動習慣がない人の運動療法】
これといった運動の経験もなく，歩くことも続きません。どのような運動から始めればよいのでしょうか？ ……………………………………… 108

質問 64【糖尿病腎症の運動療法／高血圧／病期による運動制限】
腎臓が悪くなっていると言われています。血圧が高いのですが，運動は続けたほうがよいのでしょうか？ ……………………………………………… 110

質問 65【足のしびれ／長時間歩けない／糖尿病神経障害／長期病歴／フットケア】
糖尿病になって15年です。最近，足がしびれて痛くて，長くは歩けません。運動はどうしたらいいのでしょうか？ ……………………………… 112

質問 66【糖尿病網膜症の運動療法／病期による運動制限】
眼科の医師に，運動を控えるように言われました。血糖値を下げるためには運動が必要だと思うのですが，どうしたらよいのでしょうか？ …………… 113

合併症に関する質問　114

● 糖尿病網膜症

質問 67【糖尿病網膜症／糖尿病網膜症の病期と症状／眼科受診／定期受診】
眼科を定期受診するように言われました。目のことで困っていないのに，なぜでしょうか？ ……… 114

質問 68【眼底出血／視力障害／糖尿病網膜症のリスクファクター／長期病歴】
糖尿病歴20年です。最近，眼科で眼底に出血の跡があると言われました。視力は落ちていないので大丈夫ですよね？ ……………………………… 116

質問 69【レーザー光凝固治療（レーザー治療）／予防的治療／視力障害】
レーザー治療とは，どのような治療法で，どんな効果があるのですか？ ……………………… 118

質問 70【網膜剥離／増殖網膜症／失明／障害受容／公的サービス】
網膜剥離で手術を受けます。見えるようになりますよね？ ……………………………………… 120

質問 71【白内障と糖尿病／白内障の手術と合併症／血糖コントロール】
白内障の手術をすることになりました。糖尿病とは関係がありますか？ ……………………… 121

● 糖尿病腎症

質問 72【腎臓と糖尿病／糖尿病腎症／糖尿病腎症の病期と特徴／定期受診】
糖尿病があると腎臓に気をつけるよう言われました。何に気をつければよいのですか？ ……… 122

質問 73【尿中アルブミン／アルブミン尿／糖尿病腎症の生活指導】
尿にアルブミンが出ていると言われました。何のことですか？ ………………………………… 124

質問 74【多量服薬／糸球体高血圧／降圧治療／ACE阻害薬／ARB／家庭血圧】
腎臓を守るために血圧の薬を飲むように言われ，薬が膨大に増えました。こんなに飲む必要があるのでしょうか？ ………………………………… 126

質問 75【透析への不安／蛋白尿／蛋白質摂取量の調整／eGFR／顕性腎症】
尿蛋白が出ていると，透析になる人が多いと聞きました。私も透析になるのでしょうか？ …… 128

質問 76【透析への拒否感／腎代替療法／血液透析／腹膜透析／腎移植／透析の医療費／腎不全期】
透析をしてまで長生きしたくありません。どうしても透析はしなくてはいけませんか？ ……… 130

● 糖尿病神経障害

質問77【立ちくらみ / 糖尿病自律神経障害 / 起立性低血圧 / 低血糖 / 貧血】
最近，立ちくらみがよく起こります。低血糖なのでしょうか，貧血なのでしょうか？ …………………… 133

質問78【無痛性心筋梗塞 / 心筋梗塞のサイン / 冠危険因子 / 突然死】
糖尿病患者は，心筋梗塞の発作が起こっても痛みを感じないそうですが，なぜですか？ ……………… 136

質問79【冷感 / 低温やけど / 知覚鈍麻 / 知覚低下 / 暖房器具】
母が，からだが冷えて仕方がないと，腰に湯たんぽを当てていたら，水ぶくれができてしまいました。でも，本人は何も感じていないようです。 …… 138

質問80【低血糖への不安 / 自律神経障害と低血糖 / 無自覚性低血糖】
低血糖で救急車を呼ぶことがときどきあります。症状がわかるようになることは，ないのでしょうか？
 ………………………………………………………… 140

● 動脈硬化症

質問81【動脈硬化 / 動脈硬化のリスクファクター / 動脈硬化と糖尿病】
動脈硬化は，なぜ起こるのですか？ …………… 142

質問82【血圧管理 / 血圧目標値 / 高血圧と糖尿病 / 虚血性心疾患 / 脳卒中 / 閉塞性動脈硬化症】
糖尿病患者は，特に血圧の管理が大切と聞いています。なぜですか？ …………………………………… 144

質問83【脂質異常症と糖尿病 / 内臓脂肪型肥満 / インスリン抵抗性 / メタボリックシンドローム / 脂質管理目標値】
コレステロールが高くて通院していましたが，糖尿病があると言われました。コレステロールと血糖は関係がありますか？ ……………………………………… 146

質問84【禁煙 / 喫煙と糖尿病 / 大血管症 / ニコチン依存症管理料】
医師にたばこをやめるように言われていますが，なかなかやめられません。喫煙と糖尿病とはどんな関係があるのでしょうか？ ………………………………… 148

質問85【脳梗塞 / 血糖・血圧・脂質のコントロール / ラクナ梗塞】
小さい脳梗塞がたくさんあるので，さまざまなコントロールをしないといけないと言われました。何を，どこまでコントロールしたらよいのですか？ ……… 151

質問86【動脈硬化性疾患をもつ家族歴への不安 / 境界型糖尿病 / IGT / インスリン抵抗性】
境界型糖尿病と言われています。糖尿病で高血圧だった父を心筋梗塞で亡くしましたが，私もそうなる可能性があるのでしょうか？ ……………………… 152

● 糖尿病足病変

質問87【間欠性跛行 / 閉塞性動脈硬化症 / Fontaine分類 / 糖尿病合併症管理料】
歩くとふくらはぎが痛くなり，長く歩けません。どうしてですか？ ……………………………………… 154

質問88【足の違和感 / 糖尿病神経障害 / 糖尿病足病変 / 閉塞性動脈硬化症】
足の裏に違和感があります。これって糖尿病のせいなのですか？ ………………………………………… 156

質問89【切断への不安 / 壊疽 / 糖尿病足病変の発生機序 / 糖尿病足病変の予防・改善】
糖尿病は足を切ると聞きました。本当ですか？
 ………………………………………………………… 158

質問90【切断への不安 / 壊疽 / マゴットセラピー / ウジ治療 / 感染症 / 骨髄炎】
家族が，壊疽で足を切断するかもしれないと言われました。ウジ治療で切断を免れると聞きましたが，本当ですか？ ………………………………………… 160

質問91【足のセルフケアの注意点 / 足のアセスメント / フットケア / 足のリスク分類】
足に気をつけるように言われました。具体的に何をすればよいですか？ ……………………………… 162

質問92【足のセルフケア / 冷感 / 血流障害 / 低温やけど / バージャー体操】
タクシーの運転手です。からだは熱いのに，足だけ冷たいので，車のヒーターで足を温めていますが，よいですか？ ……………………………………………… 164

質問93【足のセルフケア / 靴の選び方 / 靴ずれ / 足趾の形状 / 靴の爪先の形状】
営業で歩くことが多く，自分に合った靴を選ぶように言われました。どんなことに気をつけたらよいのでしょうか？ ……………………………………………… 166

質問94【足のセルフケア / 水虫 / 足の乾燥 / 白癬 / 白癬の治療】
足が乾燥しているだけなのに水虫だと言われました。痒くもありません。本当に水虫なんでしょうか？
 ………………………………………………………… 168

質問95【糖尿病足病変への不安 / 糖尿病神経障害 / 足の乾燥 / 足のセルフケア / フットケア】
足の乾燥がひどく，ヒビ割れてきました。これって糖尿病のせいでしょうか？ …………………… 170

● 感染症

質問96【清潔保持／感染予防／入浴／ADL／尿路感染／白癬／高齢者／麻痺】
お風呂は週2回の入浴サービスの日にしか入れません。清潔を保つように言われていますが，どうしたらよいでしょう？ 171

質問97【痒み／発疹／皮膚の変化と糖尿病／皮膚掻痒症／スキンケア／直接デルマドローム／間接デルマドローム】
皮膚が痒く赤くなり，発疹もできています。これは，糖尿病と関係がありますか？ 何か治療が必要でしょうか？ 172

質問98【日和見感染／結核と糖尿病／多剤耐性結核／集団感染】
結核で入院しました。結核の原因は，糖尿病をそのままにしていたからだと医師に言われました。どういうことでしょうか？ 173

質問99【虫歯／歯周病／歯と糖尿病／口腔ケア／歯根膜疾患／定期受診】
糖尿病と診断されましたが，虫歯と歯周病が進んだのは，糖尿病との関係が大きいと言われました。糖尿病と歯の関係について教えてください。 174

発達段階別の質問　176

● 小児・学童期

質問100【いじめへの不安／学校生活／患児への家族の接し方／1型糖尿病】
8歳の子どもが突然，1型糖尿病になりました。親として，糖尿病をもつ子どもとどう付き合っていけばよいのでしょうか？ いじめにあったりしませんか？ 176

質問101【学童期の血糖コントロール／患児の自己管理／発達課題／1型糖尿病】
1型糖尿病をもつ10歳の娘がいます。学校行事や友達の集まり，塾の後の飲み食いなどで，血糖値が一定しません。どうしたらよいのでしょうか？ 178

質問102【小学校入学時の注意点／学校での低血糖時の対処／1型糖尿病】
1型糖尿病の息子が，来春小学校に入学します。それまでに親として，息子にどんなことを教えたらよいのでしょうか？ 180

質問103【学校でのインスリン注射への拒否感／患児の注射拒否への対処】
13歳の男子です。学校で，インスリン注射をしたくありません。何とかならないのでしょうか？ 181

質問104【スポーツ時の注意点／低血糖予防／1型糖尿病／運動効果】
12歳の1型糖尿病の男子です。中学生になったらサッカー部に入りたいのに，両親から「糖尿病だからやめなさい」と反対されています。本当にだめなのでしょうか？ 182

● 思春期・青年期

質問105【肥満とインスリン量／思春期／成長ホルモン／性ホルモン／1型糖尿病】
14歳の女子で，1型糖尿病です。インスリンを打つと太るから量を減らしたいのですが，よいでしょうか？ 184

質問106【破談への不安／婚約・結婚／糖尿病の公言／1型糖尿病／遺伝】
28歳の女性，1型糖尿病です。婚約したのですが，破談になるのが怖くて，病気のことを話せません。どうしたらよいですか？ 186

質問107【不安定な血糖値／性周期／性ホルモン／血糖コントロール／1型糖尿病】
20歳の女性です。半年前に1型糖尿病と診断されました。規則正しい生活をしているのに，血糖値が不安定です。なぜなのでしょうか？ 187

● 妊娠期

質問108【糖尿病診断へのとまどい／妊娠糖尿病／妊娠中の血糖目標値／分娩後の糖尿病発症】
妊娠して，初めて糖尿病と言われました。本当に糖尿病になってしまったんでしょうか？ 治らないのですか？ 188

質問109【妊娠・出産時の血糖コントロール／計画妊娠／糖尿病合併症／ハイリスク妊娠】
妊娠を希望しています。妊娠してはいけないのはどのようなときですか？ HbA₁c値や血糖値がどれくらいになれば妊娠が可能でしょうか？ 189

質問110【妊婦の体重増加の目安／エネルギー量制限／妊娠糖尿病／糖尿病合併妊婦】
妊娠時の体重増加の目安を教えてください。また，カロリーを制限すると，胎児に影響は出ませんか？ 190

質問111【糖尿病合併妊婦／ケトーシス／ケトン体／つわり／シックデイ】

糖尿病をもっていて妊娠した場合，ケトーシスになりやすいと言われました。それはどうしてでしょうか？ 191

質問112【分割食／高血糖予防／糖尿病合併妊婦】
妊娠中は分割食がよい，とすすめられました。分割食にするには，どうしたらよいですか？ 192

● **壮年期**

質問113【不規則な生活での薬物療法・食事療法／夜勤／タクシー運転手】
52歳で，タクシーの運転手をしています。夜勤や日勤と不規則な生活の中で薬や食事をどうコントロールしたらよいのでしょうか？ 193

質問114【定期受診の必要性／多忙／通院困難／自営業／治療中断】
自営業でほとんど休みがとれず，病院に行く時間がありません。病院に行っても薬をくれるだけでしょう？定期的に病院に行く必要はあるのでしょうか？ 194

質問115【特定健診／メタボリックシンドローム／生活習慣病／特定保健指導／健康増進法】
専業主婦です。40歳になったら健診の案内がきました。毎月病院にかかっているから必要ないですよね？ 196

質問116【更年期障害／体重増加／ほてり／発汗／ストレス／運動】
50歳の主婦です。40歳で糖尿病と診断されました。出産後，体重が増え続け，なかなか減りません。暑くもないのに顔がほてったり，汗が出ます。これって更年期ですか？ 198

● **老年期**

質問117【高齢者の自己注射／インスリン注射／物忘れ／視力低下／社会資源／QOL】
高齢の父がインスリンの注射を打っています。最近，物忘れがひどく，視力の低下も進んでいます。きちんと注射ができているか心配です。 200

質問118【高齢者の食事療法／間食／高齢者の血糖コントロール／QOL】
80歳になる父親は，甘いものが好きで，病気が悪くなってもいいから食べたいと言います。高齢者でも厳しくしたほうがよいのでしょうか？ 202

質問119【足腰に負担のかからない運動／腰痛／膝の痛み／高齢者の運動療法】
運動をしたくても，腰痛や膝の痛みでできません。どのような運動療法ならできるでしょうか？ 204

質問120【配食サービス／高齢者生活支援事業／糖尿病食／高齢者の一人暮らし】
74歳で一人暮らしをしています。食事の宅配を利用したいと思っていますが，なんらかの社会保障を受けることができますか？ 205

第Ⅱ章 糖尿病をめぐる話題

❶ 特定健康診査・特定保健指導の概要　209

1. 特定健康診査とは 209
2. 特定保健指導とは 210
3. 本制度の狙い 212
4. 本制度に関して，看護職に求められるもの 212

❷ 糖尿病に関連する診療報酬　214

1. 診療報酬とは 214
2. 糖尿病に関連する診療報酬の歴史 214
3. 診療報酬改定に対する看護職の活動 217

❸ 疾病受容や行動変容・セルフケアへの援助　218

1. 疾病受容や行動変容に関する援助 218
2. セルフケアへの援助 221
3. 患者面接による援助 223
4. 自己決定と行動化への援助，行動維持への援助 225

Column

糖尿病看護に関する豆知識

1. 不規則な食事時間への対応 ... 29
2. インフルエンザには気をつけよう ... 32
3. インスリンスライディングスケール ... 41
4. 注入器の種類 ... 46
5. 患者さんに合った注入器を選ぶコツ ... 48
6. 排泄障害を併発している場合の血糖値 ... 60
7. ノンカロリーとカロリーオフ ... 89
8. 運動するときは血圧変動と低血糖予防に注意 ... 113
9. 新しい腎機能評価指標：シスタチンC ... 129
10. 糖尿病患者の腎移植 ... 130
11. 膵臓移植の適応 ... 131
12. 低血糖に類似した状態との鑑別方法 ... 133
13. 自覚症状がなくても血糖値が低い場合の対処 ... 141
14. 子どものライフステージに合わせた支援を ... 179
15. 学校側との情報共有 ... 183
16. 1型糖尿病の女性と摂食障害 ... 184
17. 計画妊娠と妊娠中の血糖コントロール ... 186
18. 避妊の必要性 ... 187
19. ママの元気は家族の元気！ ... 197
20. 更年期障害に対する治療 ... 199
21. リソースの活用 ... 201
22. 血糖コントロールとQOL ... 202
23. エネルギーだけではなく，脂質にも注意 ... 203

患者さんに届いたこのひとこと

1. 奥様が今のAさんを見ていたら ... 17
2. 本当は心配だったでしょうね ... 25
3. お手伝いの方法が間違っているのかもしれません ... 27
4. 私よりも，今日はDさんに先生をしてほしいの ... 33
5. 人生が歩めるように応援したいのです ... 39
6. ノートがFさんの努力を物語っていますね ... 55
7. Gさんがいてくれたからよ ... 73
8. ゴミ箱にしてどうするの？大事なからだなんだから ... 85
9. すごいことですね。どんな工夫をしているのですか？ ... 91
10. 100点をあげます！ ... 101
11. 発作と聞いて心配しました ... 107
12. 見て見ぬふりです ... 109
13. 目標とするHbA1cはどのくらいですか？ ... 111
14. いつもNさんのことを心配しているし，応援しているからね ... 117
15. 自分が主治医になったつもりで ... 125
16. 変化していくのを見ていて，怖かったでしょうね ... 137
17. バリバリ，ハツラツ大変なお仕事。でも，数値は心配です ... 157
18. ハンカチにいつもアイロンがあたってる。すごいね ... 169
19. ご主人もきっとおつらいはずですよ ... 175
20. 2本の足で立って歩ける幸せを大切にしてほしい ... 185
21. 責任をもって付き合いますから大丈夫 ... 195
22. 生涯元気で動いていられるように ... 199
23. このままでは脳梗塞や心筋梗塞が心配です ... 203

キーワード索引

英数

ACE阻害薬	126
ADL	171
ARB	126
BMI	81
CSII	8, 70
eGFR	128
Fontaine分類	154
HbA1c	79
IGT1	152
QOL	54, 77, 200, 202
1型糖尿病	10, 176, 178, 180, 182, 184, 186, 187
2型糖尿病	10

あ行

悪性新生物	97
足腰に負担のかからない運動	204
足のアセスメント	162
足の違和感	156
足の乾燥	168, 170
足のしびれ	112
足のセルフケア	164, 166, 168, 170
足のセルフケアの注意点	162
足のリスク分類	162
アルコールと食事量	86
アルコールのエネルギー量	86, 87
いじめへの不安	176
胃切除後の血糖変動	100
胃切除後の食事療法	100
遺伝	186
医療費負担	36, 74
飲酒の条件	87
インスリン持続皮下注入（CSII）療法	8, 70
インスリン製剤の分類	15
インスリン注射	14, 20, 34, 200
インスリン注射とアルコール	31
インスリン注射の継続	32
インスリン注射の必要性	10, 12
インスリン注入器	46
インスリン治療の診療報酬	74
インスリン抵抗性	12, 146, 152
インスリンの使用期限	18
インスリンの注射回数	7, 8
インスリンの注射部位	22
インスリンの保管方法	18, 49
インスリン分泌	15, 26
インスリンリポジストロフィー	22, 24
インスリン量	7
インスリン量の調節	40
インスリン療法への切り替え	66
ウジ治療	160
うつ病症状のアセスメント	102
うつ病をもつ患者の食事療法	102
運動	198
運動効果	182
運動習慣がない人の運動療法	108
運動と消費カロリー	59
運動量と血糖コントロール	105
運動療法の禁止・制限	104
栄養バランス	84
壊疽	158, 160
エネルギー量制限	190

か行

おつまみ	87
海外旅行時の注意点	34
外食時の注意点	84
外食時の注射のタイミング	30
学童期の血糖コントロール	178
菓子類	78
学校生活	176
学校でのインスリン注射への拒否感	181
学校での低血糖時の対処	180
家庭血圧	126
痒み	172
カロリーゼロ表示のエネルギー量	89
簡易血糖測定器の購入	43
簡易血糖測定器の種類と特徴	44
眼科受診	114
冠危険因子	136
間欠性跛行	154
患児の自己管理	178
患児の注射拒否への対処	181
患児への家族の接し方	176
患者自身が血糖測定を行う意義	38
間食	78, 202
間接デルマドローム	172
感染症	160
感染予防	171
眼底出血	116
基礎分泌	15
喫煙と糖尿病	148
急激な血糖コントロールの弊害	42
吸収速度	22
吸入インスリン	72
境界型糖尿病	152
強化インスリン療法	8
虚血性心疾患	144
起立性低血圧	133
禁煙	148
筋力づくり運動	106
空腹感と血糖値	14
空腹感への対処	96
靴ずれ	166
靴の選び方	166
靴の爪先の形状	166
計画妊娠	189
経口血糖降下薬	64, 68
経口血糖降下薬の種類と選択	61
警告症状	50
血圧管理	144
血圧目標値	144
血液透析	130
結核と糖尿病	173
血糖・血圧・脂質のコントロール	151
血糖コントロール	12, 121, 187
血糖コントロール悪化	97
血糖コントロールの指標	79
血糖自己測定	40, 46
血糖自己測定の意義	36
血糖自己測定の診療報酬	38
血糖自己測定の保険適用範囲	43
血流障害	164
ケトーシス	191
ケトン体	104, 191
健康食品	90

健康増進法	196
健康茶	90
顕性腎症	128
降圧治療	126
口腔ケア	174
高血圧	84, 110
高血圧と糖尿病	144
高血糖時の運動	104
高血糖予防	192
公的サービス	120
更年期障害	198
高齢者	171
高齢者生活支援事業	205
高齢者の運動療法	204
高齢者の血糖コントロール	202
高齢者の自己注射	200
高齢者の食事療法	202
高齢者の一人暮らし	77, 205
骨髄炎	160
コレステロールと血糖	146
婚約・結婚	186
混和	15

さ行

自営業	194
自覚症状と血糖値	58
糸球体高血圧	126
自己管理	36
歯根膜疾患	174
脂質異常症	84, 92
歯周病	174
思春期	184
シックデイ	191
シックデイの対処	32
失明	120
市販薬との併用	64
社会資源	200
集団感染	173
受診間隔	114
受診間隔と自己管理	95
障害受容	120
小学校入学時の注意点	180
食事時間	82
食事と血糖変動	80
食事内容	82
食事抜き	68
食事のバランス	82, 88
食事量	12, 82
食事療法継続への不安	78, 94, 96
食事療法の基本	77, 78
食事療法の継続	79
自律神経障害と低血糖	140
視力障害	116, 118
視力障害患者の自己注射	46
視力低下	200
腎移植	130
心筋梗塞のサイン	136
腎臓と糖尿病	122
腎臓のはたらき	98
腎臓病食と糖尿病食	98
腎代替療法	130
腎不全期	130
スキンケア	172
ストレス	198

xiv

スポーツ時の注意点	182
スポーツとインスリン注射	59
スルホニル尿素薬	66
スルホニル尿素薬の作用増強・減弱	64
生活習慣病	196
生活パターン	28, 31
生活パターンに応じた注射方法	26
生活パターンに応じた内服方法	68
清潔保持	171
性周期	187
成長ホルモン	184
性ホルモン	184, 187
清涼飲料水	89
責任インスリン	40
接待	31, 86
切断への不安	158, 160
遷延性低血糖	59
増殖網膜症	120
足趾の形状	166
測定回数・時間	36
ソモジー効果	56

た行

退院後の血糖コントロール	94
ダイエット	88
ダイエットの食事療法への影響	88
大血管症	148
体脂肪率	81
体重コントロール	14
体重増加	198
タクシー運転手	193
多剤耐性結核	173
立ちくらみ	133
多忙	194
多忙な人の運動療法	106
多量服薬	126
蛋白質制限	98
蛋白質摂取量の調整	128
蛋白尿	128
ダンピング症候群	100
暖房器具	138
知覚低下	138
知覚鈍麻	138
注射ができないとき	28
注射の手技	15
注射部位の消毒	20
注射を忘れたとき	28
注入器の補助具	46
長期病歴	97, 112, 116
長時間歩けない	112
超速効型インスリン	30
調理未経験者	77
直接デルマドローム	172
治療中断	194
追加分泌	15
通院困難	194
つわり	191
低温やけど	138, 164
定期受診	95, 114, 174
定期受診の必要性	194
低血糖	14, 133
低血糖昏睡	56
低血糖時の対処	50, 56
低血糖症状	50, 58
低血糖への不安	140
低血糖への不安・恐怖感	52
低血糖予防	50, 54, 56, 182
適正な食事量	76
糖新生	80
透析の医療費	130
透析への拒否感	130
透析への不安	128
糖尿病足病変	156
糖尿病足病変の発生機序	158
糖尿病足病変の予防・改善	158
糖尿病足病変への不安	170
糖尿病合併症	189
糖尿病合併症管理料	154
糖尿病合併妊婦	190, 191, 192
糖尿病食	205
糖尿病自律神経障害	133
糖尿病神経障害	112, 156, 170
糖尿病腎症	122
糖尿病腎症の運動療法	110
糖尿病腎症の食事療法	98
糖尿病腎症の生活指導	124
糖尿病腎症の病期と特徴	122
糖尿病診断へのとまどい	76, 77, 188
糖尿病の公言	186
糖尿病の分類	10
糖尿病網膜症	114
糖尿病網膜症の運動療法	113
糖尿病網膜症の病期と症状	114
糖尿病網膜症のリスクファクター	116
動脈硬化	142
動脈硬化性疾患をもつ家族歴への不安	152
動脈硬化と糖尿病	142
動脈硬化のリスクファクター	142
特定健診	196
特定保健指導	196
特定保健用食品	90
突然死	136

な行

内臓脂肪型肥満	146
内服薬の飲み忘れ	68
内服薬への抵抗感	61
難消化デキストリン	90
ニコチン依存症管理料	148
二次無効	66
入浴	171
入浴と注射のタイミング	54
尿中アルブミン	124
尿糖と血糖値	60
尿糖の測定	60
尿路感染	171
妊娠時の体重増加の目安	190
妊娠・出産時の血糖コントロール	189
妊娠中の血糖目標値	188
妊娠糖尿病	188, 190
脳梗塞	151
脳卒中	144

は行

バージャー体操	164
配食サービス	78, 205
ハイリスク妊娠	189
白癬	168, 171
白癬の治療	168
白内障と糖尿病	121
白内障の手術と合併症	121
破談への不安	186
発汗	198
発達課題	178
歯と糖尿病	174
針の交換	20
針，容器，アルコール綿の処理	49
膝の痛み	204
皮膚搔痒症	172
皮膚の変化と糖尿病	172
肥満	92
肥満とインスリン量	184
肥満と血糖コントロール	81
病期による運動制限	110, 113
標準体重	76, 81
日和見感染	173
頻回注射への抵抗感	70
貧血	133
不安定な血糖値	187
不規則勤務	26
不規則な生活での薬物療法・食事療法	193
腹膜透析	130
フットケア	112, 162, 170
ブドウ糖毒性	10
分割食	192
分娩後の糖尿病発症	188
閉塞性動脈硬化症	144, 154, 156
歩行運動	106
補食	50
発疹	172
ほてり	198

ま行

マゴットセラピー	160
麻痺	171
水虫	168
民間療法	90
無自覚性低血糖	52, 140
虫歯	174
無痛性心筋梗塞	136
メタボリックシンドローム	146, 196
網膜剥離	120
燃えつき状態	97
物忘れ	200

や行

夜勤	193
油脂の過剰摂取を抑える調理方法	92
油類	92
腰痛	204
予防的治療	118

ら行

ラクナ梗塞	151
冷感	138, 164
レーザー光凝固治療（レーザー治療）	118

序章にかえて

患者さんからの質問を
チャンスととらえる看護援助

1. 成人の3人に1人は糖尿病の時代

　日本人などの東アジアの民族では，欧米白人に比べて遺伝的に食後のインスリン分泌量が少ない人が多く，わずかに体重が増えてもインスリンの作用が妨げられるといわれています。厚生労働省による2007年の国民健康・栄養調査では，糖尿病が強く疑われる人と糖尿病の可能性を否定できない人は合わせて2,210万人と推計されており，まさに成人の3人に1人は糖尿病をもっていることになります。今や糖尿病は日本人の大きな健康問題となり，テレビ番組で取り上げられたり，"血糖値が下がる"とのキャッチフレーズでさまざまな健康食品が販売されたりして，世間で関心を集めています。

　糖尿病には，体内でインスリンがつくられない「1型糖尿病」と，遺伝的な体質に生活習慣が加わって発症する「2型糖尿病」のほか，いくつかのタイプがあります。その中で特に1型と2型は，世間一般で混同されている可能性があります。すなわち，1型糖尿病の患者さんが"生活習慣病"と同様にとらえられ，「生活がそんなふうだから糖尿病になったのだ」と言われることがあります。また，2型糖尿病であっても，"たくさん食べて，太っている人"という糖尿病のイメージにより，「ぜいたく病」だと周囲から冷ややかな目で見られている場合があります。もし，患者さん自身がそのような偏見に囲まれてつらい思いをしているとしたら，私たち看護師は周囲の誤解が解けるように，まずは患者さんに正しい知識を提供していく責任があります。

　また，患者さんがよく「痛くも痒くもない」と言うように，糖尿病は自覚症状が乏しく，病識をもちにくいのですが，食事や運動の注意は境界型の段階ですでに必要です。さらに，合併症を出さない，あるいは合併症があっても進行させないか進行を遅らせ，糖尿病をもちつつも健やかに生活していくことができるようにすることが糖尿病治療の最大の目的です。したがって，糖尿病と自

己管理に関する知識や情報をどれだけもっているかが，長い経過をたどる糖尿病の患者さんの将来を左右する鍵になります。患者さんが医療者に投げかけた質問を糸口に，たくさんの情報を得ることができるとしたら，かなり効果的な看護援助となるでしょう。

2. 患者さんからの質問は知識を深めるチャンス

　私たち看護師が，患者さんから質問を受けるのはどのような場面においてでしょうか。病棟には，急性合併症やシックデイの治療，合併症の精密検査の患者さん，仕事や家庭での役割に日々追われ自分の生活を振り返ることができずに具合が悪くなった患者さんなどが入院していることでしょう。外来には，友人の誘いを断りきれずつい食べすぎてしまう，飲酒量を減らせない，高齢で一人暮し，夜勤が多いなど，自己管理が難しい患者さんなどが通院していることでしょう。患者さんの多くは，多様な状況・社会背景の中で生じたさまざまな疑問を抱いていることと思われます。

　私たち看護師は，患者さんが自己管理に取り組み続けることができるように，より適切で効果的な看護援助を提供しなければなりません。外来では，看護師が慌しく働いている姿を見て，患者さんが疑問をもちながらも質問を遠慮しがちですが，入院中は看護師と患者さんが互いに向き合う時間があり，外来では聞けなかった質問ができるメリットがあります。特に"教育入院"をしている場合は，糖尿病や自己管理に関する知識を獲得するべく質疑応答が活発に行われることでしょう。

　しかし，何度も入院を繰り返している患者さんや，長年通院している患者さんなどからの質問に，看護師がドキッとしたり，答えに窮したりする場面は，しばしばあるのではないでしょうか。そんなとき，つい「医師に聞いてください」と答えてしまったり，「私に聞かないで」という雰囲気をかもし出してしまっているかもしれません。糖尿病と長く付き合っている患者さんのほうが，看護師より多くの情報をもっていたり，実践から得た知識に詳しかったりするのは，むしろ当然といえます。患者さんからの質問を受けたとき，看護師は"自らの知識を深める絶好のチャンス"と受け止め，ときには"患者さんから教えていただく"という立場になってもかまわないと思います。中には，回答のない質問さえあるでしょうから，質問に即答しなければならないという焦りや脅威を感じる必要はありません。一方で，患者さんが疑問を抱いたそのときこそ，糖尿病について知りたい欲求や自己管理への動機が最も高まっているときなので，そこでタイムリーに答えることができれば，かなりの教育効果をもたらすに違いありません。

3.「何を聞いても大丈夫」と思ってもらうことが大切

　糖尿病の自己管理は，食生活をはじめ生活全般に関係しますので，生活を調整・支援する専門家としての看護師の責任は重大です。かつ，最も患者さんの身近にいる看護師にだからこそしやすい質問がたくさんあります。"患者さんの自己管理を支えること"が糖尿病看護の中心ですので，その際，何よりも主役である患者さんと一緒に考える姿勢が大切になります。本書でも何度か強調されていますが，患者さんに「この看護師には何を聞いても大丈夫だ」と思ってもらえたらしめたものです（「この看護師には何を聞いてもダメだ」と思われていたら，糖尿病看護は始まりません）。表面的に話しただけでは真実を把握しきれない場合がありますが，患者さんが感じた疑問と看護師が感じた疑問とをつき合わせ，きめ細やかにコミュニケーションをとることで，きっと適切な回答を導くことができるでしょう。

　また，糖尿病の自己管理における食事療法や運動療法などは，その成果が見えにくかったり，すぐに現れなかったりすることから，「糖尿病患者教育は難しい」と考えている読者もいるでしょう。糖尿病の治療が生活に密着しているため，患者さんの個別性がより反映されるからです。

　患者さんについての情報を多くもっている看護師には，患者さんの抱いている疑問，そして気持ちや考えを周囲のスタッフに伝えることが求められます。さらに，医師や栄養士など患者さんに関わる他職種のあいだで統一した見解をもって患者さんに対応することができるよう，調整するという役割を担います。

4. 質問として表現されない場合も潜在的ニーズを念頭に

　もちろん，患者さんに潜在的ニーズがあったとしても，質問として表現されない場合も多々あります。また，糖尿病患者数の増加に伴い，複合的疾患，とりわけ自らの意思を的確に表現しきれない精神・神経系疾患を併せ持つ患者さんも増えてきています。一方で，看護の目的は，あらゆる年代の個人，家族，集団，地域社会を対象とし，対象が本来もつ自然治癒力を発揮しやすい環境を整え，健康の保持・増進，疾病の予防，健康の回復，苦痛の緩和を行い，生涯を通して，その人らしく生を全うすることができるよう支援することです[1]。また，看護師は，患者さんの身近にいて関心を寄せ，気がかり，苦痛などの患者さんのニーズに気づくことができます。さらに，初対面の患者さんとの間にも，対等で相互的な関係を築くことが容易です。看護師はこの強みを自覚し，敬意のこもった，かつ親しみやすい態度を心がけるよう努める必要があります。

　したがって，たとえ質問がなかったとしても，患者さんにニーズが潜在しているかもしれないことを常に念頭におきます。ときには，ニーズをアセスメントするための質問を引き出すようなアプローチも必要になってきます。糖尿病の患者さんの潜在的ニーズをアセスメントし，質問を引き出す技術については，

本書で言及できませんでしたが，たとえ患者さんからの質問というチャンスがめぐってこなくても，エキスパートナースが期せずして発した言動が患者さんの心の琴線に触れ，自己管理能力が高まったり，療養行動に取り組むきっかけになったりすることもしばしばみられます。これらの絶妙なシチュエーションが伝わるように，エキスパートナースたちの心に残ったエピソードのいくつかを「患者さんに届いたこのひとこと」としてコラムで紹介しました。

5. エキスパートナースたちはこう答える！

　本書では，糖尿病看護を専門にしているエキスパートナースたちが，現場で患者さんから実際に聞かれた質問を取り上げました。もちろん，患者さんは一人ひとり違うわけですから，それぞれに個別の対応が必要であり，回答も千差万別です。その中で，対象である患者さんを理解し，そして的確にアセスメントし，どのような対応が必要かを見極めるのが看護師の専門性です。したがって，本書では，患者さんからの質問に対し，看護師の専門性に焦点を当て，看護師が答えるという状況設定の中で，それぞれ執筆を担当した看護師自らの実践から得た知識を駆使してまとめてあります。質問の性質や，書き手である看護師の個性が反映しており，表現が一貫していないと感じるかもしれませんが，かえって臨場感が伝わるのではないかと思います。

　「看護師による看護師のための本」として，教科書的な本には載っていないリアルな質問と，単に言葉だけではなく接するときの態度を提示し，回答から実践に使えるアプローチ，その根拠までを具体的に紹介してあります。ベッドサイドで，もしくは外来で，あるいは看護基礎教育実習や新人臨床研修指導の場で，糖尿病の患者さんから実際に質問を受けたときの参考書として使っていただければ幸いです。これからも患者さんからの質問をきっかけに，患者さんと向き合い，実践能力をどんどん磨き，よりよい糖尿病看護を一緒に探求していきましょう。

引用文献
1）日本看護協会：看護にかかわる主要な用語の解説　概念的定義・歴史的変遷・社会的文脈，日本看護協会，p.10，2007.

第 I 章

質問と回答

治療法に関する質問
- 薬物療法
- 食事療法
- 運動療法

合併症に関する質問
- 糖尿病網膜症
- 糖尿病腎症
- 糖尿病神経障害
- 動脈硬化症
- 糖尿病足病変
- 感染症

発達段階別の質問
- 小児・学童期
- 思春期・青年期
- 妊娠期
- 壮年期
- 老年期

薬物療法　質問 1

【インスリンの注射回数 / インスリン量】

インスリンを1日20単位打っています。私の回数・量は人より多いのでしょうか？

回答

「なぜそのように思われたのですか？」と患者さんへ質問の意図を確認し，患者さんの話を聞く姿勢を示します。

患者さんが**注射回数**や**インスリン量**に対しての思いを表出したら，「ご自身のインスリンの量が多いと思われたのですね」「注射回数が多いことで負担になっていますか？」など，共感を示す言葉をかけます。

患者さんの思いを否定せず共感したうえで，「インスリンを打つ回数や量は患者さんによって違います。患者さんの糖尿病の状態によって回数やインスリン量を決めています。現在，血糖コントロールがよく，体重が増加しているようであればインスリン量が多いと思われますので，食事や運動を見直しましょう」と情報提供をします。

説明をしながら患者さんの表情や反応を確認します。納得できていないようであれば，「先生と**インスリン治療**についてお話をしてみましょう」と医師に相談することをすすめます。

➡アプローチのポイント

頭から否定するのではなく，まず質問の意図を確認して，患者さんがなぜそのように思ったのか，患者さんの思いを表出しやすくすることが大切です。もしかすると，他の患者さんから「私よりたくさんインスリンを打っているのね」「インスリンをたくさん打つと低血糖になるわよ」などと言われて不安になったのかもしれません。情報提供をする前に，患者さんがインスリンの量や打つ回数についてどのように思っているのか，質問の意図を確認する必要があります。

せっかく患者さんが思いを語ってくれても，最初から否定してしまうと，「この看護師さんには話を聞いてもらえない」「私のことを理解してくれない」と思ってしまう可能性があります。たとえ患者さんが間違った知識に振り回されていたとしても否定の言葉ではなく，共感の態度で接することが信頼関係を築いていくポイントになります。インスリンの必要量は個々の患者さんによって違います。インスリン投与回数と量については，病態によって医師が決定していますので，情報提供をしても患者さんが納得していないときには，主治医に相談したほうがよいでしょう。

➡その理由（根拠）

患者さんの中には，**インスリンの量によって糖尿病の状態がよくなった，悪くなったと判断する人がいます**。その患者さんに最もふさわしいインスリン療法について，情報提供を行うことが必要です。それには，患者さんがインスリン療法についてどのように考えているのか，インスリン療法への思い，インスリン治療の理解度を確認することが大切です。

インスリンの必要量は，個々の患者さんによって異なります。糖尿病の型，内因性インスリン分泌量，インスリン抵抗性などから，投与するインスリン量を決定します。**日本人のインスリン必要量は，体重1kg当たり0.5～1単位**といわれています。ですから，体重が50kgの人が1日50単位以上のインスリンを使用している場合は，食事量や運動量などセルフケアの見直しをする必要があります。

インスリン量や投与回数について患者さんが納得できない場合は，今後のインスリン治療を継続していけなくなる可能性があります。患者さんの気持ちを看護師が医師に代弁することなども必要になります。

［土田由紀子］

薬物療法 質問 2

【インスリンの注射回数／強化インスリン療法／インスリン持続皮下注入（CSII）療法】

1日に4回も注射を打たなければならないと言われました。本当に必要なのでしょうか？

回答

「インスリンを1日4回も打つことは大変ですよね」と患者さんの話を聞く姿勢を示します。患者さんのインスリンに対する思いを理解するように努め，患者さんが**インスリン療法**についての思いをできるだけ話せるようにします。

患者さんがインスリン療法に対する思いを表出したら，共感を示す言葉をかけます。

そのうえで，「インスリンを1日に4回打つことで，ヒトの**正常なインスリン分泌パターン**に一番近づけることができます。そのため，血糖値を良好に保ちやすくなります」と，**強化インスリン療法**について説明をします。患者さんの反応を確認しながら，患者さん個々によってインスリン療法が異なってくること，患者さんに合ったインスリン療法を選択していることを伝えます。患者さんのインスリン療法に対する不安をはじめとする思いを受け止めながら，インスリン療法の必要性を具体的に説明します。

➡アプローチのポイント

1日4回も自分で注射をすることは大変なことです。患者さんのストレスになってしまうことが考えられます。患者さんがインスリン注射に対してどう考えているのか，心理状態を把握することが重要です。

患者さんは，「インスリンを打つ回数が増える」＝「糖尿病の状態が悪くなった」と誤った知識をもっていることがあります。このような場合でも決して否定せずに，患者さんの思いを肯定的に受け止めることが必要であり，患者さんに何でも話してもらえるような信頼関係をつくることが大切です。

思いを受け止めたら，なぜインスリンを1日に4回打つ必要性があるのか，患者さんに納得してもらうことが大切です。納得できないままインスリン療法を開始したり，自己注射の指導を始めても，途中でインスリンを勝手にやめてしまったりする可能性があるからです。患者さんが強化インスリン療法を納得して開始できるように支援していくために，患者さんの心理状態にも常に気を配り，ときには医師と相談していくことも必要になります。

➡その理由（根拠）

「1日に4回もインスリンを打たなければならないと言われました。本当に必要なのでしょうか？」という質問には，患者さんのインスリン療法に対する**抵抗感**が感じられます。

インスリン療法に対する患者さんの気持ちを引き出し，共感する姿勢を示すことが患者さんとの信頼関係を築くことの第1歩となります。患者さんの心理状態を把握せずにインスリン療法を開始すると患者さんとの距離を縮めることができず，患者さんはインスリン療法をやらされていると感じてしまうことがあります。インスリン療法に対して否定的になると，自己判断による**治療の中断**に至ることがあり，糖尿病の治療が確実に行えなくなってしまいます。

強化インスリン療法は，1日3回以上のインスリン頻回注射やインスリン持続皮下注入（CSII）療法などを行い，**血糖自己測定**を併用しながら良好な血糖コントロールをめざす治療方法です。強化インスリン療法のメリットは，膵臓から分泌される生理的なインスリンのパターンをかなり模倣することができるので，血糖コントロールが行いやすくなることです。この療法で

図　インスリン注射のパターン例

1. 4回法：速効型または超速効型インスリンを毎食前3回，就寝前に中間型または持効型溶解インスリン注射（強化インスリン療法の1例）

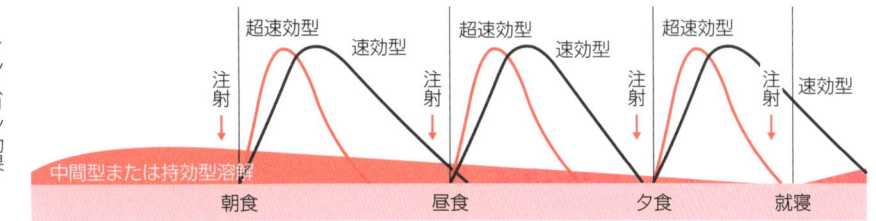

2. 3回法：速効型または超速効型インスリンを毎食前3回注射

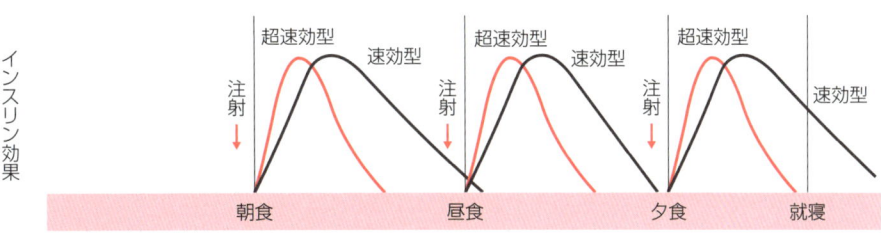

3. 2回法：混合型インスリンを1日2回注射

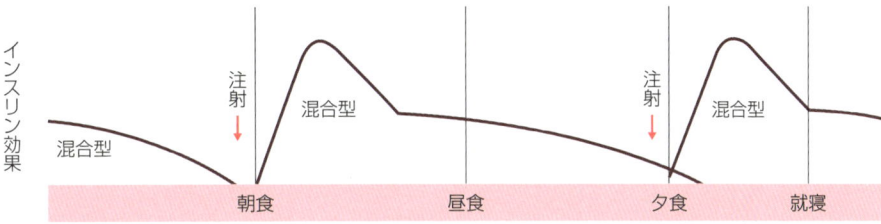

4. 3回法：混合型インスリンを1日2回注射，昼食前に速効型または超速効型インスリンを追加

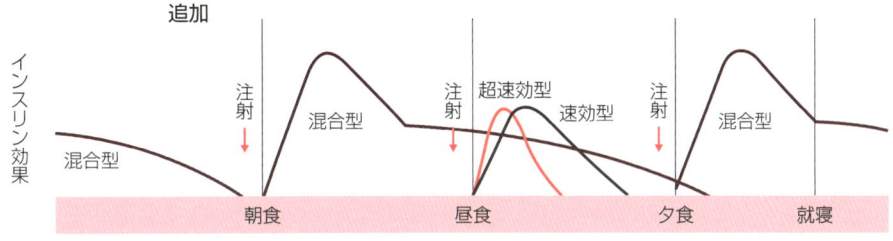

（日本糖尿病学会編：糖尿病治療ガイド2008-2009，p.57，文光堂，2008より転載，一部改変）

は血糖自己測定によってインスリンの投与量を調整するため，医師の指導のもとに患者さんがインスリン量を調整しながら血糖コントロールを行います（図）。

適応となる患者さんは**1型糖尿病，内因性インスリン分泌が枯渇している2型糖尿病，糖尿病合併妊娠**などです。強化インスリン療法の方法としては**基礎分泌を中間型または持効型インスリン製剤で補い，追加分泌を速効型または超速効型インスリン製剤で補います**。いずれの場合でも，患者さんの不安を取り除き，正しい理解が正しい治療に結びつくのです。

患者さんの病態に合わせて，インスリンの種類や投与方法が異なってきます。なぜ強化インスリン療法が必要なのかについて十分な説明を加えても納得できなかったり，患者さんの**ライフスタイル**上，どうしても4回の注射が困難であれば，確実に実施できる方法（製剤や投与回数）について主治医と相談する必要があります。

［土田由紀子］

薬物療法　質問3

【インスリン注射の必要性 / 糖尿病の分類 / ブドウ糖毒性 / 1型糖尿病 / 2型糖尿病】

インスリン注射は，一生続けなければいけないのでしょうか？
血糖値が下がれば，内服薬に替えられますか？

回答

「インスリン注射を続けるのは大変ですよね」と患者さんの話を聞く姿勢を示し，気持ちを理解するように努めます。すると患者さんはインスリン注射に対するさまざまな思いを話してくれることでしょう。その思いを受け止めます。

まず，「インスリンには，身体のために栄養（糖分）を調節して使うという大切なはたらきがあります。このホルモンがないと栄養がなくなり，身体が飢えた状態になってしまいます」と，**インスリン**という**ホルモン**のはたらきを説明します。そのうえで，患者さんの反応を観察しながら，病態に応じたインスリン注射の展望を伝えます。

①**1型糖尿病の場合**　インスリン注射が患者さんにとって必要不可欠なものであると伝えます。

「○○さんの糖尿病は，**インスリンがつくられなくなるタイプ**ですので，インスリンそのものを外から補う必要があるのです。血糖値が下がって安定してきたことはとてもよいことです。外からインスリンを補って，糖尿病でない人と同じように血糖値を安定させることが糖尿病の治療に最も大切なことです。しかしインスリンは蛋白質でできているため，内服すると消化されてしまいます。残念ながら今のところ内服薬ではインスリンというホルモンを代用できないのです」

②**2型糖尿病の場合**　「○○さんの糖尿病は，膵臓から出るインスリンの量が少なかったり，インスリンの出方が遅かったりして，食事の後の血糖値が上がるときに**インスリンのはたらきが間に合わなくなるタイプ**です。膵臓から出るインスリンの量が極端に少なかったり，インスリンが出ていても肥りすぎや食べすぎ，運動不足により脂肪細胞が増えると，インスリンが効きにくかったりします。そうすると外からインスリンを補う必要が出てきます。しかし適切な食事と運動により体重を減らすことで，○○さんの膵臓から出るインスリンの量で間に合うようになってくると，インスリン注射が必要でなくなる可能性があります」

➡アプローチのポイント

インスリン注射に対する患者さんの心理状態をきめ細かく観察することが重要です。患者さんがインスリン注射にショックを受けている場合，受け止めるための時間が必要です。インスリン注射に対する感情が揺れ動いている場合には，心の準備が整うまで自己注射の指導を待つことも必要でしょう。

インスリン注射に対する患者さんの思いや理解を把握します。よくよく聞いてみると，患者さんの中には「インスリンを始めると十年後に死ぬ」「インスリンで**人工透析**になる」などの誤った知識をもっている場合があります。その場合でもすぐに否定せずに，看護師の言葉に耳を傾ける準備が整うまで，患者さんの思いや理解をよい悪いと判断せずに，「この看護師には何を言っても大丈夫だ」と思ってもらえる関係づくりを優先します。

インスリン注射の必要性を納得してもらうことが重要です。なぜインスリン注射が必要なのか，その意味が腑に落ちないと，インスリン注射自体を否定したままになってしまいます。「先生がどうしてもやれと言うから…」などと，患者さんは自分の気持ちに不本意なままインスリン注射を行っている場合があります。患者さんがインスリン注射を自分の身体に必要なのだと心から納得できるように援助します。

➡その理由（根拠）

「インスリン注射を始めると一生続けなければいけないのでしょうか？」「インスリンを内服薬に替えることはできませんか？」という質問には，患者さんのインスリン注射に対する**抵抗感**がうかがえます。そんな気持ちをないがしろにせず，それがよいとか悪いとか決めずに，患者さんが構えることなく何でも話せる環境をつくることが，アプローチの原点です。もし患者さんの心の準備を見極めずにインスリン自己注射の指導を行うタイミングを誤ると，患者さんは後々までインスリン注射を否定的に受け止め，中には中断にさえ至ってしまうケースがあります。

インスリンは，筋肉の中で**ブドウ糖**をエネルギーに変えたり，肝臓にグリコーゲンとして蓄えたり，必要に応じてブドウ糖に戻して放出するはたらきを調節します。そして糖尿病のタイプは1つではありません（表）。

①**1型糖尿病の場合**　1型糖尿病はインスリンがつくられない糖尿病ですので，生存のためにインスリン注射を必要とします。1型糖尿病でも早期でインスリンを必要としなかったり，"緩解期"といってインスリン必要量が非常に少なくなったりすることがあります。しかし進行に伴い，やがてインスリン注射を続けなければならない状態になるので，誤った期待を持たせてはいけません。

②**2型糖尿病の場合**　2型糖尿病はインスリン分泌能力が少なかったり，食後のインスリン分泌が遅れたりする遺伝的な体質をもつ人に，生活習慣が加わって発症します。血糖値が140〜160mg/dL以上になると，筋肉や肝臓，脂肪細胞などのインスリンが誘発されやすくなる性質（感受性）が低下します。このような状態を"**ブドウ糖毒性**"といいます。ブドウ糖毒性は，末梢の筋肉に影響を与え，膵臓のβ細胞のインスリン分泌機能を低下させてしまいます。そしていったん高血糖になるとさらに分泌が妨害されてしまいます。最近ではブドウ糖毒性を早く取り除くために，初めからインスリン注射を行い，生活習慣の改善とともにブドウ糖毒性が改善することで，その後インスリン注射を必要としなくなるケースが増えてきました。

漠然と"糖尿病だから仕方ない"と自分の本心に偽ってインスリン注射を決めた場合，そんな後ろ向きの感情が後々の糖尿病自体の受け止め方や療養に対する姿勢によくない影響を及ぼしてしまいます。ですから患者さんが糖尿病である自分自身を受け入れ，治療を継続できるように，インスリン注射が自分の身体にとって必要なことだと納得していただくことがとても重要です。

なお，患者さんの病態によって治療が異なりますので，個々のケースについては診断と治療を担う医師に相談してください。

［瀬戸奈津子］

表｜糖尿病の分類

Ⅰ．1型	β細胞の破壊，通常は絶対的インスリン欠乏に至る． A．自己免疫性　B．特発性
Ⅱ．2型	インスリン分泌低下を主体とするものと，インスリン抵抗性が主体で，それにインスリン相対的不足を伴うものなどがある．
Ⅲ．その他の特定の機序，疾患によるもの	A．遺伝因子として遺伝子異常が同定されたもの ①膵β細胞機能に関わる遺伝子異常 ②インスリン作用の伝達機構に関わる遺伝子異常 B．他の疾患，条件に伴うもの ①膵外分泌疾患 ②内分泌疾患 ③肝疾患 ④薬剤や化学物質によるもの ⑤感染症 ⑥免疫機序によるまれな病態 ⑦その他の遺伝的症候群で糖尿病を伴うことの多いもの
Ⅳ．妊娠糖尿病	

（糖尿病診断基準検討委員会：糖尿病の分類と診断基準に関する委員会報告，糖尿病，42(5)，p.389，1999より転載）

薬物療法 質問 4

【インスリン注射の必要性 / 血糖コントロール / インスリン抵抗性 / 食事量】

血糖値が正常なので，インスリンを打たなくてもよいでしょうか？
インスリンを打たなくてよいのであれば，食事も減らそうと思いますが…。

回答

「インスリンを打つのは大変ですか？」と，患者さんの思いを聞く姿勢を示します。そして，「どうしてそのように思われたのですか？」と，インスリン注射に対する思いをまず引き出します。

患者さんがインスリン自己注射に対する思いを表出したら，共感を示す言葉をかけます。そのうえで，「**合併症予防のためには血糖のコントロール**は不可欠です。今はインスリン注射によって血糖値が正常に保たれています。ですから，インスリン注射をやめてしまえば，血糖値は上がってしまいます。食事によって上昇する血糖値を，**経口血糖降下薬や運動**によって正常にコントロールすることができれば，注射はやめられますが，現在の状態では，インスリン注射が不可欠なのですよ」などと，患者さんがインスリン療法を継続する必要性や利点を理解できるように伝えます。

食事量が過剰であるために血糖コントロールが不良であったり，肥満のために糖の取り込み率が低下してブドウ糖を円滑に貯蓄できない，つまりインスリンが十分にはたらかなくなる**インスリン抵抗性**（質問83, 86参照）が考えられる場合には，食事の摂取量を指示エネルギーどおりにし，肥満を解消することでインスリン抵抗性が改善すれば，インスリンの減量もしくは経口血糖降下薬への変更の可能性もあることを説明しましょう。

そして，「おっしゃるとおり，食事とインスリンは関係があります。でも，必要な量の食事を摂取しなければ，生命の維持が困難になります。また，過度に食事をがまんすると無理がきて，かえって過食になってしまうということもよく耳にします。仮に絶食状態でいることができたとしても，ホルモンの分泌により血糖値は上がります。そして，インスリンが不足した状態となることで，糖代謝がうまくできずに血糖コントロールが乱れる原因になります。それから，インスリン量が多ければ多いほど病状が重いとはいえません。インスリンが効きにくいときにはたくさんのインスリン量を必要としますが，インスリンの効きがよくなるとインスリンは少ない量で足りるようになります。からだに**必要な量を補うための注射と考えてくださいね**」というように，食事を摂ることの必要性やインスリンの減量による弊害について伝えます。

現在の生活の中で，インスリン療法を行うことが困難な状況ではないかどうかを確認します。できるだけ負担の少ないインスリン療法となるように調整を行うことが可能であることを伝えます。

➡アプローチのポイント

インスリン自己注射を継続していることに対し，ねぎらいの言葉をかけます。**自己注射の手技に慣れる**ことはあっても，わずらわしさは変わらないものだからです。その思いを受け止めて努力を認めることは信頼関係を築くきっかけにもつながります。

糖尿病患者は**インスリン分泌量**が足りません。食事療法や運動療法を行っても，インスリンの分泌量が必要量に足りない場合には，不足しているインスリンを注射によって補う必要があります。病状が悪いからインスリン量が増えるのではなく，インスリン分泌量が少ないため，その不足している分を必要な量に応じて補うのだというとらえ方ができるような説明をしましょう。

患者さんのインスリン注射に対する思いを受け止めながら，インスリン注射の必要性をわかりやすく具体的に示すことが大切です。

➜その理由（根拠）

　努力している行動を第三者から認められることは快いものです。もっと認められたいという思いが行動を継続する動機になります。ですから，努力への評価を言葉で患者さんに伝えることが重要です。

　インスリンと血糖値の関係は図に示すとおりです。正常な場合は，食事後，糖を吸収して血糖値が上昇し始めると，それに反応してインスリン分泌が促され，インスリンの血中濃度が上がり，血糖値は正常範囲に保たれます。糖尿病患者の場合，インスリンの分泌が遅れるか少ない，あるいはほとんど出ないため，インスリンの分泌を促すような薬を内服または注射をしてインスリンを補うのです。インスリンを注射している人は，不足分のインスリンを直接注射することで補い，正常に近い状態を保っていますが，体内のインスリン分泌不足の状態は変わりません。ですから，補う必要があるということになります。

　からだの中には，生命を維持するためにある程度は飢餓に耐えられるような**ホルモン**のはたらきが備わっています。絶食時にはそれらのホルモンのはたらきによって，食事をしないのに血糖値が上がります。ですから，体内のインスリンで調節ができない糖尿病患者は，食事をしないような場合にもインスリン注射などによって血糖値をコントロールする必要があるのです。

　インスリン注射を継続していることや食事とインスリンの関係を理解し考えることができているのは，患者さんの努力です。この努力を認めることは，患者さんの前向きな姿勢を支持することになります。ですから，患者さんのやる気をそぐことのないように，正しい考え方を伝えるとよいでしょう。

　必要性を理解しても，現実的に困難な状況があれば，インスリンを中断してしまい，コントロールの悪化を招く恐れがあります。中断に至ってしまう前に状況を

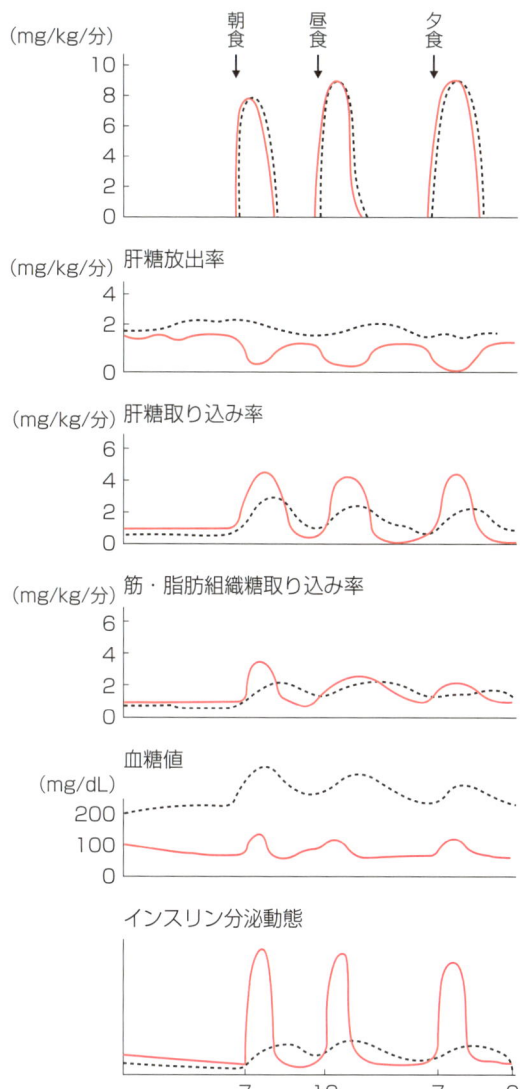

図｜健常者における"糖のながれ"と2型糖尿病における"糖のながれ"

（河盛隆造：外来におけるインスリン療法，日本医師会雑誌，123(3)，p.350，2000より転載）

きちんと伝えてもらえれば調整が可能であることや，生活状況が変化した際には，相談するように説明しておくことも大切です。

[山地陽子]

| 薬物療法 | 質問 5 | 【インスリン注射 / 空腹感と血糖値 / 低血糖 / 体重コントロール】 |

インスリン注射を始めてから，お腹はすくし体重も増えてきました。インスリン注射で太るのでしょうか？

回答

「インスリン注射を始めたら，お腹がすくようになったのですね。それは大変ですね」「体重はどのくらい増えましたか？」などと，**空腹感**や**体重増加**に対する思いを聞きます。

次に，「血糖のコントロール状態はどうですか？ 低血糖を自覚することはありますか？」と，**空腹感と血糖の関連**について確認します。そのうえで，「血糖がコントロールされてきて，インスリンの必要量が少し減っているとも考えられます。**低血糖状態**になれば，からだは糖分補給のためのサインとして空腹感を感じますから，低血糖の状態が多くて空腹感が強い場合は，インスリンの量を減量する必要があるかもしれません」と，**空腹感と血糖値の関係**を伝えます。

さらに，「インスリンは，血液中の糖分（ブドウ糖）を肝臓や筋肉に脂肪として貯蓄し，血糖値を下げますが，たまった脂肪は活動に使ってしまえばなくなります。インスリンを使っても**食事療法**や**運動療法**を行えば太りません，**インスリン注射の副作用**では肥満になりません。また，からだに脂肪が増えすぎると，脂肪細胞が満杯になり，たくわえるスペースがなくなってしまいます。そのため，ブドウ糖を脂肪として貯蓄できず，インスリンが十分にはたらけなくなります。血液中のブドウ糖は，行き場がないので血液中にたまってしまいます。ですから，**体重管理は大切です**」というように，インスリン療法においても食事と運動のバランスが大切であることを説明します。

➡アプローチのポイント

空腹感は快適なものではありません。空腹感と闘っている患者さんにねぎらいの言葉をかけましょう。

次に，強い空腹感は血糖値に関連がある可能性がありますので，血糖コントロールを確認します。そのうえで，空腹感とインスリン量や，インスリンと体重増加の関係についてわかりやすく説明し，現在のインスリン量や，摂取・消費のエネルギー量のバランスが適正かどうかを患者さんと一緒に検討します。

最後に体重増加とインスリン抵抗性について説明し，体重コントロールの意義を伝え，体重管理を促します。

➡その理由（根拠）

空腹感は，低下している血糖値を上げるために食物を摂取するようにからだが出すサインです。常に空腹感が強いときは，インスリンの量が多すぎて**低血糖**傾向になっている可能性があるので，血糖コントロールを確認してみるとよいでしょう。それほど血糖値が低くなくても，高い状態から急激に低めにコントロールした場合は，そのように自覚されることがあります。

インスリン注射の副作用ではなく，インスリンが作用する結果なので，低血糖により空腹感を強く感じるような場合はインスリン量の調節が必要です。また，体重が増えてしまうのは，インスリン注射が原因ではなく活動量（消費量）より食事摂取量のほうが多いことが原因です。インスリン注射によって血糖値は安定してもエネルギー消費は変化しないので，エネルギー摂取量が過剰であれば消費されないブドウ糖は脂肪として体内に貯蓄され，その結果，体重や体脂肪が増加するのです。体重が増えると**インスリン抵抗性**（**質問83，86参照**）が増し，血糖コントロールが不良になりますので，**体重コントロールは大切**です。空腹感と血糖値の関係がわかってくると，血糖自己測定の結果を自分で分析することができるようになり，自己管理への意欲を高めるきっかけになります。　　［山地陽子］

薬物療法　質問6

【インスリン製剤の分類／混和／注射の手技／インスリン分泌／基礎分泌／追加分泌】

インスリン製剤は，必ず振らなければいけないのでしょうか？

回答

「どうしてそのように思われたのですか？」と疑問に感じた理由を確認します。そして，「**インスリン製剤はいろいろな種類があって，手技を覚えるのは大変**ですよね」とインスリン注射の手技を覚える大変さに理解を示しましょう。

そのうえで患者さんの疑問に対して，インスリン製剤の情報提供をします。インスリンの種類によって混和させる必要性があるものとないものがあり，**白濁しているインスリンはよく振る必要性がある**ことや，振り方を説明します。次に，よく振らないとインスリンの作用時間が変わってくること，血糖値が乱れる原因になることを説明します。また，透明のインスリンは振る必要がないことを伝えます。

→アプローチのポイント

質問の意図を確認します。「必ず振らなければならないと指導された」「どのインスリンを振らなければいけないのかわからなくなった」「振ることを忘れていた」など，いろいろなことが考えられます。患者さんの質問の意図を汲み取り，的確に対応する必要があります。

インスリン製剤にはたくさんの種類があり，使用する**インスリン注入器**もさまざまです。インスリンの種類と注入器の使い方を覚えることは糖尿病の治療を行っていくうえで必要な事柄ですが，それを覚えなければならない患者さんにとっては大変なことです。インスリン製剤について理解し毎日インスリンを注射している大変さに理解を示し，ねぎらうことで患者さんは「わかってくれている」と感じてくれるでしょう。患者さんと看護師の信頼関係は治療を続けるうえでも重要なことのひとつです。

そのうえで，混和の必要性などを説明するのですが，インスリン製剤は**超速効型，速効型，中間型，混合型，持効型**に分類されます（表）。患者さんがどのインスリン製剤を使用しているのかを確認し，混和が必要か否かをわかりやすく説明します。

混和させる必要のあるインスリン製剤を使用している場合には，なぜ混和が必要なのか根拠を説明することで患者さんは理解しやすくなります。また，実際に混和の方法をやって見せることで，どうやって振ればよいのか理解しやすくなるでしょう。

→その理由（根拠）

インスリン注射の手技を獲得していても，なぜこの手技が必要なのか根拠を理解していないと，「この方法でよいのか」「手技は合っているのか」などの不安が生じてくることがあります。また，手技に慣れてくると，自己流で行うようになったりします。患者さんが疑問に思ったときにいつでも相談できる環境を，医療者側が整えておく必要があります。また，患者さんの質問の意図を理解することで，医療者側のインスリン手技指導の方法を改めなければならないかもしれません。医療者側の指導の評価にもつながります。

毎日行うインスリン注射は患者さんにとって大変なことです。毎日行っていることをねぎらう言葉を患者さんにかけることは，患者さんとの信頼関係を築く大切な鍵なのです。

インスリン製剤の**超速効型**や**速効型**は「効き目が短時間」，**中間型**や**持効型**は「効き目が長時間」，**混合型**は「効き目が短時間のものと長時間のものを合わせたもの」といえます。

インスリン製剤の使い分けは，インスリン療法の

表 | インスリン製剤一覧表

分類		商品名	作用発現時間	最大作用時間	持続時間	混和の必要性
アナログ製剤	超速効型	ヒューマログ注100単位/mL ヒューマログ注カート ヒューマログ注キット ヒューマログ注ミリオペン ノボラピッド注100単位/mL ノボラピッド注ペンフィル ノボラピッド注フレックスペン	10〜20分	1〜3時間	3〜5時間	不要
	中間型	ヒューマログN注カート ヒューマログN注キット ヒューマログN注ミリオペン	30分〜1時間	2〜6時間	18〜24時間	必要
	混合型	ヒューマログミックス25注カート ヒューマログミックス25注キット ヒューマログミックス25注ミリオペン	10〜20分	30分〜6時間	18〜24時間	必要
		ヒューマログミックス50注カート ヒューマログミックス50注キット ヒューマログミックス50注ミリオペン	10〜20分	30分〜4時間	18〜24時間	必要
		ノボラピッド30ミックス注ペンフィル ノボラピッド30ミックス注フレックスペン	10〜20分	1〜4時間	24時間	必要
	持効型	ランタス注100単位/mL ランタス注カート ランタス注オプチクリック ランタス注ソロスター レベミル注ペンフィル レベミル注フレックスペン	1時間	3〜14時間	24時間	不要
ヒトインスリン製剤	速効型	ヒューマリンR注100単位/mL ヒューマリンR注カート ヒューマリンR注キット	30分〜1時間	1〜3時間	5〜7時間	不要
		ノボリンR注100単位/mL ペンフィルR注 イノレットR注 ノボリンR注フレックスペン	30分	1〜3時間	8時間	不要
	中間型	ヒューマリンN注100単位/mL ヒューマリンN注カート ヒューマリンN注キット	1〜3時間	8〜10時間	18〜24時間	必要
		ノボリンN注100単位/mL ペンフィルN注 イノレットN注 ノボリンN注フレックスペン	1時間30分	4〜12時間	24時間	必要
ヒトインスリン製剤	混合型	ヒューマリン3/7注100単位/mL ヒューマリン3/7注カート ヒューマリン3/7注キット	30分〜1時間	2〜12時間	18〜24時間	必要
		ノボリン30R注100単位/mL ペンフィル30R注 イノレット30R注 ノボリン30R注フレックスペン ペンフィル40R注 イノレット40R注 ノボリン40Rフレックスペン ペンフィル50R注 イノレット50R注 ノボリン50R注フレックスペン	30分	2〜8時間	24時間	必要

目的に関係します。**ヒトのインスリン分泌パターン**は，**基礎分泌**と**追加分泌**から成り立っています。超速効型や速効型は追加分泌にあたり，中間型や持効型は基礎分泌にあたります（質問2参照）。インスリン療法は，効き目の違うインスリンを使い分け，ヒトのインスリン分泌パターンに近づけることが目的です。患者さんによって病態が異なるため，その患者さんに合ったインスリン製剤と投与法を選択する必要があるのです。

混和させる必要のあるインスリンは，**中間型のN製剤と混合型製剤**になります。このインスリンは白濁しており，十分に混和させないと期待した効果が得られなくなります。その他のインスリン製剤は無色透明で

あり，混和させる必要はありません。

　混和の必要があるインスリン製剤は，超速効型や速効型インスリンにプロタミンが結合しているため白濁しています。インスリン製剤のアンプルの中にガラスの球が入っていて，振ってガラスの球を転がすことで混和させます。特にノボラピッド30ミックス製剤は混和されにくいため，念入りに振る必要があります。実際に振っているところを患者さんに見せるなどして，理解しやすくなる工夫をしましょう。

[土田由紀子]

患者さんに届いたこのひとこと

1 奥様が今のAさんを見ていたら

　妻と仲睦まじく暮らしてきたAさん(71歳)。半年前，妻に先立たれてから血糖コントロールが悪化しているため，主治医から面談依頼がありました。

　Aさんはもともとは几帳面に療養記録をつけていましたが，「もう生きていても仕方がないから血糖値なんかどうでもいい」と話されました。「奥様の病気がわかってから今日までずっとおつらかったでしょうね」「そうだね(涙を流される)。病気でもいいから生きていてほしかった」「奥様が今のAさんを見ていたら，どんなふうに思われるでしょうね？」「妻は僕の食事にずいぶん気を遣ってくれていたよ。こんな滅茶苦茶な生活を草葉の陰からみてたら，さぞかし心配するなあ」

　次の面談時，Aさんは療養行動を再開してくれたことを記録してきてくれました。笑顔で「お盆に蝶々が庭に舞っていた。妻が心配して見に来てくれたような気がしたんだ」と話してくれました。

　家族の愛情は現世だけとは限らないと学んだ事例でした。

[中山法子]

薬物療法 質問 7

【インスリンの保管方法 / インスリンの使用期限】

インスリンを冷蔵庫に入れておいたら，凍ってしまいました。溶けたら使ってもいいですか？

回答

「正しく保管していたのに困ったでしょう」「インスリンは注意しなければならないことがたくさんあって大変ですね」など，インスリン注射そのものだけでなく，管理の面も煩雑であることに理解を示します。そのうえで保管について困っていることや困難さを尋ね，患者さんの訴えを受け止めます。

未使用のインスリンは冷蔵庫に保管することが望ましいことを伝えたうえで，インスリンを凍結させると，注入器が壊れる（カートリッジ内にヒビが発生する，ゴム栓が破損するなど）可能性が高いことや，インスリン製剤の成分に変化が生じるので解凍しても使用できないことを説明します。冷蔵庫の扉付近，卵の置き場所が望ましいとされており，フリーザーの中や冷風が直接当たるようなところは凍結の危険があるため置かないようにします。

使用中のインスリンについても正しい保管方法を説明します。使用中のインスリンキット製剤やインスリンペン型注入器を冷蔵庫保管し，注射のたびに出し入れを繰り返すと，温度差による結露が生じ故障の原因になることがあります。また，冷えたインスリンを使用すると注射時の痛みが強くなるといわれています。そのため，遮光で室温（1～30℃）の場所に保管します。直射日光や室内光に曝すことや，高温（36℃以上）で保管することでインスリンの力価が低下するため，直射日光の当たるところ，自動車内などの高温になる恐れのあるところに置かないことを説明します。

インスリンを使用する際には，カートリッジにヒビが入っていないか，ゴム栓が膨らんでいないかなど外観の観察をします。同時にインスリンの凝集物や色調に変化がないかを観察し，異常があれば使用しないよう説明します。また，外箱や本体に表示されている使用期限内に使用することを説明します。

➡アプローチのポイント

インスリン療法を行うにはインスリン注射の手技だけでなく，インスリンにまつわる多くの事柄を理解することが必要です。また，正しい知識をもっていても，患者さんが実際に行うには難しいこともあり，そのような患者さんの思いを受け止める必要があります。

インスリン療法をすでに行っている患者さんには，インスリンをどのように保管しているかを具体的に確認します。たとえば，寒冷地域に住む患者さんの場合，窓辺にインスリンを置いたことで凍結させてしまうことがあります。また，温度に気をつけていても，ペンに保護キャップをしていなかったり，常に自動車に乗る生活のためインスリンを自動車内に置いたままにしている患者さんもいます。

患者さんにとっては，正しい保管のためのひと手間がとても負担になる場合がありますが，そのような思いを受け止めたうえで，それをしなければインスリンの効果が低下することを伝え，「せっかく注射をするのですから，効果のあるインスリンを注射してほしい」という医療者の願いも伝えます。

インスリンの使用期限についても確認しましょう。外箱およびインスリン本体に表示してある使用期限を過ぎたものは使用しないように伝えます。

旅行などで飛行機を利用する際は，必ず機内に持ち込むようにします。貨物室内の温度の低下によりインスリンが凍結する場合があるからです。また，荷物紛失などのトラブルがないとも限りませんので，リスクマネジメントの点からも常に患者さん自身が持ち運ぶようにすることが大切です。

写真｜インスリンの結晶の比較

①凍結していないインスリン

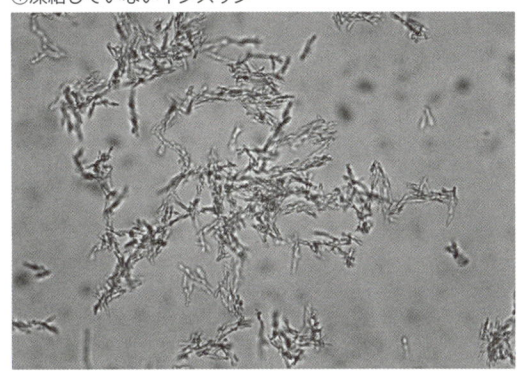

正常な結晶

②凍結したインスリン

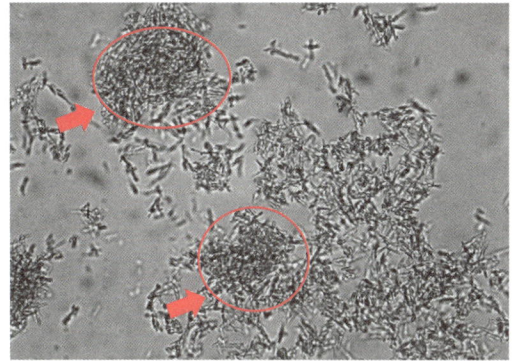

凍結すると，インスリンの結晶が固まってしまう（矢印部分）
(ノボノルディスクファーマ：インスリン自己注射手技確認のしおりより転載)

　インスリンの保管方法に関する説明は，インスリン療法開始時に行うことが多いですが，説明内容が多いことから誤った理解をしていたり，時間が経過することで忘れてしまうことがあります。また，いつのまにか自己流の保管方法になっていることがあるので，機会を見つけて確認してみましょう。

➡その理由（根拠）

　インスリンは凍結を避け，2～8℃に遮光して保管することが添付文書に記載されています。冷蔵庫に保管できない場合は，25℃前後であれば24カ月は安定した作用が保たれるとされていますので，できるだけ涼しい場所で保管します。

　インスリンを凍結させると，インスリンの効果に影響を与えます。また，インスリンの結晶が固まってしまい，解凍させても懸濁製剤の結晶がいつもより早く沈殿するといった外観上の変化が生じます。

　凍結によりインスリンの体積が増加することで，注入器やカートリッジが破損する場合もあります。

　正しく保管されない場合や，インスリンの外箱や本体に記載してある使用期限を過ぎた場合，インスリンの力価が低下します。また，使用中のインスリンは，遮光で室温保管（1～30℃）であれば数週間は効果に変化がないとされています。ただ，添付文書上新しいインスリンに交換する時期は，製薬会社によって4～6週の違いがあります。

［伊藤暁子］

薬物療法 質問8

【インスリン注射 / 針の交換 / 注射部位の消毒】

インスリン自己注射では，毎回針を換えなければいけませんか？注射部位は毎回消毒しなければいけませんか？

回答

インスリン自己注射にまつわる煩雑さに理解を示したうえで，「針を換えたり，消毒したりすることに対し，どのように感じ，どのようなことを困難と思っていますか？」と尋ねましょう。

その患者さんが感じている内容や困難感を受け止めたうえで，

- 注射針をつけたままにしておくと，インスリンの液が針先から漏れたり，インスリンの中に空気が入ったりすること
- 注射部位に皮脂などの汚れがあったり，針の刺入時に体液や血液が付着する可能性があるなど，衛生面で好ましくないこと（写真）
- 針が大変細いので，一度腹壁に刺しただけでも，抜くときに針が曲がって痛みが増加したり，次回使えなくなる可能性があること

など，新しい針への交換と注射する部位への消毒の必要性について説明します。

これらの必要性を納得してもらったうえで，患者さんの感じている内容や困難感が少しでも軽減できるような対応策を一緒に考えていきます。

➡アプローチのポイント

インスリン自己注射にまつわる煩雑さに理解を示し，患者さんの本音に耳を傾けます。

患者さんが納得できるように，針の交換と注射部位の消毒の必要性について説明します。

患者さんの背景，状況や病態，針の交換と注射部位の消毒に対する気持ち，現在行っている方法などをしっかりアセスメントしたうえで，対応策を一緒に考えます。

➡その理由（根拠）

「毎回針を換えなければいけないですか？」「注射する部分を消毒しなければいけないですか？」という質問に対し，「そうです」と答えるだけでは，この質問に込められた患者さんの本音が見えないままで会話が終わってしまう可能性があります。

患者さんは針の交換と注射部位の消毒について，単に漠然と「面倒なので，できることなら省きたい」と思っているかもしれません。あるいは一見きれいでまだ使える針を捨てることに「もったいない」との抵抗感があるのかもしれません。まずは患者さんがどのように感じ，どのようなことを困難と思っているのか，その理由を知ることが大切です。

一方，例えば高齢になると，針の交換と注射部位の消毒が看護師の想像以上に大変なことかもしれません。そのような場合は，手を机の上にしっかり乗せ，メーカーが作成しているペンニードルリムーバーを使って針を交換するなどの工夫も必要です。

あるいは「消毒すると痛みが強い」との理由で消毒をしたくないと思っているかもしれません。消毒したアルコールで注射部位が濡れたままだと，注射時の痛みが強い場合があります。これらのケースでは，インスリン注射が適切に行えるように，手技を指導することが必要です。

針の交換と注射する部位の消毒の必要性について納得したとしても，その行為を受け入れることができない場合もあります。患者さんの日常の状況でそれらの行為を実施することがどうしても難しかったりすると，インスリン注射そのものを実施しない，あるいはやめてしまうかもしれません。このようにインスリン注射そのものに支障を来す場合，病態によっては"注射すること"を最優先し，針の交換や注射部位の消毒

写真 1回使用した注射針の拡大写真

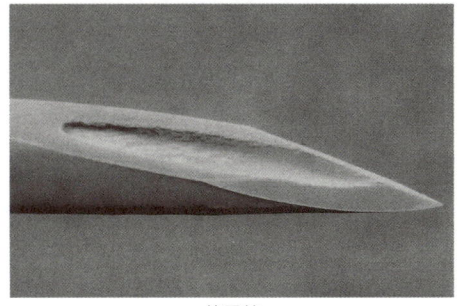

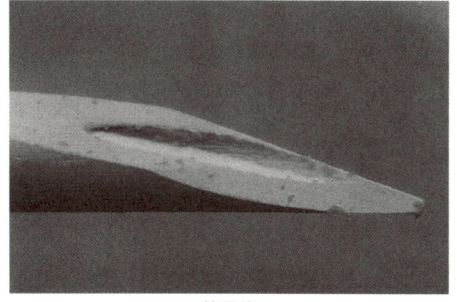

使用前　　　　　　　　　　　　　使用後

(阿部隆三監修, 清野弘明・朝倉俊成：患者さんとスタッフのためのペン型インスリン注射のすべて, p.93, 医歯薬出版, 2000より転載)

を簡略化しなければならない可能性があります。

　例えば，外回りの営業のような職業の患者さんは，内ポケットにペン型注入器を入れ，日中は取引先をあちこち駆け回り，インスリン注射後にすぐに食事をかき込む，という生活もやむを得ないでしょう。「針を換えたり消毒したりしなければならないのなら，インスリン注射なんかできない」という切実な状況にあるものの，病態的にはインスリン注射が必要なケースでは，昼食前の針の交換と注射部位の消毒を省くことで，インスリン注射が可能となるかもしれません。

　針の交換と注射部位の消毒は大事な行為であり，必要には違いありません。しかし，ケースによっては患者さんとよく話し合って，毎日皮膚を清潔にしておくことを条件に，針の交換と注射部位の消毒を省くなど，妥協点を見つけることが必要な場合もあるでしょう。

［瀬戸奈津子］

薬物療法　質問 9

【インスリンアレルギー / インスリン浮腫 / インスリンリポジストロフィー / 副作用】

低血糖以外のインスリンの副作用を教えてください。

回答

「副作用が心配なのですね，なぜそのように思われたのですか？」など，患者さんのインスリンに対する思いを確認するような問いかけをしてみましょう。患者さんの反応によっては，インスリンへの抵抗感に対するアプローチが必要になるかもしれません。

インスリンの副作用には，低血糖以外に，インスリンアレルギー，インスリン浮腫，インスリンリポジストロフィー（脂肪異栄養症）があげられます。

インスリンアレルギーとは，インスリン療法開始時に注射直後（数分〜30分以内）〜数時間以内に，注射部位の掻痒感，発赤，紅斑，熱感などの局所反応が生じ，その後自然消失する免疫学的な副作用のことをいいます。このアレルギー反応は，インスリン抗体によるものの場合と，インスリン製剤中の添加物に対する反応である場合があるといわれています。局所反応のほとんどがインスリン療法開始後，数週間のうちに出現しなくなりますが，持続する場合の対処方法として，①抗ヒスタミン薬，副腎皮質ホルモン製剤の投与（副腎皮質ステロイドは糖尿病を悪化させる恐れがある），②他のインスリン製剤への切り替え，③脱感作療法があげられますが，インスリン製剤の切り替えで対応することが多いようです。

インスリン浮腫とは，インスリン療法を開始後1週間程度で出現し，数カ月後に自然消失する浮腫です。特に，長期に高血糖状態であった患者さんやケトアシドーシスの回復期に生じることが多く，浮腫が全身に及ぶと体重増加を来します。また，浮腫により一過性の眼球の屈折異常が生じることもあり，視力に影響を及ぼしますが，こちらも数週間で改善します。浮腫の原因として，インスリンにより腎臓の近位尿細管でのナトリウム再吸収が亢進し，体液貯留することがあげられます。

インスリンリポジストロフィーとは，インスリン注射を同一部位に続けることで生じる局所反応で，インスリンリポアトロフィー（脂肪萎縮）とインスリンリポハイパートロフィー（脂肪肥大）の2つに区別されます。どちらも，インスリン注射部位を少しずつずらしながら注射することが予防になります。

インスリンリポアトロフィーは，インスリン注射を同一部位に続けることにより，脂肪萎縮が生じ，外見上は注射部位がへこみます。ヒトインスリンが使用されるようになってからはまれな症状になりました。

インスリンリポハイパートロフィーは，インスリン注射を同一部位に続けることによって皮下脂肪組織が過形成されるもので，外見上は注射部が膨らみます。美容的な問題だけではなく，皮下組織が線維化するため，インスリンの吸収障害が生じることで血糖値が不安定になることが問題です。

➡アプローチのポイント

単純に副作用を知りたいと思い質問している場合もありますが，中にはインスリンに対する拒否的な感情からこのような質問をする患者さんもあります。このような患者さんに形式どおりの副作用の説明をすると，患者さんの思いを理解し，支援に生かすせっかくのチャンスを逃してしまいます。拒否的な感情をそのまま表現できる患者さんばかりではないため，ひとこと「なぜそのように思われたのですか？」というような患者さんの心理状態を尋ねる質問を加えることで，患者さんの本音を引き出せる場合があります。

インスリンアレルギーは，インスリン療法が開始された直後の患者さんに生じるため，導入直後の患者さ

んには，アレルギーの症状が出ていないかをこちらから確認するようにしましょう。アレルギーが生じた場合は，症状の出現時間や継続時間，部位の観察を行うよう説明するとともに，ほとんどの場合，数週間後に自然消失することをわかりやすく説明し，不安を増強させないように対応します。

インスリン浮腫により，特に視力に影響を来した患者さんは不安をもつことが多いので，自然に改善することを伝え，不安を増強しないように対応します。

インスリンリポジストロフィーは，長期間インスリン療法を行っている患者さんに生じます。長年インスリン療法を行っているから正しく注射できているだろうと思わず，インスリンをどこに注射しているか，皮膚の変化があらわれていないか定期的に確認するようにします。少しずつ注射部位を変えていると話す患者さんでも，実際には同一部位に注射していることがありますので，口頭で確認するだけなく，実際に見せてもらい，さらに触れてみることも大切です。

外見上は問題なく見える場合でも，注射部位に触れてみると他の部位との皮膚の感触が全く異なることがあります。この場合は注射部位を変更し，変性した部位を休ませるよう説明する必要があります。インスリン量が極端に多いか，または血糖が不安定な患者さんの場合は特に注射部位を確認してみましょう。

➜その理由（根拠）

インスリンアレルギー，インスリン浮腫は，インスリン療法導入直後に出現しやすい**副作用**です。インスリン療法を始めたばかりの患者さんは不安を感じることが多いものですが，副作用の出現があるとさらに不安が強くなります。注射がきちんとできているか，注射により日常生活に支障がないかなど，注射行為に関する確認を行うだけでなく，上記のような副作用が出ていないかを把握していくことが大切です。どちらも数週間後に消失することが多いので，不安が増強しないよう対応します。

インスリン投与を長年続けている患者さんの中には，打ちやすい，痛みがないなどの理由で同一部位に継続して注射している場合があり，これがインスリンリポジストロフィーの原因になります。特に，からだの柔軟性が低下している，**視力低下**，**麻痺**があるなどの身体的な問題により，注射しやすい部位が限定されてしまう場合は，どうしても同一部位に注射しやすい傾向があります。また，インスリンリポジストロフィーになると注射時の痛みがなくなるため，さらに同一部位に注射しがちになるので注意が必要です。

インスリンリポジストロフィーでインスリン量の増加や血糖の不安定さが起こる理由として，インスリン吸収が障害されインスリン作用が低下すること，インスリンの吸収が不安定になることがあげられます。特に，インスリン必要量が1 U/kg体重を超える場合はこれを疑ってみる必要があります。　　［伊藤暁子］

薬物療法　質問 **10**　【インスリンの注射部位／吸収速度／インスリンリポジストロフィー】

インスリン注射を打つ場所は，毎回変えたほうがよいでしょうか？
どこに打っても効果は変わりませんか？

回答

「なぜそのように思われたのですか？」と患者さんが疑問に感じた理由を確認します。

確認後，情報提供します。インスリン注射の部位自体を毎回変える必要はないこと，ただし同じ場所に注射し続けると，皮下組織が萎縮したり硬く厚くなってしまい（インスリンリポジストロフィー：質問9参照），インスリンの吸収がされにくくなることがあるので，位置を2～3cmずらして注射することをすすめます。

「インスリン注射の部位として，**腹部・肩・上腕・殿部・大腿部**があげられますが，この順番に**吸収速度**が速いとされています。毎回部位を変えると吸収速度の違いからインスリンの効き方が変わってきます。腹部への注射は吸収がよく，吸収される速さも安定していて，注射のしやすさからも最も適しています」と説明します。

ただし，**強化インスリン療法**（質問2参照）などで，速効型と中間型という種類の違うインスリンを使用している場合は，作用時間の特徴から速効型は腹部，中間型は大腿部と，**部位を変えて自己注射するケース**があることも説明します。

注射した部位を激しく動かすとインスリンの吸収が速まり，血糖降下作用が速く現れます。激しい運動を行う場合は，大腿部や上腕への注射は避け，腹部への注射をすすめます。

➔アプローチのポイント

質問の意図を確認します。部位により注射がしにくいと感じているのかもしれません。あるいは，実践している中で食事や運動の影響はほぼ同じで，同じ量を打っているのに血糖降下作用の違いを経験しているのかもしれません。一般的な知識を伝える前に患者さんがなぜ疑問に感じ質問したのか，その真意を確認し，疑問に的確に対応することが必要です。

注射部位の観察を行います。インスリン注射が習慣化すると，同じ場所に注射してしまいがちになり，皮下脂肪組織の萎縮（インスリンリポアトロフィー）や肥厚，硬結（インスリンリポハイパートロフィー）などで吸収が悪くなり，インスリンが吸収されず血糖コントロールがうまくできなくなる場合があります（質問9参照）。インスリン治療を長期に行っている患者さんの注射部位を手で触れ，目で見て観察し，吸収障害が起きていないかを確認することが大切です。

長期にインスリン療法を行っている患者さんが，吸収障害のことを考え，部位を腹部から大腿部に変え，そのことでインスリンの効き方が変化してコントロールが悪化する場合があります。食事療法，運動療法を同じように実施しているのに血糖値が変化しているときは，インスリンの注射部位を変更していないかを確認します。

➔その理由（根拠）

インスリン注射を導入して間もない患者さんは，手技の獲得ができていても不安を抱いているものです。実践していく中で自信がついてくる反面，さまざまな経験をする中で新たな不安が生じてきます。生活の中で注射をしていくことの大変さに理解を示し，困っていることや疑問に感じていることはないか，医療者側から尋ねることを心がけ，患者さんが相談しやすい環境をつくることが大切です。

インスリン注射の**吸収速度**は，皮下組織の毛細血管の面積や血管量の違いが関係していると考えられ，**腹部の吸収が一番速い**とされています。インスリンの吸

収が速く，他の部位に比べ面積が大きいこと，自己注射のしやすさから腹部への注射指導をしていますが，患者さんがどのような状況で注射を行っているのかや患者さん自身の行いやすさを確認して部位を決めることが大切です。

インスリン注射は，部位，1回の注射量（多いと吸収が遅くなる），長期使用による皮下組織の変化，運動，入浴などの皮膚温度の違いで吸収速度が変化し，血糖値に影響を及ぼします。情報の提供不足により患者さんが不要な心配をせずに，安心してインスリン注射に取り組めるように必要な情報を提供し支援していくことが大切です。

[安仲　恵]

患者さんに届いたこのひとこと

2 本当は心配だったでしょうね

受診のたびにHbA1cが悪化するBさん。本人は毎日2回もウォーキングをしているし，原因がわからないと言われます。話を聞いているうちに「夫に悪い虫がついてね，自分のことどころではないの」と話されました。夫はがんの化学療法中で，医師から何を食べさせてもよいと言われており，夫に「一人で食べてもつまんないから，一緒に食べよう」と言われると，夫の笑顔が見たくて「いけない」とは思っても饅頭などをつい食べてしまうとのことでした。

「ご主人の体調を最優先しながら，自分なりに努力しているのに，毎月悪化してインスリンが増えていって本当は心配だったでしょうね」と私が伝えると「（涙ぐみながら）どんどん糖尿病が悪化しているようで怖かった」とつぶやかれました。

翌月HbA1cが改善していたので，本人に理由を尋ねてみると，夫に相談して間食の内容を変更したとのことでした。患者の生活全体をイメージして気持ちに寄り添う重要性を再認識しました。

[中山法子]

薬物療法　質問 11

【不規則勤務／インスリン分泌／生活パターンに応じた注射方法】

仕事柄，徹夜することが多いのですが，徹夜したときは寝る前のインスリンを打たなくてもよいのでしょうか？

回答

「食前や寝る前に注射をしているので，食べなければ，あるいは寝なければ注射しなくてよいと思ってしまいますよね」と，本人の考えの確認と，他の人も同じように考えがちであることを伝えます。

そのうえで，「寝る前のインスリン注射は基礎分泌を補うもので，ホルモンの作用によって上昇する血糖値を調節するためのものです。徹夜で仕事をすると活動量が低下しないので低血糖になると考えるかもしれませんが，活動量はインスリンの基礎分泌分には基本的には大きく影響しません。しかし，活動量が多い場合には異なります」というように，基礎分泌分のインスリンを注射する意味について理解を得られるように伝えます。

次に，「食事とは関係がない部分の血糖コントロール用のインスリンなので，いつもと同じくらいの時間に注射すれば大丈夫です。多少時間が前後しても，問題ありませんよ」などと，注射をする時間について伝えます。

「どうしてもときどき徹夜することになるお仕事ならば，徹夜する日としない日のインスリン注射について，医師と相談してみましょう」と，その患者さんの生活パターンに合わせたインスリン注射のパターンをあらかじめ検討するように促します。

→アプローチのポイント

「注射をしていないのではありませんか」と問いただしたり，責めたりせずに，質問したことに重要な意味があると伝えることが大切です。

そのうえで，インスリンの基礎分泌とホルモンによる血糖値の上昇作用の関係，および基礎分泌分のインスリンを注射する意義について理解が得られるように説明します。

注射が打てる時間帯を選び，注射が毎日行えるように説明して実践を促します。

インスリン注射のパターンも個々の生活パターンに合わせて，患者さんと一緒に考えることが実行につながります。

→その理由（根拠）

朝食を抜いた朝や，夜勤の日の寝る前のインスリン注射をしなくてもよいと思って，打たなかったというケースは多々あります。そう考える背景には，食事と血糖値の関係やインスリンを注射するタイミングと，それらに対する思い込みなどが関与しています。その考えを頭から否定してしまうと，次に何かあったときに患者さんは質問や相談ができなくなってしまいます。患者さんの理解や考え方を頭から否定せずに接することが大切です。

患者さんが1型糖尿病の場合は，基礎分泌が少ないか，全くありません。もちろん，追加のインスリン分泌もないので，基礎分泌を補うための中間型インスリンや持効型溶解インスリンと，食後の血糖値上昇に対する追加分泌分を補うための速効型や超速効型インスリンを使用して，血糖をコントロールします。

2型糖尿病の場合は，追加分泌が不足していれば速効型や超速効型インスリンを使用します。さらに，基礎分泌能の低下に対しては中間型インスリンや持効型溶解インスリンを使用します。それぞれのインスリンを組み合わせた30Rのような混合製剤を使用する場合もありますが，考え方は同様です。

速効型・超速効型のインスリンは追加分泌を補うものなので，食後の高血糖を是正するために使用します

が，ホルモンバランスによる血糖値の上昇を是正する効果もあります。基礎分泌と追加分泌の両者を考えてインスリンの量を調節します。

食事をしなくても血糖値が上がることについては，質問43を参照してください。

生活パターンはそれぞれ異なるうえ，状況に応じて変化するものです。それぞれのパターンに応じた注射方法の基本（時間・単位など）を決めておくとよいでしょう。夜間の勤務がある人は，日勤・夜勤・休日に分けて注射のパターンを決めておくと，生活に合ったインスリン療法が行えます。これは日中に働く人にもあてはまります。　　　　　　　　　　　　　　［山地陽子］

患者さんに届いたこのひとこと

❸ お手伝いの方法が間違っているのかもしれません

外来通院中のCさん。病状への危機感が低いのか，「またまた，そんなこと言って〜」と笑いとばしたり，「次は任せて！　痩せて誰だかわからないから！」とやる気十分に言われますが，いっこうに行動変容に至りません。それまでCさんに継続して関わってきましたが，支援方法が間違っているのかと不安や無力感さえ感じるようになり，あるとき率直な思いを伝えてみました。

「私のお手伝いの方法が間違っているのかもしれません。しばらく相談をお休みするか，担当者を変更してみましょうか？」

すると，今までの様子から一変し，「それじゃあ，病院にも来なくなっちゃうかも。体重測定を1日1回から2回に増やします。表にして毎週（メールで）送っていいですか？」と自ら目標を設定し，取り組み始めるという変化をもたらしました。温かく見守ることが大切とされる糖尿病看護ですが，ときには突き放すことも必要と感じた一例でした。しかし，そこには患者さんと看護師の信頼関係が構築されていることが前提であることはいうまでもありません。　　［古山景子］

薬物療法　質問 12

【注射ができないとき / 注射を忘れたとき / 生活パターン】

インスリン注射を1日3回するように言われていますが，昼食前の注射ができません。どうしたらよいのでしょうか？

回答

「お昼の注射が打てないのですね」と，事実をそのまま受け止めます。そして「1日3回も注射するのは大変な苦労ですよね」と，伝えます。

次に，インスリン注射に対する患者さんの思いを引き出し，昼のインスリンが打てない理由を聞きます。

例えば，「職場に持って行くのを忘れてしまうようでしたら，ディスポーザブルのインスリン注射器を鞄の中に常に入れておいたり，職場用に1本置いておくなどの方法はいかがでしょう？」「人目が気になるようでしたら，トイレでさっと注射することはできますか？」などと，できない原因に応じて対策を提案します。

「忘れたことを食事中に気がついたら，その場でいつもの量を注射してください」「食後しばらくしてから思い出したような場合には，どのように注射するのか，医師と相談しておきましょう」と，忘れたときの対応について伝えます。

➡アプローチのポイント

1日3回も注射をすることは大変なことです。注射ができない理由は人それぞれです。まず，注射ができないことを責めるのではなく，「注射ができないが，どうしたらよいのか」と，できないままにせずにどうにかしたいと話してくれたことを肯定的に認めることが大切です。

そのうえで，注射ができない理由をゆっくりと聞き出します。どのような理由であっても事実を受け止めます。そして，できるように工夫をするか，別の方法にするのかを患者さんと一緒に考えます。注射ができない理由や生活スタイルに応じて，その患者さんにふさわしいインスリン注射の方法を検討します。

➡その理由（根拠）

毎日注射を欠かさず行うことは，終わりのない分，患者さんにとっては大変なストレスです。理解を示すことは，患者さんの精神的な救いとなります。努力を認める言葉をかけることが大切です。また，一緒に対応策を考えていくことが，患者さんの自己管理能力を高めるサポートになり，さらに患者さんとの信頼関係の形成につながります。

注射ができなくても責められることはないと伝えた後で，できない理由を聞き出します。これは言い訳ではなく，注射ができない原因について客観的に分析するための情報収集と，本人が原因について考えるためという両側面をもっています。この段階で患者さん自身が原因について自己分析し，対策を考えつくこともあります。そのような場合は，本人の出した答えを一緒に確認して，実施が可能かどうかを検討してみるとよいでしょう。ひとりで答えを導き出せたときには，答えを導き出せたことを賞賛することで，本人の自己管理に対する意欲が高まります。

注射ができない理由はいくつもあります。個々に応じて対処方法を考えます。例えば，インスリンの注入器を持ち歩くのを忘れる，面倒という場合には，ディスポーザブル注射器を机の引き出し，鞄など，数カ所に置いておくようにすると便利です。人目を気にする人の場合は，トイレで注射する方法や，やむを得ない場合は服の上から注射する方法を提案するのもよいかもしれません。吉岡ら[1]によると，理論上，皮下注射の場合に消毒をせずに針を刺しても，皮下に混入する菌数が少量なので感染はしないとの報告があります。実際に，アルコール綿と滅菌水に浸した綿での清拭による皮下注射における感染率を比較した研究では，ど

ちらも感染は起こらなかったそうです。

　昼食以外にも，朝食・夕食時に打ち忘れてしまうことがあるかもしれません。**食事中あるいは食後すぐに気がついたとき**には，予定の単位をそのまま注射することを伝えます。もし，**食後だいぶ経ってから気がついた場合**には，血糖値を測定します。超速効型のインスリンを打っている場合は，追加打ちの要領で注射をしますが，患者の状態・病態や投与単位，食事内容や活動内容など，個々に応じて単位数が異なりますので，忘れがちな人は医師と相談しておくとよいでしょう。1型糖尿病の場合はインスリンの量を自分で調節している人が多いのですが，その場合，最初のうちは追加打ちの要領で増量するなどします。何度か繰り返すうちに，経験的に自己コントロールができるようになります。

　食前に打ち忘れてしまう場合の他にも**生活パターンがいくつかある人**の場合は，それぞれのパターンごとにインスリン注射時間や種類を決めておくとやりやすいでしょう。

　単に忘れてしまうという人の場合は，食事中や食後すぐであればそのまま注射をすればかまいません。しかし，どうしても注射ができないような場合は，医師に相談をして，朝と夕の2回打ちにすることも考慮する必要があります。

[山地陽子]

引用文献
1) 吉岡和晃他：皮下注射の前のアルコール消毒は必要か 予防接種におけるランダム比較試験，プライマリ・ケア，28(2)，p.87-91，2005.

糖尿病看護に関する豆知識

1　不規則な食事時間への対応

　インスリン注射を忘れてしまう以外にも，さまざまな理由によって食事時間が不規則になる場合があります。特に1型糖尿病の患者では，インスリンの効果が切れてくると血糖値が上昇するので，食事を摂らなくても，少量のインスリンを打っておくことも一案です。その際，可能であればビスケットなどを摂ると，低血糖予防になります。

[山地陽子]

薬物療法 質問 13

【外食時の注射のタイミング / 超速効型インスリン】

外食時に食前の超速効型インスリンを打ったのに，注文した料理がなかなか運ばれてきません。そんなときはどうしたらよいでしょうか？

回答

「インスリンを打ったのに料理がなかなか運ばれてこないと不安になりますよね。**低血糖**を起こしてしまいましたか？」と，そのときの不安な気持ちや状況を受け止めます。

そのうえで，「**外食**の際にはどのようにしてインスリンを注射されていますか？ 超速効型インスリンを注射されているのでしたら，注射をしてから15分ほどで効いてきますから，料理が来てから注射をするようにしてはいかがでしょうか」と，**超速効型インスリンの作用時間**について説明しながら，食直前または食直後に注射することを提案します。

食前に注射をして料理がなかなか来なかったときの対処方法についても説明します。「手持ちのブドウ糖などの糖分を摂取するか，コーヒー用のシュガーをもらって摂取してもよいでしょう」などとアドバイスします。

➡アプローチのポイント

まずは，低血糖を体験したり，低血糖を起こすのではないかと考えたことでの不安感などを受け止めます。

速効型インスリンは**食事の30分前**に注射しますが，**超速効型インスリン**は**発現時間が15分**と早いので**食直前に注射**をします。しかし，どうしても食直前に注射が困難な場合には，**食直後**に注射するようにします。しかしながら，**宴会**のように食事時間が長い場合には，注射が食後になると血糖値が上昇してしまいますので，できる限り途中で注射を行うことをすすめます。

いろいろな状況を想定して，対処方法などを情報提供していきましょう。

➡その理由（根拠）

超速効型インスリンは注射後15分で効果が発現します。そのため，注射後すぐに食事が摂れないと**低血糖**を起こす危険性が高くなります。また，発現時間が速いため，短時間の食事であれば食直後に注射をしても効果は十分得られるとされていますので，**外食**などで料理が運ばれてくる時間がわからない場合には，食直後に注射をする方法に切り替えてもかまいません。その場で注射をすることができるのであれば，料理が来てから注射をする方法がとれますが，人前で注射をすることができない場合もあります。トイレなどで注射をする場合は料理が来てから席を立つのでは冷めてしまったり，場の雰囲気が台なしになってしまいます。その人の状況に応じて方法を選択することが大切です。

使用しているインスリンによって外食時の方法は異なります。インスリンの発現時間は，質問6を参照してください。

[山地陽子]

薬物療法 質問 14

【接待 / インスリン注射とアルコール / 生活パターン】

接待で毎晩のように宴会があります。インスリン注射をしていても，アルコールを飲んでよいのでしょうか？

回答

「お仕事とはいえ，毎晩の**接待**は大変ですね。普段，どんな種類のお酒をどのくらいの量飲んでいますか？」と，避けられない状況であることに，まず理解を示し，その程度について情報収集をします。また，「食事やインスリンはどのようにしていますか？」「お酒は，その席には欠かせないものなのでしょうか？」などと，どう対応しているのか，あるいは対応は可能かを聞きます。

「**インスリンを注射してアルコールを飲む**と，このような影響があります」と，以下の影響があることを説明します。

- アルコールは，肝臓が糖をつくるというはたらきを妨害するため，インスリン注射をしてアルコールを飲むと，時間が経ってから**低血糖**になりやすいこと
- 低血糖の症状と酔っ払ったときの状況が似ているため，周囲の人に誤解されやすいこと
- アルコールを飲むときは食事を抜いてしまう人などでは，栄養に偏りが出やすいこと
- アルコールは**高エネルギー**であり，**おつまみ**で出される料理も高エネルギーなものが多いため，血糖コントロールには悪影響を及ぼしやすいこと
- 連日の飲酒は，肝臓にダメージを与えること

続いて，「どうしても，毎晩アルコールを飲みながらの接待を続けなければならない場合には，**低血糖**の防止と，**エネルギー量**を過剰に摂りすぎないことが大切なので，次の点に留意してください」と，以下の事項について説明します

- アルコールを飲むときには食事を抜かない（**低血糖の予防**）
- 毎晩飲むアルコールの量を自分で決めておく
- 枝豆や豆腐など，糖質が多く高エネルギーになりにくいおつまみを選ぶ
- できれば周囲の人に自分が糖尿病であることを話し，低血糖になるかもしれないことも伝える
- できるだけ，**休肝日**を設ける

➡アプローチのポイント

インスリン注射をしながらも仕事の付き合いでアルコールを飲まなければならないという患者さんの状況を理解し，共感的に聞きます。どのような状態で，どんなものをどのくらいの量飲食するのか，じっくり聞きます。

また，毎日の接待はアルコールが不可欠なものなのか，自分でその量を調整できるものなのかを明らかにできるようにします。

その患者さんにとって，生活の中における**アルコール**のもつ意味は多様なものと考えられます。それを明らかにし，そこから患者さん自身がどうしていきたいのかを考えてもらうとよいのではないかと思います。

患者さんが自分で健康維持するのは大切なことなので，**アルコールの影響を伝えておくことは重要です**（**質問47参照**）。しかし，患者さんの仕事の事情もあるので，それを考慮して，「アルコールはだめ」というような決めつけた言い方はしないようにしましょう。

➡その理由（根拠）

現代の日本社会では「接待も仕事のうち」で，アルコールが飲めないと一人前として認めてもらえない風潮がまだあります。それでも最近は，「糖尿病だから飲めない」と周囲の人に断って理解を得て，アルコールをすすめられなくなったという人もいます。

［岡崎優子］

薬物療法 質問 15

【シックデイの対処 / インスリン注射の継続】

風邪をひいてしまいました。熱が高く，何も食べる気になりません。インスリン注射はどうしたらよいのでしょうか？

回答

「今，熱は何度でしょうか？」「いつ頃から熱がありますか？」「熱以外に**嘔吐**や**下痢**などの症状はないでしょうか？」と，病気の状態を聞きます。

それから，「血糖値はどのくらいでしょうか？（いつ頃の血糖でしょうか？）」「最後にインスリン注射をしたのは何時ですか？」「具体的に食事はどのくらい摂取できましたか？」「最後に食べたのは何時頃ですか？」と，コントロールの状況を聞きます。

そして，「高熱や嘔吐や下痢があって食事が摂れないときには，早めに受診をしましょう。血糖値が350mg/dLを超えたり，尿中に**ケトン体**が出ているならば入院が必要になります。受診までの間，患者さんに対処していただきたいのは，**血糖測定やインスリン注射**を行い，**水分補給**を十分にすることです」と対応についての説明をします。

➡アプローチのポイント

シックデイについては，普段から対処の仕方を説明しておくことが大切です。

シックデイとは，発熱，嘔吐や下痢などにより，食事が摂れなくなった場合をいいます。日常的にかかることのある風邪，インフルエンザ，急性胃腸炎などの**感染症**によるものや，広義には**手術**，**外傷**などの**身体的ストレス**，**精神的ストレス**を受けたときも含みます。

発熱，嘔吐や下痢のときには血糖値が高くなるので，原則的にインスリン注射をやめてはいけません。この場合，全く食事が摂れないときでも普段の20～50％の量のインスリンが必要といわれています。血糖自己測定は普段よりこまめに測定し（3～4時間ごとに1回），血糖が200mg/dLを超えさらに上昇傾向にあるときには，速効型か超速効型インスリンを2～4単位追加します[1]。

食事が摂れないときには，高血糖による脱水を防ぐためにも，水やお茶などをこまめに補給します。目安は50～200mL/時間です[2]。特に，小児や高齢者は脱水になりやすいので，少量ずつ頻回な水分摂取が必要です。

熱があっても，多少でも何か食べることができそうなら，糖質が含まれ，消化のよい，粥，麺類，果物，牛乳，プリンなどを摂るようにします。

下痢をしているなら，電解質を含むもの（スポーツドリンク，果汁，味噌汁，コンソメスープなど）を補給します。

シックデイの受診のときには現在の症状，血糖自己測定の値，インスリン注射をした時間と量，食事の摂取状況などを医師に伝えられるよう，普段から指導し

糖尿病看護に関する豆知識

2 インフルエンザには気をつけよう

インフルエンザなど流行する病気にかからないように，予防接種を受けるなどの対策も大切です。しかし風邪は予期していないときにかかります。そのようなときのために，あらかじめシックデイ対策について患者さんに説明をしておきます。要点は，①シックデイになったらまず病院に連絡する，②インスリンを中断しない，③水分摂取をこまめに行う，④血糖自己測定を行っている場合は，なるべくこまめに値を記録する，⑤発熱，嘔吐，下痢が続いて食事が摂れないときには受診する，⑥高血糖時に追加注射できるように速効型または超速効型のインスリンを常備する，です。

[岡崎優子]

ておきます。

➜その理由（根拠）

　シックディでは，コーチゾルやグルカゴンといったストレスホルモンが上昇するため，**糖新生**が促進され，発熱はインスリンの抵抗性を増大するので，**高血糖**が起こります[3]。このような状態は，インスリン非依存状態で普段血糖コントロールがよい患者さんでも，著しい高血糖やケトアシドーシスになることがあります。インスリン依存状態の患者さんは特に注意が必要です[4]。

[岡崎優子]

引用文献
1）日本糖尿病学会編：糖尿病治療ガイド2008-2009，p.64，文光堂，2008.
2）金子美恵・瀬戸奈津子監修：糖尿病の患者さんによく聞かれる質問100，p.170，日本看護協会出版会，2004.
3）日本糖尿病学会編：小児・思春期糖尿病管理の手引き 改訂第2版，p.98，南江堂，2007.
4）前掲1）

患者さんに届いたこのひとこと

4　私よりも，今日はDさんに先生をしてほしいの

　三大合併症を発症しているDさん（55歳男性）。患者教育の参加を促しても「行かん！　行ったって知っていることばかりやから！　できへんからこんなんなってるのに，行ってどうなるん？」と拒否されました。2日経っても出席されないので訪室し，「さあ，迎えに来ましたよ！　Dさんのように知識はすでにもっている患者さんが多いので，私よりも，今日はDさんに『先生』をしてほしいの」と要請しました。

　渋々ながら，Dさんは集団教育の場で，今までの経過や病気を侮っていたことを話し，最後に「皆さんには，こうはなってほしくないから，がんばってください。僕もこれ以上悪くならんように気をつけます」と参加者に伝えられました。参加者は医療者が話すときよりも真剣に耳を傾け，話し終えたときには自然に拍手に包まれました。この後，Dさんは医療者の言葉に少しは耳を傾けるような変化がみられました。対医療者でなく，対患者から学ぶことの多さと効果を私が学ばせていただきました。

[中山法子]

薬物療法 質問16

【インスリン注射／海外旅行時の注意点】

海外旅行をします。時差や機内食などで食事時間が変わりますが，インスリン注射はどうしたらよいですか？ また，インスリンをなくしたときは，現地で入手できますか？

回答

「海外旅行ですか，楽しみですね。インスリン注射をしながら海外旅行に行く患者さんはいますから，大丈夫ですよ」と，まずは不安を和らげる言葉をかけます。

そのうえで，「旅行先と旅行期間を教えてください」「航空会社はどこですか？ 日本を発つ時間，乗っている時間，到着は現地で何時になりますか？ 帰国の便はどうですか？」「乗り換えはありますか？」「機内食の時間やメニューはわかりますか？」など，機内でのインスリン注射や単位調節に必要な情報を聞きます。

「インスリン注射は"医療品"にあたるので，英文の診断書が必要です。ただ，セキュリティチェックや入国審査の厳しさは，旅行先や航空会社によって異なります。できるだけ早いうちに航空会社や旅行会社に，インスリン注射や血糖測定器を持ち込むことを伝え，注意事項を確認しましょう」「インスリン注射は必ず機内に手荷物と一緒に持ち込んでください。スーツケースに入れて預けると凍結する危険があります」などの注意事項を説明します。

「インスリンは旅行中に足りなくなったり紛失しないようにするのが一番です。インスリンを分けて持ち歩いたり，予備の本数と注射針，消毒綿を用意しましょう。慣れない場所で注射するので，落として失敗することもあるようです」というように，インスリン不足と紛失の対策を話します。

「現地でインスリンを手に入れることは可能です。万が一のときは，診断書とインスリンのパンフレットをもって病院を受診しましょう。でも，ペンの種類やインスリンの名前が違ったり，状況説明が必要な場合があります。日本の医療保険は使えませんので，医療費は全額自己負担です」「海外旅行保険はどうなさいますか？ 旅行中の病気やけがだけに適用されるものが多いですが，最近は，旅行前の病気が悪化した場合にも適用される保険もありますよ」などと，旅行中のトラブルも考慮します。

「機内のトイレでインスリン注射をするなら，座席も考慮したほうがいいですね。機内のトイレは，食事の前後にとても混雑します。窓側より通路側が便利かもしれません。トイレに近い座席を希望できる場合もありますよ」「気流が乱れて機内食の配膳が遅れることがあります」と，インスリン注射のタイミングを間違えないよう注意を促します。「一緒に旅行する人と違うメニューになったり，別々に運ばれたりすると思いますが，糖尿病食を予約できる航空会社もあります」と，機内食についての情報提供もします。

「機内だけでなく，旅行中は外食中心で，スケジュールが遅れる場合もありますから，低血糖の対処や準備も忘れずに」と，ブドウ糖や補食の携帯について説明します。

以上の必要事項に加えて，「インスリン注射をしていると大変なこともありますが，楽しい旅行になるといいですね」と，旅行を楽しむことが一番大切であることを伝えるとよいでしょう。

➡アプローチのポイント

海外旅行に対する患者さんの不安の軽減に努めたうえで，旅行スケジュールなどを聞いて，インスリンの調節に必要な情報を確認します．

インスリン注射を機内や外国に安全に持ち込み，注射するための情報と注意事項を確認します．

医師に，患者さんが初めて海外旅行に行くことを伝え，インスリン調節をしてもらいます．

資料 簡易な診断書：糖尿病カード

（提供：ノボノルディスクファーマ／発行：日本糖尿病協会）

現地でのインスリン入手は可能ですが，インスリン不足と紛失の対策を第一に考えます。

➡その理由（根拠）

初めての海外旅行は不安だとは思いますが，必要な準備と対策を立てておけば，楽しい旅行になるでしょう。

時差が5時間以上ある国に旅行する場合は，インスリンの調節が必要です。旅行スケジュールや飛行機の時間，機内食の時間とメニューについて確認し，どの機内食が日本時間のどの食事にあたるのかわかれば，注射するタイミングや単位が調整できます。機内では寝る時間もありますので，中間型や持効型のインスリンの注射時間も計画できます。前もって医師と相談し，インスリン注射の計画を立てておけば対応できると思います。

インスリン製剤は，凍結防止のため必ず機内に持ち込みます。熱帯気候の地域へ旅行する場合は，熱から守るための**保冷バッグ**などの準備が必要になります。紛失防止のために，インスリンを分けて保管したり，持ち歩くことを検討してもらいます。

2001年のアメリカ同時多発テロ事件や2006年のロンドン旅客機爆破テロ未遂事件後，機内への持ち込み物の制限やセキュリティチェック，入国審査が厳しくなりました。インスリン製剤や注射器を機内や外国に持ち込むときは，**診断書にインスリンの名前が記載され，記載内容と薬の一致が確認できないとトラブル**になる場合もあります。診断書も簡易なもの（**資料**）で十分な場合から指定の診断書の提示が求められる場合まで，違いがあるようです。航空会社や旅行代理店に相談し，注意事項を確認する必要があります。

現地でインスリンを入手することはたいていの国で可能ですが，とても大変です。診断書があっても状況説明は必要になるでしょう。日本の医療保険は使えませんし，海外旅行保険も旅行中の病気やけがだけに適用されるのが一般的です。一緒に旅行する人にも迷惑をかけますので，やはりインスリン不足を起こさないことと紛失の対策を十分にすることが大切です。

［林　弥江］

薬物療法　質問 17

【血糖自己測定の意義／測定回数・時間／自己管理／医療費負担】

血糖自己測定を毎日行うように言われました。どのようなメリットがあるのでしょうか？ 毎日行わなければなりませんか？ また，1日のうちでいつ行えばよいですか？

回答

「血糖値を測るようにと言われたのですね。どのように感じましたか？」と，まずは，患者さんの血糖自己測定に対する思いを確認します。血糖自己測定に伴う痛みや，時間的な制約を感じていないかどうかを確認します。また，インスリン療法を受けていない場合は保険適用でないため**自費**になるので，経済的問題が生じないかどうかを確認します。

患者さんの病態や治療状況によって，**血糖自己測定のメリット**を以下のように説明します。

- 血糖自己測定を行うことは，患者さんの日常生活に即した血糖の変動を知ることができ，**自己管理行動**を即時に評価できます。それが生活を調整する手がかりとなり，**血糖コントロール**を良好にし，維持することに役立ちます。
- 良好な血糖コントロールが得られることで，糖尿病**合併症の予防や進展の防止**ができます。
- 低血糖や病気のとき（シックデイ：**質問15参照**）の，高血糖の早期対処ができます。
- インスリン治療中の患者さんは，血糖自己測定を行うことで**責任インスリン**（**質問19参照**）の調節ができ，適切なコントロールが可能になります。
- 糖尿病妊婦や妊娠を希望している患者さんの場合，胎児の正常な発育と安全な出産を迎えるために，特に厳格な血糖コントロールを維持する必要があり（**質問108，109参照**），血糖自己測定が役立ちます。

測定回数，測定時間については，「治療の内容やコントロール状態，測定理由によって測定の回数や時間が変わってきます」と，話します。そして，患者さんが血糖自己測定をコントロールにどのように反映していきたいと思っているのかを尋ねます。「食事や活動量がどのように血糖値に影響しているかのパターンや，薬物療法の有効性を把握するために，しばらくは毎日測ることが理想的ですが，何時くらいなら測定しやすいですか？」「1日何回くらい測れそうですか？」と，測定可能な時間帯や回数を尋ねます。

➡アプローチのポイント

患者さんにとっての**血糖自己測定の意義**を確認します。血糖値を把握することに終始せず，測定した値を今後の血糖値の動きの把握に役立て，生活の調整を行うための指標として活用できるように説明します。

正しい手技により正確な値が得られているかどうかを確認します。

目標とする血糖値を患者さんとともに考え，指標を明確にします。

そして，まずは，患者さんの可能な範囲で，測定を行ってもらいます（測定の記入例：**表**）。血糖測定に慣れ，測定の意義を実感し，生活の調整に活かしていきたいという思いが高まれば，問題となる血糖値が特定できるように，測定回数や時間帯を提案します。

旅行やスポーツなどのイベント時の前後の血糖値を把握し，血糖値の管理について相談するようすすめます。

血糖値の変動があったときに，その血糖値に影響する出来事があればそのことも記録しておくようにすすめます。

➡その理由（根拠）

糖尿病は自覚症状が乏しいことから，他の疾患のように自覚症状から病状を判断することが難しく，症状が出現しているときにはすでに**高血糖状態**が長期に持続している場合や，**合併症**が出現していることが多

表 | 血糖自己測定の記入例

	朝前	朝後	昼前	昼後	夕前	夕後	眠前	体重・治療・処置など
1	148							
2	132							
3	153				172			
4	129				204			3時間食
5	161				136			散歩
6	122				150			
7	134	217						
8	122		145					
9			159	234				昼外食
10					143			
11	116				108			散歩
12					137	267		夕食遅い
13	168	188			139			
14	107							
15	125				147			
16	113	179						
17			142	248				
18					129		197	

(日本糖尿病協会：自己管理ノートをもとに作成)

くみられます。尿糖測定でコントロール状態を把握する方法もありますが，尿糖が（−）であれば血糖値は180mg/dL以下だろうというのは予測にすぎず，尿糖が（−）であってもコントロール良好とは判断できません。正確なコントロール状態を把握するためには，血糖を測定することが重要です。

　血糖自己測定は，治療に対する動機づけになり，自己管理行動の維持によい影響をもたらしますが，痛みを伴うことや時間の制約などのデメリットもあります。患者さん自身に血糖自己測定の意義と方法を十分に理解してもらうことが重要です。測定した血糖値を自己管理行動に反映しなければ，良好な血糖コントロールは得られません。そのためにも，患者さん自身が食事と活動量による血糖値の変化を理解し，血糖値を予測できるように，測定前に**血糖値の予測**を出してみることをすすめています。予測値と測定値の差が少なくなれば，毎日測定する必要はなくなり，回数を減らすことができます。

　血糖値のみに注目するのではなく，患者さんの**自己管理行動**の状況を尋ねることが大切です。血糖値でコントロール状態の良否を判断すると，患者さんの行動変容や努力を正しく評価できなくなり，自己管理行動の意欲を低下させてしまいます。虚偽の申告をしたり，異常値が出ると予測されるときは測定しないなどの行為につながりかねません。日頃から患者さんとのコミュニケーションを良好に保ち，信頼関係を築くことが大切です。

　インスリン治療中の場合は，血糖自己測定に**健康保険が適用**されます（質問18参照）。簡易血糖測定器の普及により，患者さんが主体的に，日常生活でのよりよい血糖コントロールをめざすことができます。しかし，その値をどのように役立てていくかを伝えていないことで，血糖を測り，値を把握することに終始してしまっている現状がみられます。患者さんが痛い思いをして得た情報を生活に役立てていける方法を，試行錯誤しながら一緒に考えていくことが重要です。

〔安仲　恵〕

薬物療法　質問 18　【患者自身が血糖測定を行う意義／血糖自己測定の診療報酬】

自分で血糖値を測るように言われました。どうしても，自分でやらなければいけませんか？

回答

医師から**血糖自己測定**をするように言われた患者さんは，「糖尿病が悪くなったから血糖測定をしないといけなくなった」または，「自分で測るなんて面倒」「自分のからだを刺すなんて**できない**」など，いろいろな思いをもっているので，その思いを吐露してもらい傾聴します。

そのうえで，**自分で血糖を測ることの目的やそのメリットを説明し**，自分のからだを大切にするために行う，血糖自己測定の大切さを伝えます。

初めて導入される患者さんへは，「自分で血糖測定を行うことで血糖値そのものを把握でき，測定した血糖値と食事や運動といった自分の生活行動と照らし合わせることができ，その内容から今までの生活を見直すべきところの発見や気づきができるようになります」と伝えます。

また，以前からインスリン療法中に測定を行っている患者さんには，「血糖測定回数が増えたので，決められた時間・回数以外の自分が気になる時間に測定することができ，このときはこんな値になる，などの新たな発見につながり，もっとご自身のからだをみることができます」と伝えるとよいでしょう。

→アプローチのポイント

患者さんの**血糖自己測定**に対するとまどいや不満，不安を表出してもらい，思いをそのまま受け止めます。

血糖自己測定は，インスリン療法中，非インスリン療法中にかかわらず，患者自ら血糖値測定を行うことで自分のからだに興味をもつきっかけとなります。血糖自己測定を行うことで生活習慣と血糖値の推移を知り，自ら気づき考えることにより生活行動変容へつなげることができます。そして，生活習慣行動の改善および生活習慣病の発症予防や進展阻止を図ることがねらいです。したがって，「血糖測定はご自身で行うこと」であり，「患者さんご自身ができることそのものが大切」であることを伝えます。

→その理由（根拠）

医師から指示・処方され**血糖自己測定**を行う場合，**生活習慣病管理料**が算定されています。その内容は「生活習慣病管理料では，医師が患者に対して，生活習慣に関する総合的な指導や治療管理を行ったときに算定されるもの」と明記されています。

2008年4月から実施された生活習慣病管理料の診療報酬改定では，2006年度に新設された1型糖尿病患者での自己血糖測定回数に新たに加算枠が設けられています（**血糖自己測定指導加算**：表1）。

さらに，2008年度から新たに，インスリン療法を行っていない2型糖尿病患者に血糖自己測定に基づいて指導を行った場合の加算が新設されました（表2）。

これで，今までインスリン療法を行っていなかった患者さんでも，血糖自己測定が**保険適用範囲**に入り，病院から**血糖測定器の貸し出し**や，**試験紙や穿刺針の支給**を受けたりすることができるようになりました。

表1｜血糖自己測定器加算（下線が新設項目）

○血糖自己測定器加算（3月3回に限る）	
1．月20回以上測定する場合	400点
2．月40回以上測定する場合	580点
3．月60回以上測定する場合	860点
4．月80回以上測定する場合	1,140点
5．月100回以上測定する場合	1,320点
6．月120回以上測定する場合	1,500点

なお，血糖自己測定の診療報酬については，**質問38と第Ⅱ章❷糖尿病に関する診療報酬**も参照して下さい。

表2 | 生活習慣病管理料（下線が新設項目）

○生活習慣病管理料（1月につき）
1. 処方せんを交付する場合
   イ 脂質異常症を主病とする場合　　650点
   ロ 高血圧症を主病とする場合　　　700点
   ハ 糖尿病を主病とする場合　　　　800点

2. 1以外の場合
   イ 脂質異常症を主病とする場合　1,175点
   ロ 高血圧症を主病とする場合　　1,035点
   ハ 糖尿病を主病とする場合　　　1,280点

注　糖尿病を主病とする患者（2型糖尿病の患者であってインスリン製剤を使用していないものに限る。）に対して，血糖自己測定値に基づく指導を行った場合は，年1回に限り所定点数に500点を加算する。

血糖コントロールのうまくいかない2型糖尿病患者さんが，血糖自己測定を行うことにより，糖尿病療養行動へ動き出すきっかけや，生活を見直すべきところが発見できる手助けになり，さらに血糖値へフィードバックできるようになることで，血糖コントロールに役立つことが期待できます。

今後は，増加している2型糖尿病患者に対して，より多くの自己血糖測定が導入されることになると考えられますが，血糖値だけに注目するのではなく，患者がどのように測定値を考えたのか，生活行動変容に生かしたのかというプロセスを医療者側が十分アセスメントできるような環境整備が必要となるでしょう。

［雨宮久美子］

患者さんに届いたこのひとこと

5　人生が歩めるように応援したいのです

1型糖尿病でコントロール不良のEさん（35歳女性）。初回面談時，生活に注目することも大事ですが，Eさんにとっての治療目標や，結婚・妊娠などのライフイベントをどのように考えているのかが気になり，率直に質問しました。「血糖コントロールも大事ですが，私はEさんが糖尿病をもちながらでも，健康な人と同じような人生が歩めるように応援したいのです。同棲中の方とのご結婚や妊娠はどうお考えですか？」。視線をそらしがちだった彼女は，「妊娠？　私にできるの？」と，興味津々の態度に変化しました。Eさんは10年前から妊娠を強く希望していたのに，どんなに努力しても妊娠が許可できる血糖コントロールが得られず，療養行動に燃え尽きていたことがわかりました。Eさんはこのあとから，計画妊娠に向けて積極的に療養行動をとるようになり，無事妊娠・出産されました。

QOLを高めるためには生活だけでなく，患者さんの人生にも注目したいと感じました。

［中山法子］

薬物療法　質問 19

【血糖自己測定 / 責任インスリン / インスリン量の調節】

血糖自己測定をしています。血糖値が高いときと低いときではインスリンの量を変えてもよいですか？

回答

「よろしければ、日頃の血糖値を見せていただけますか？　どのあたりが気がかりですか？」と、患者さんが問題と感じているところを確認します。また、患者さんと一緒に**自己管理ノート**（質問17の表参照）の血糖値を見て、一定のパターンがあるかどうか確認します。

インスリン量については、「妊娠中に厳格な血糖コントロールが必要なときや、糖尿病患者が別の病気にかかり一時的に高血糖状態になってしまったとき（**シックデイ**：質問15参照）、糖尿病性昏睡で高血糖のときや、血糖値が著しく不安定な場合にのみ、血糖値によってインスリンの量を変更する方法で行います。ですが、通常のインスリン量は固定されています」と伝えます。

低血糖が同じ時間に起こったり、食事量や運動量がほぼ同じであるのに血糖値が高い場合などは、**インスリン量の調節**が必要なので、あらかじめ医師と患者さんとでインスリン量の増減を決めておき、調節方法を伝えます（多くの場合、増減量は2〜4単位です）。

「インスリン量の調節においては、"**責任インスリン**"の考え方の理解が必要となります。食事量と運動量が一定とすると、測定した血糖値は今そのときの値で、その前に打ったインスリンの効果が影響しています。このように血糖値に影響を与えているインスリンのことを責任インスリンといいます。例えば、夕食前の血糖値が170mg/dLとすると、この血糖値には、強化インスリン療法であれば昼食前の速効型インスリン量が、2回打ちであれば朝食前のインスリン量が影響を及ぼしているのです。ですから、夕食前の血糖値を下降させるのであれば、強化インスリン療法であれば昼食前の速効型インスリンを増やす、2回打ちであれば、朝食前の中間型、もしくは混合型のインスリンを増やす、というようにインスリン量を調節します」と説明します（混合型の場合は、昼の血糖値とインスリンの作用時間を考え、種類を変更することがあります）。

「次の血糖値がどのくらいか予測がつきますか？」と尋ねます。また、予測した血糖値の理由についても聞きます。

➡アプローチのポイント

患者さんの自己管理行動と心理状態を確認します。食事療法や運動療法について変化はないか、ライフイベントなどで心理的ストレスがないか、単純にインスリン量だけの問題であるかを見極めます。

患者さんの理解度と実践度に合わせて、インスリン量の調節が可能であるかを判断します。そのとき、責任インスリンの考え方を理解しているかどうか確認します。

血糖値をみて、食事とその後の活動量、インスリンの作用を考え、次の血糖値の予測ができるかどうかも尋ねます。

➡その理由（根拠）

社会生活を営む以上、毎日同じパターンで生活することなど不可能です。食事の内容や活動量がどのように血糖値に影響するのかを理解してもらい、インスリンの作用と合わせて次の**血糖値**が**予測**できるように訓練してもらいます。

いつもより食事量が多くなってしまう日や、長時間の運動を行うなどということがあっても、生活の仕方に応じて今後の血糖値が予測でき、インスリン量を調節できれば、良好な血糖コントロールを保ちながら生

活しやすくなります。

また，自己コントロール感が高まり，糖尿病の自己管理に主体的に取り組むことができ，心理的にもよい影響を与えます。

しかし，安易に食事や運動療法の乱れをインスリン量でカバーしようと考えてしまうこともあります。基本的な食事療法，運動療法に取り組んでいることがインスリン量の調節を可能にし，良好なコントロールを維持できる前提条件となるでしょう。

責任インスリンについて正しく理解されているかどうかは重要です。血糖値が高い場合や低血糖が起きた場合，責任インスリンの考えが不十分であれば，**スライディングスケール**のように，血糖値でインスリンを調整してしまうことになりかねません。そうなるとコントロールは後追いとなり，さらに悪化してしまうことにつながります。血糖の自己管理ノートに血糖値とインスリン量を記入してもらい，来院時，患者さんに調節の仕方を尋ね，確認します。　　　　　［安仲　恵］

糖尿病看護に関する豆知識

3 インスリンスライディングスケール

スライディングスケール法は，主に，周術期，著しい高血糖状態（シックデイ，ケトアシドーシスなど），食事量が不安定あるいは絶食中など，血糖値の変動が激しい状態にある場合に使われる方法です。血糖値に応じてインスリン量を決めているので，血糖値が高いとインスリンを多く注射し，低いと注射しないという後追いのコントロールとなり，漫然と続けていると血糖値が乱高下することになります。基本的には一時的に用いる方法で，責任インスリン量が見込まれれば固定打ちに変更します。

1型糖尿病患者の場合，中間型あるいは，持効型のインスリンを基礎インスリンとして使用します。そのうえで，速効型・超速効型インスリンをスライディングスケールで調節します。

表 | 絶食時，周術期使用の一例

血糖値	速効型・超速効型インスリン
～100	0単位
101～150	2単位
151～200	4単位
201～250	6単位
251～300	8単位
301～350	10単位
351～	12単位

6時間ごとの血糖測定で必要に応じて，速効型あるいは超速効型インスリンを皮下注射します。

［安仲　恵］

薬物療法 質問20 【急激な血糖コントロールの弊害】

早く血糖値を下げたいのに、医師にゆっくり下げたほうがよいと言われました。なぜでしょうか？

回答

「早く血糖値を下げたいのですね。合併症が心配ですか？」と、血糖値を下げたいという患者さんの気持ちを受け止めつつ、その思いの理由を引き出します。

血糖値を下げたい理由を引き出せたら、「そうですね。合併症を引き起こさないためには**血糖のコントロール**が必要ですよね。でも、早く血糖値を下げることによってホルモン分泌の変化や低血糖が関与して、**糖尿病網膜症**が悪化するといわれています。詳しいことはわかっていませんが、せっかく血糖値がよくなっても**視力障害**が起きたりしては困りますよね」というように、血糖値を下げることは大切なことであることを強調しながら、それでもゆっくりと下げたほうがよい理由を説明します。

➡アプローチのポイント

まず、血糖値を下げたいという患者さんの気持ちに対して理解を示し、さらに血糖値を下げる必要性を理解していると、こちらが認めていることを伝えます。そして、例えば、早く手術がしたい、糖尿病網膜症が怖い、などの理由を聞き出します。

さらに、血糖値を早く下げることによる弊害について説明します。例えば、糖尿病網膜症の進行を予防したいためである場合は、「急激に血糖を下げることにより、かえって出血が起こりやすくなり、失明の危険性もあります」と、緩やかに血糖値を下げることでのリスクは回避できることを説明します。

➡その理由（根拠）

血糖を良好にコントロールしたいという思いはとても大切であり、その思いを受け止め、それを言葉で表現することが重要です。

誰でも早急にやりたいことを阻まれるのは快くありません。思いを受け止められることで、患者さんは看護師の話に耳を傾けてくれるようになります。急激に下げるのはよくないことを先に伝えてしまうと、患者さんは耳を傾けないだけでなく、血糖値を下げることに対して意欲が減退する可能性も出てきます。

血糖値を改善させたいという思いの裏には、だるさを取りたい、**失明したくない**、**透析**にはなりたくない、などさまざまな思いがあります。誰でも悪くなりたくはないものです。「それならば、こうしたらよいですよ」という前向きなアドバイスをすることで、急激に血糖値を下げたいという気持ちは切り替えられるようになります。

急激に血糖値を下げることで合併症が進行する理由は、詳しくは解明されていないのが現状です。現在考えられていることとして、例えば糖尿病網膜症については、特に増殖網膜症で急激な血糖の低下に伴い、血管への抵抗が変化して浸透圧に変化が生じたり、低血糖によってカテコールアミンやトロンボキサンが上昇したり、血小板凝集能の亢進あるいは赤血球酸素解離能の低下を来すことなどで、毛細管血流量の低下が起こり、病状が進行すると推測されています。**糖尿病腎症**についても同様にまだ解明されていませんが、経験的見地では腎症が進む傾向があります。ですから、低血糖が頻発しないように、緩やかに血糖コントロールをすることが望まれています。

［山地陽子］

薬物療法　質問 21　【血糖自己測定の保険適用範囲／簡易血糖測定器の購入】

インスリン注射をしていませんが，それでも自宅で血糖値を測る必要性はありますか？

回答

「インスリン注射をしていない人でも，自宅で血糖値を測ると，食生活の改善に努めたり，運動の効果を確認することができます。糖尿病の治療には有効だと思いますが，『絶対に必要』とは言えないと思います」と，まず，自宅で血糖を測定する利点を伝え，患者さんの質問に答えます。

「なぜそう思いましたか？」または「インスリン注射していない人でも自分で血糖測定器と物品を購入して血糖を測定している人はいますが，自宅で血糖を測りたいですか？」と，血糖を測定したい理由，血糖値の活用の仕方などを聞きます。

「残念ながら，インスリン注射をしていない患者さんには保険が適用されないので，病院から血糖測定器をお貸ししたり，物品をお渡しすることはできません」と，血糖自己測定の保険適用について説明をします。

自費で血糖自己測定を希望する場合には，「血糖測定器を購入できる薬局は限られますが，購入は可能です。値段は機器の種類によって異なりますが，1万円前後，血糖測定に必要な針やチップあるいはセンサーも1回につき100〜500円かかります。針の処分は病院ではなく，購入した薬局に持って行きます」のように，簡易血糖測定器の購入方法・費用について説明します。

➡アプローチのポイント

患者さんが，インスリン注射をしていないが糖尿病のよりよいコントロールをめざして血糖を測りたいと思っているのかどうかを確認します。

インスリン注射をしていない人は保険が適用されず，自費で血糖を測定することになります。また，簡易血糖測定器は高度管理医療機器のため，許可を受けた薬局でしか購入できません。購入可能な薬局や費用についての情報を提供したり，簡易血糖測定器のパンフレットがあれば，患者さんの役に立つでしょう。

➡その理由（根拠）

平成20年の診療報酬改定により，中程度以上の2型糖尿病（HbA₁c 8.0％以上）のインスリン注射をしていない患者さんに血糖自己測定値に基づく指導を行った場合は，生活習慣病管理料によって年1回に限り500点の加算が新設されました（質問18の表2，質問38，第Ⅱ章❷糖尿病に関連する診療報酬参照）。しかし，血糖自己測定器加算はインスリン注射を行っている患者さんだけにしか算定されません。患者さんが無理をして血糖自己測定をしないように注意する必要があります。

血糖を測定するだけでは糖尿病はよくなりません。測った血糖値をどう活用するかが重要です。定期受診の血糖やHbA₁cの検査結果から食事・運動療法を振り返り，血糖コントロールが良好に保てる患者さんであれば，血糖自己測定の必要性は低いでしょう。糖尿病経口薬の使用の有無，血糖コントロールの状態，患者さんの思いなどから，血糖自己測定の必要性が高い患者さんかどうかの判断も大切です。

血糖自己測定を実施するのであれば，そのデータを見せてもらい，療養指導に活用しましょう。経口血糖降下薬療法でも低血糖の危険がありますし，血糖コントロールが悪い患者さんには改善の糸口を見出せるかもしれません。血糖コントロールが良好な患者さんでもときどき血糖を測り，普段の血糖値はどのくらいで，どんなときに血糖が高いのかがわかれば，療養生活や糖尿病治療に役立てることが可能です。　　［林　弥江］

薬物療法 質問 22

【簡易血糖測定器の種類と特徴】

新しい簡易血糖測定器が発売されたようですが，やはり最新のものがよいのでしょうか？

回答

　患者さん本人にとって使い勝手のよいものが一番です。「現在使っているもので使い勝手に不満はありますか？」などと声をかけて，どういったものが使いやすいか，患者さんと話してみます。

　視力障害がある患者さんや高齢の患者さん（質問23および豆知識5参照）では，身体的能力に応じて患者さんのニーズを第一に考えます。そのほか，指導のしやすさやメンテナンスなども考慮が必要です。ただし，施設によっては機種が決められている場合もあります。

➡アプローチのポイント

　病院で使っている**簡易血糖測定器**の特徴を知っておき，アドバイスできるように表を参考にしてください。インスリン治療中の患者さんは保険適用になるので，通院している病院から無料で貸し出しができます。その場合は，病院で取り入れている簡易血糖測定器の種類や特徴を把握しておき，患者さんに合ったものを数種類選び，実際に患者さんに試してもらいましょう。インスリン治療中の患者さん以外の人は自費購入となります。

　患者さんの条件を把握します。簡易血糖測定器は，患者さんの**身体的能力**，**年齢**，**機器類への学習能力**，**職業**，**ライフスタイル**などを考慮して選んだほうがよいと思われます。

　患者さんの**身体的能力**（視力，手先の器用さ，指の力）はどうでしょうか。細かい数字や文字が読み取れなかったり，指が震えたり，穿刺針や測定チップがうまくつかめないということがなければ，たいていの機器は使えることになります。視力低下のある患者さんには，機器が音声で使用方法を教えてくれるものもあります。

　患者さんの**機器類への学習能力**はどうでしょうか。操作が複雑なものはなるべく避けたほうが無難で，単純なもののほうが取り組みやすいでしょう。

　また，どんな生活をしている患者さんでしょうか。例えば，指先を使う調理師さんの中には，指先の穿刺を嫌う人もいます。その場合には，手のひらや腕で測定できるものをすすめるとよいでしょう。

➡その理由（根拠）

　簡易血糖測定器は，年々操作が簡単になり測定時間も短縮されてきています。測定時の痛みも改善されていますが，血糖測定は現在のところ専用の針で穿刺し，測定チップに血液を必要量吸引させるタイプが一般的です。

　簡易血糖測定器の**機種**を選択する際には，操作の簡便性のほか，測定に必要な血液量や測定可能な部位（指先・手のひら・前腕），機器が使用方法をナビゲートしてくれる音声ガイド機能など，機種間での特徴を比較するとよいでしょう。最近では，日時や食事マークなど血糖値以外のデータを記憶できるものや，カラー液晶，日本語表示など視認性を追及した製品が発売されています。機器の精度にはほとんど差はありません。

［滝澤直美］

表 | 最近発売された簡易血糖測定器

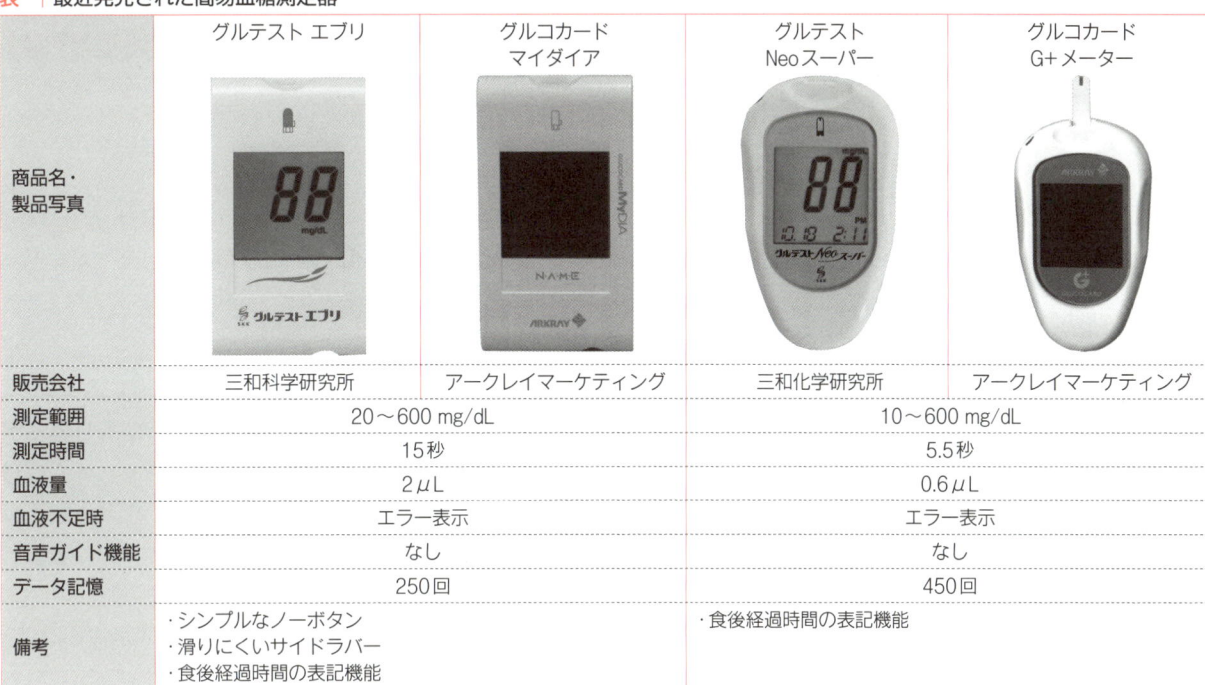

商品名・製品写真	グルテスト エブリ	グルコカード マイダイア	グルテスト Neoスーパー	グルコカード G+メーター
販売会社	三和科学研究所	アークレイマーケティング	三和化学研究所	アークレイマーケティング
測定範囲	20〜600 mg/dL		10〜600 mg/dL	
測定時間	15秒		5.5秒	
血液量	2μL		0.6μL	
血液不足時	エラー表示		エラー表示	
音声ガイド機能	なし		なし	
データ記憶	250回		450回	
備考	・シンプルなノーボタン ・滑りにくいサイドラバー ・食後経過時間の表記機能		・食後経過時間の表記機能	

商品名・製品写真	アキュチェック コンパクトプラス(黒)	ワンタッチウルトラ ビュー	アセンシア ブリーズ2
販売会社	ロシュ・ダイアグノスティクス	ジョンソン・エンド・ジョンソン	バイエル薬品
測定範囲	10〜600 mg/dL	20〜600 mg/dL	10〜600 mg/dL
測定時間	5秒	5秒	10秒
血液量	1.5μL	1μL	1.2μL
血液不足時	エラー表示	エラー表示	測定を開始
音声ガイド機能	なし	なし	なし
データ記憶	500回	150回	420回
備考	・一体型(測定器,穿刺器具,試験紙) ・自光式で見やすいディスプレイ ・ボタン1つで測定準備,廃棄可能	・カラー画面でエラーも日本語表示 ・アニメーションとイラストの画面で操作方法を説明するヘルプガイド機能	・1度のセットで10回測定できるディスク型センサー

(製品写真は各社より提供)

治療法　合併症　発達段階

45

薬物療法 質問 23 【インスリン注入器／血糖自己測定／視力障害患者の自己注射／注入器の補助具】

インスリン注射や，血糖自己測定が必要と言われましたが，視力の低下で注射器の数字がよく見えません。自分でできるかどうか不安です。

回答

「目が見えにくい状態でインスリン注射のやり方を覚えることは不安ですね」と，患者さんの不安な気持ちに共感し，患者さんの思いを傾聴します。

「インスリン注射をすすめられてどのように感じましたか？」と尋ね，患者さんがインスリン注射をすることをどのように受け入れ，その必要性をどのように感じているか，そしてインスリン注射の導入を納得し，自己決定ができているかを確認します。

患者さんの**視力障害**の程度を確認します。新聞やポスターを用い，見える字の大きさや，光の具合での見え方，コントラストでの違いなどを確認します。

ペン型注入器の目盛り専用の拡大鏡など，視力が低下している患者さんが使用するために工夫した**補助具**や機種の紹介をします。拡大鏡を使用しても目盛りが見えにくい場合は，ダイアルの「カチッ」という**クリック音**で確認する方法を紹介します。

空打ちの確認，注射の穿刺，リキャップなどが安全に実施できるかどうかを確認します。

➡アプローチのポイント

視力障害の受容やインスリン注射への心の準備を見極めます。患者さんが今の状態をどのように受け止めているかを尋ね，その思いを傾聴します。傾聴することで不安の表出を促し，患者さん自身が気持ちを整理することにつながります。まずは患者さんの気持ちに寄り添うことが大切です。患者さんの心理的適応と，インスリン注射の手技を学習しようという心の準備が整ってから**自己注射**指導を始めます。

患者さんの視力障害の程度を把握します。個人により見えにくさの感じ方はさまざまです。視環境や，字体，コントラストによる見え方を確認し，見える状況を探します。

患者さんに最も適した**機種や補助具の選択**をします。**手技**の獲得状況を見て，患者さんのペースに合わせて指導を進めます。一つひとつ確実に，焦らずゆっくりと覚えてもらいます（**写真1**）。

視力障害をもちながらもインスリン注射や血糖自己測定を行っている他の患者さんを紹介し，工夫している点について経験者の声を聞く機会をもちます。

➡その理由（根拠）

視力の低下している状態で，新たな行動を獲得することの不安は大きいものです。一般的に，注射は医療者が行う特殊な技術です。インスリン自己注射の操作や，針を自分の身体に刺すことなどの安全性を視覚で

糖尿病看護に関する豆知識

4 注入器の種類

2009年2月現在，インスリンの注入器として，イノレット，フレックスペン，ノボペン300，ノボペンデミ，ヒューマペンラグジュラ，ヒューマカート（キット），ミリオペン，ランタス注ソロスター，オプチペンがあります。ディスポーザブルタイプのプレフィルド（キット）型と，カートリッジ使用型があり，注入器によって使用できるインスリン製剤に違いがあります。

血糖コントロールにおいては，インスリン製剤を優先することが多いのですが，患者さんが毎日安全，確実に使用できる注入器を選択することは重要なことです。注射の練習のときに，患者さんの理解度，操作の仕方，管理面，経済面を考慮したいものです。

[安仲 恵]

写真1 視力障害患者のインスリン自己注射の工夫

❶視力障害者の空打ち（ためし打ち）の工夫

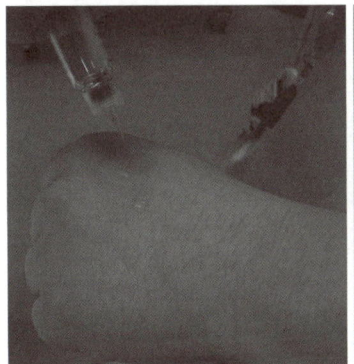

手にインスリン液をかけて液が出ているかを確認する

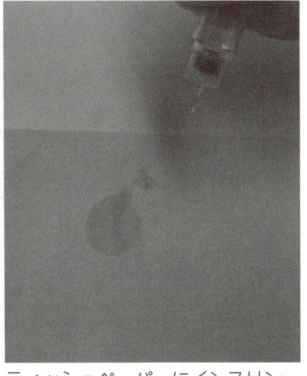

ティッシュペーパーにインスリン液をかけて確認する

❷自己注射練習時の工夫

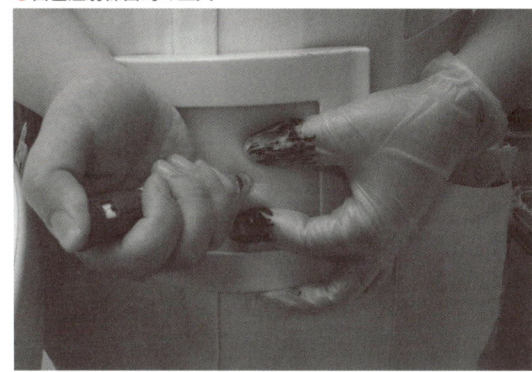

手袋を黒く塗り，コントラストをつけることで刺す部位をわかりやすくする

❸リキャップ時の工夫

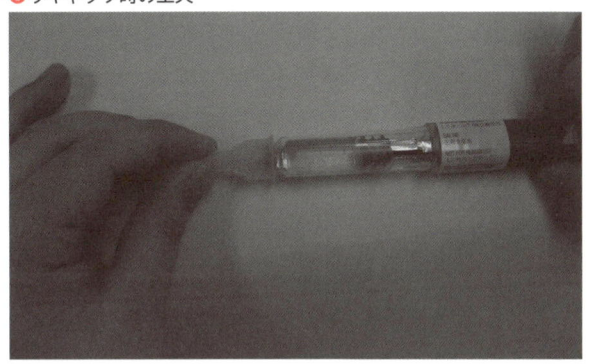

注入器を机に固定した状態でリキャップして針刺し事故を防止する

写真2 インスリン注入器と視力障害の補助具：各社製品の特徴

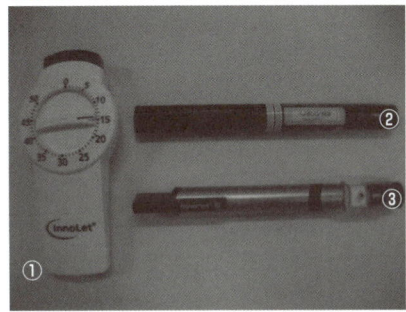

①イノレット
- 持ちやすく，注射しやすい
- 数字表示が大きいので単位が合わせやすい
- 超速効型・持効型製剤はない

②フレックスペン
- クリック音が強く，単位が合わせやすい
- 2種類以上使用している場合，タクタイルコード（注入ボタンの識別コード）で種類が確認できる
- 注入ボタンがやや硬めで，注入時に力が必要

③ノボペン300
- 専用ルーペがある
- カートリッジ交換が必要
- リセット時，特殊な操作が必要

（以上，ノボノルディスクファーマ社製）

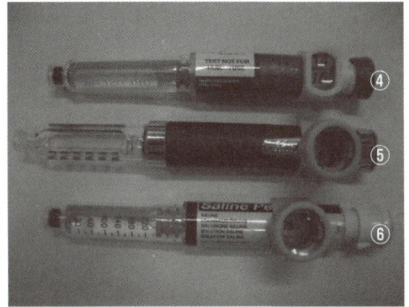

④ミリオペン
- クリック音が強く，単位が合わせやすい
- 注入ボタンが軽く，ペンの長さを工夫しており，単位が多くても注入しやすい
- ペンの形が四角で，転がらないようにしてある
- 種類はリスプロ製剤のみ

⑤ヒューマペンラグジュラ
- クリック音が弱い
- 注入ボタンが軽く注入しやすい
- カートリッジ交換が必要

⑥ヒューマカート（キット）
- 単位設定ダイアルを合わせて出すという手間が必要
- ダイアル表示が見えにくい

（以上，すべて専用ルーペ付き：日本イーライリリー社製）

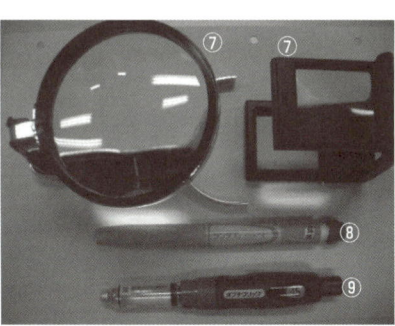

⑦スタンド式手ばなしルーペ
- スタンド式で両手が使える

⑧ランタス注ソロスター
- クリック音が弱い
- ダイアル表示が確認しにくい

⑨オプチクリック
- デジタル表示が大きく，単位の確認はしやすい
- 他の注入器に比べると操作が複雑
- カートリッジ交換が必要

（以上，サノフィ・アベンティス社製）

確認できないということは，とても不安なものです。患者さんが視力障害を受容できていない場合，新たな不安が生じると混乱を来します。患者さんの心理状態を把握し，自己注射指導の開始時期を見極めることが重要です。

　機種や補助具の選択は，安全で確実に使用できることが重要です。操作のしやすさ，カートリッジ交換など，管理のことも考慮して患者さんに最も適した機種を選択することが大切です。

　自己注射のための補助具として，ノボペン300，ヒューマペンラグジュラ，ヒューマカート（キット），ミリオペンには，ペン型注入器の専用のルーペがあります。また，表示が見やすく単位設定しやすいイノレットもあります（写真2－①）。イノレットには，あらかじめ指示単位に合わせてダイアルの位置が設定できる補助具（トマレット；メディックス社：質問117の写真2参照）があります。

　視力障害をもちながらもインスリン自己注射や血糖自己測定を行い良好なコントロールを維持している患者さんの体験談を聞いたり，自己注射を行っている姿を見る機会をもつことは代理的経験になり「自分にもできるかもしれない」と，自信をもつきっかけになります。

　不安を言葉だけで解消することは難しいことです。患者さんの自己効力を高める方法としてモデリングの効果を使うのも有効です。
　　　　　　　　　　　　　　　　　　　　［安仲　恵］

糖尿病看護に関する豆知識

5　患者さんに合った注入器を選ぶコツ

　高齢の患者さんは，操作のしやすさ，持ちやすさ，見やすさ，注射時の固定のしやすさからイノレットを好まれます。イノレットには，片麻痺の患者さん専用に片手で操作ができる補助具として"カタレット"があります。リウマチなどで手指関節に障害のある患者さんにも他の注入器に比べ使用しやすくなっています。

　手が小さく指の力が弱い患者さんには，ミリオペンがおすすめです。

　使用量が多く，経済面を重視する場合は，カートリッジ使用型のノボペン300，ヒューマペンラグジュラがおすすめです。また，ノボペン300デミは，インスリンの単位が0.5単位刻みで設定できるので，小児期の1型糖尿病患者さんは微量調節ができて便利です。
　　　　　　　　　　　　　　　　　　　　［安仲　恵］

薬物療法 質問 24 【インスリンの保管方法 / 針, 容器, アルコール綿の処理】

インスリンはどこに保管したらよいでしょうか？血糖測定やインスリン注射の針, アルコール綿はどこに捨てたらよいのですか？

回答

使用しているのが, ペン型のインスリンかバイアルに入ったものかを患者さんに確認し,「**使いかけのペン型注入器は常温で保管します**。冷蔵庫に入れると, 使用時に出し入れすることで注射器内に**結露**が生じ, 故障の原因になります。**未使用のペン型インスリンや予備のカートリッジ, もしくはバイアルのインスリンは, 2〜8℃の冷暗所**に保管します。冷蔵庫に入れるのならば, 凍結しないように扉の部分に入れて保管するとよいでしょう」と説明します。

次に, インスリンを**持ち歩く際の温度**に関する注意は,「インスリンは常温の保管で問題ありませんが, 日常の中でも意外と高温や低温に曝される場面がありますので注意しましょう。例えば, 炎天下の車内や窓辺の直射日光の当たる場所では思わぬ高温に曝されることになります。逆に, 飛行機の貨物室などは凍結の危険があります。飛行機を利用するときには手荷物として機内に持ち込みましょう」と説明します。

針や容器, アルコール綿の処理については,「使用後の血糖測定の針やインスリンの針は, **医療廃棄物**として処理します。蓋付きの安全な容器に入れて, 病院やインスリン製剤を購入した薬局に持参し, 処理してもらいましょう。インスリンの容器については, 各自治体で処理の方法に違いがありますので確認してください。自治体で処理ができない場合には, インスリンを処方してもらっている病院に相談してください。使用後のアルコール綿は, 燃えるゴミとして処理してかまいません」と説明します。

→アプローチのポイント

患者さんの使用しているインスリン注入器に合わせた, 安全なインスリンの保管方法を説明します。使いかけのペン型注入器は室温で保管が可能ですが, 地域や季節によっては室温でも凍結や高温に曝される危険も考えられますので, 患者さんが過ごす環境を配慮したうえでの具体的な説明が必要となります。

使用後の針やアルコール綿の処理の方法について説明します。使用後の針は医療廃棄物として扱われることを説明します。インスリンの容器に関しては, 各自治体のゴミ処理の規定をあらかじめ確認しておくと十分な説明ができます。

→その理由（根拠）

インスリンは2〜8℃の冷蔵保管が最も望ましい状態です。凍結や33℃以上の温度では効力が不安定になります。一度凍結したものは, **解凍しても使用することはできません**。使いかけのペン型注入器は室温で保管しますが, 通常の室温ならば効力に問題はありません。

インスリン注射は, 針や薬液などの危険物を扱うため, その使用方法や廃棄方法を十分に説明しておくことが必要です。患者さんのみならず, その家族や地域の人たちが危険に曝されないように配慮することが大切です。

［木内恵子］

薬物療法　質問 25

【低血糖症状 / 低血糖予防 / 低血糖時の対処 / 補食 / 警告症状】

医師に，低血糖に注意するように言われました。どんなことに気をつければいいですか？

回答

低血糖は不快な症状であり，意識消失など患者さんにとっては不安を伴いやすいものですが，予防することが可能であり，具体的にその方法について説明します。

まず，「低血糖は心配ですか？」「低血糖についてどんなことを知っていますか？」などと尋ね，低血糖への思いやもっている知識の程度を確認します。

低血糖で注意することは，症状を知っていること，症状が出現した際はただちに対処すること，低血糖が起こらないように予防することであると伝えます。

次に，低血糖の一般的な症状（図）について説明します。低血糖症状は，血糖値が一般的に70mg/dL以下のことを指します。しかし，低血糖症状の感じ方には個人差があり，自分の症状を知っていることが大切であることを伝えます。

血糖値が下がるにつれて症状が重症化し，放置すると意識障害を招く恐れがあるため，「低血糖症状はがまんせずにすぐにブドウ糖や飴など糖分の含まれているものを摂りましょう」と，対処方法を説明します。

低血糖症状は，ブドウ糖を摂取することで速やかに改善します。飴や糖分の含まれたジュースなどでも代用できます。意識が低下するような低血糖が起こった場合は，50％グルコース注射液20～40mLの静脈注射が必要になるため，救急搬送の必要があり，家族など身近な人に協力が得られるようその人たちにも説明します。また，意識を失った状態で無理に経口摂取させると誤嚥する危険もありますので，口をあけて，口腔粘膜に砂糖や蜂蜜をすり込むよう家族に指導する場合もあります。

→アプローチのポイント

低血糖は，正しい知識をもっていれば，自分で予防できること，低血糖が起こったとしても対処することで速やかに改善することを説明し，不安や恐怖感を増強させないように対応します。

一般的な低血糖症状は図のとおりですが，症状の感じ方には個人差があります。初めて起こったときは，自分自身の低血糖症状はわかりませんので，図中の項目に該当するようなおかしいと思う症状があれば，そのつど血糖測定を行い，患者さん自身が自分の低血糖症状を把握できるように支援します。もともと高血糖が持続していた患者さんの場合は，血糖値が100mg/

図 ｜ 低血糖の一般的な症状

血糖値（mg/dL）

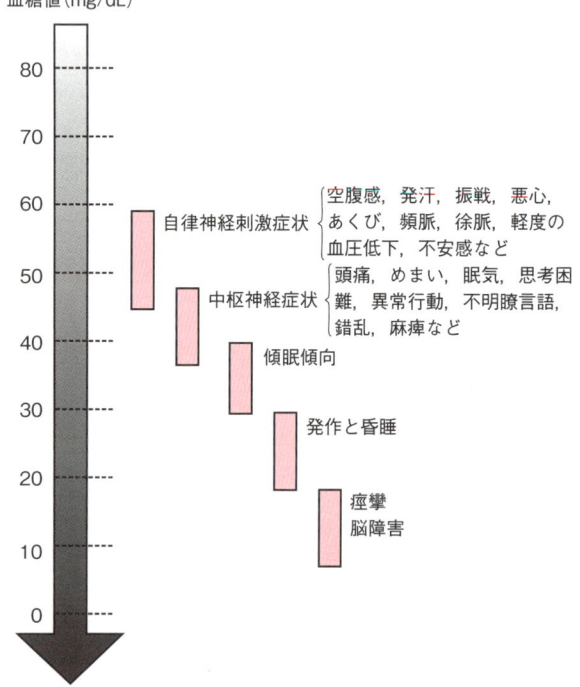

血糖値	症状	内容
50～60	自律神経刺激症状	空腹感，発汗，振戦，悪心，あくび，頻脈，徐脈，軽度の血圧低下，不安感など
40～50	中枢神経症状	頭痛，めまい，眠気，思考困難，異常行動，不明瞭言語，錯乱，麻痺など
30～40	傾眠傾向	
20～30	発作と昏睡	
10～20	痙攣，脳障害	

（白井直子・田中逸：脳血管障害のある患者にはどう対処すればよいでしょうか．In：寺内康夫・羽倉稜子編著：現場の疑問に答える糖尿病療養指導Q&A，1版，東京，（株）中外医学社；2007，p.260より転載，一部改変）

dL以上でも低血糖症状を生じることがあります。また，高齢者の低血糖症状は非定型的で認知症と間違うような症状が出ることがありますので，家族など周りの人にきちんと説明しておく必要があります。

低血糖を自覚したら，がまんせずすぐに対処すること，そのために常に**補食**を携帯する必要性を説明します。低血糖を放置すると，症状が強まる危険があるだけではなく，低血糖出現の閾値が低下し，次に低血糖が生じた際に血糖値がかなり下がらないと症状を自覚しにくくなるということがあるからです。

また，補食は，0.5～1単位分を目安に摂取しますが，一度にたくさん摂取せず，血糖が上がっているかどうかを確認しつつ，不足していれば追加するようにします。

低血糖の原因としては，食事摂取量が通常より少ない，食事時間のずれ，過剰な運動，インスリンや血糖降下薬の量を間違えて多く使用した，注射部位の変更，アルコールの摂取などがあげられます。このような状況が起こらないように日頃から注意するとともに，低血糖が起こりそうであれば，事前に**分食**や補食をしておくことで，**低血糖を予防**できることを説明します。

さらに，低血糖を経験したときの状況や対処方法について，患者さんと一緒に振り返りを行います。低血糖の際に必要以上に補食したり，補食には適さない食品を摂取している場合があるので，補食の量や補食の内容を確認し，次に低血糖が起こったらどうしたらよいかを一緒に考えたり，今後低血糖を起こさないような調整方法が学べるよう支援します。

➡その理由（根拠）

他の患者さんから「低血糖で大変だった」というような経験談を聞いたり，「低血糖＝意識消失」など誤った知識をもっていたりすることで，低血糖について不安を抱いている患者さんは少なくありません（**質問26参照**）。また，症状が軽症だったとしても低血糖症状は不快なものであり，できれば避けたいものです。このような患者さんの思いを確認しながら対応する必要があります。

血糖が70mg/dL以下になると，体内でさまざまなホルモンが分泌され，血糖が上昇するようはたらきます。その際の反応として起こる症状が低血糖の症状で，**警告症状**（warning signs）ともいわれます。

低血糖への対処としてブドウ糖がふさわしい理由は，体内での吸収が速く，効率よく血糖値を上げることができるためです。患者さんの中には，低血糖症状が強いにもかかわらず，ブドウ糖以外のものを摂取する人もいます。例えば，**チョコレート**は脂肪分が含まれるため，症状を早く改善させるには好ましくありません。また，世の中のダイエット志向に伴い，甘みがあっても**ノンカロリー**の食品がたくさんあります。これも，補食としては適切でないため，栄養表示を確認するよう説明します。

患者さんによっては，補食の方法が適切でないために，血糖コントロール不良を招いている例が少なくありません。補食の量や内容を検討し，その後の血糖がどのように変動したかを確認することで，低血糖の対処方法が適切であったかどうか評価し，次に生かせるように支援します。

また，同じような状況で低血糖を繰り返している場合は，自分の行動や血糖パターンから低血糖が起こりそうかどうかを予測し，事前に分食や補食をする，インスリン量の調整をするなどの対策を講じることで，低血糖を未然に防ぐことができます。低血糖予防のための補食であれば，乳製品や炭水化物などの腹持ちのよい食品を摂取し，急激な血糖の低下を予防します。

インスリン量の調整は，よく理解したうえで行わないと，かえって血糖コントロールを悪化させる可能性があります。主治医とも相談のうえ，患者さんの理解度を把握しながら指導する必要があります。

いずれにせよ，患者さん自身が自分の使用しているインスリンや経口血糖降下薬の作用時間，食事時間との関係，運動量などさまざまな血糖に変動を与える要因を分析できるよう支援することが，低血糖の適切な予防や対処につながります。

［伊藤暁子］

薬物療法 質問 26

【低血糖への不安・恐怖感／無自覚性低血糖】

先生はインスリンを増やすように言いますが，低血糖が怖いので増やしたくありません。

回答

「低血糖が怖いのですね，心配ですよね」とまず，患者さんの不安や恐怖感を受け止めることから始めます。

次に，低血糖に対する不安や恐怖感に対する原因について，「低血糖が怖い理由が何かあるのでしょうか？ よろしければ教えていただけませんか？」などと，以前低血糖になったときはどのような症状だったのか，なぜ怖いと感じたのかを尋ねます。さらに，低血糖はどのような場所や時間に起こったか，また，食事の前後だったのか，運動の前後だったのか，対処法はどのようなことを行ったのか，などの状況も確認します。

低血糖を経験した患者さんが恐怖感を訴えているのであれば，「その症状が出ないように対処法を一緒に考えましょう，低血糖は予防することや回避することができます」と説明し，低血糖の予防法や対処法（質問25，28参照）を説明します。

低血糖を直接経験したことがない患者さんが，低血糖に恐怖感をもっている場合には，「低血糖を正しく理解し，対処法を知っていれば防ぐことができます」と伝え，低血糖症状や低血糖の予防法，対処法（質問25参照）を説明します。

血糖値が高値で推移している期間が長い患者さんの場合では，正常値であっても低血糖症状が出現する可能性があります（質問25，29参照）。この場合は患者さん自身が低血糖症状を感じた際に速やかに低血糖への対処を行う必要があります。血糖値が下がってくるにつれて，低血糖症状が出現する閾値も下がってくると予想されますので，血糖値が随時250mg/dLを超えて推移している患者さんへは，この情報についての説明も加えておきます。

低血糖症状を繰り返し起こしている患者さんであれば，低血糖症状の閾値が下がり，**無自覚性低血糖**（次頁参照）になっている可能性があります。このような患者さんが訴える体験内容は医学的に深刻なものが多く（図），恐怖や不安を強くもっている可能性があります。また，自覚症状が乏しいために低血糖時の対処が遅れている可能性もあります。重篤な合併症を引き起こす危険性もありますので，低血糖時の状況を知るとともに，生活習慣や薬物療法の確認を行い，確実な対処ができるように環境を整える必要があります。バッグやポケットの中にブドウ糖を常備しているか，血糖自己測定は行っているのかなど，再び重篤な低血糖症状を起こさないためにも細かくアセスメントと説明を行います。

➔アプローチのポイント

低血糖を心配し，不安や恐怖感をもつ患者さんには，まず患者さんの気持ちをよく聞くことが重要です。患者さんの不安を理解し，患者さんと一緒に低血糖経験時の問題点を見出し，再発しないように対応を考えていくことが大切です。

まれに，食事や運動といった生活習慣から低血糖を引き起こす理由以外にも，薬物療法とのバランスがとれていないことによって低血糖が引き起こされているケースもあります。患者さんの情報から，薬物療法の過剰や不適応が考えられた場合は，医師と連絡をとり合うなどの調整役になることも大切です。

➔その理由（根拠）

急性合併症でもある**低血糖**の発症は，糖尿病治療において厳格なコントロールを維持しようとする際に

図　無自覚性低血糖の発現機序

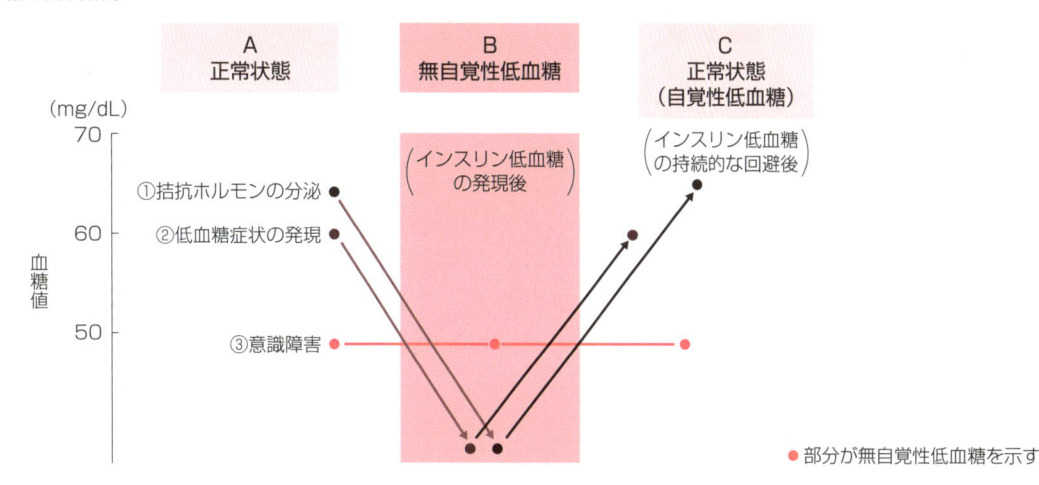

	A 正常状態	B 無自覚性低血糖	C 正常状態 （自覚性低血糖）

（mg/dL）
血糖値

- ①拮抗ホルモンの分泌
- ②低血糖症状の発現
- ③意識障害

（インスリン低血糖）の発現後
（インスリン低血糖）の持続的な回避後

● 部分が無自覚性低血糖を示す

*健常者（状態A）では，血糖値が徐々に低下すると①拮抗ホルモン分泌開始（●），②警告（低血糖）症状発現（●），③意識障害（●）の順序で反応が起こる。

*医原性低血糖で中枢神経がグルコース欠乏に曝されると，拮抗ホルモン分泌開始の閾値と警告症状発現の閾値が意識障害発現閾値を下回って低下する（状態B）。その結果，この症状に陥った患者では，低血糖が進行すると一番に意識障害が起こってしまう。これが無自覚性低血糖である。

*しかし低血糖を持続的に1〜3カ月回避すると，再度拮抗ホルモン分泌開始閾値と警告症状発現の閾値が上昇し，状態Cにまで回復する。

（野中共平：医原性低血糖の病態と対策（坂本信夫他編：糖尿病合併症へのベストアプローチ），医歯薬出版，p.150，1999より転載，一部改変）

は，やむを得ない事象ですが，なるべく避けたい合併症でもあります。

　低血糖症状や，さらなる重篤な**合併症**に不安や恐怖感を抱いている患者さんは多く，また，低血糖は経験した人にしかわからないような不快感をもつため，低血糖を恐れるあまり間食が増え，血糖コントロールが乱れるケースや，そもそも目標である血糖を基準値に近づけることに不安や拒否を感じることにもつながる場合もあります。

　不安や恐怖感はその人の根底にある心理であり，まずはその気持ちを否定せずに受け止めて，理解を示すことが大切です。

　不安や恐怖感を取り除くには，低血糖症状の正確な知識と確実な対処行動を患者さんが理解できることが重要です。加えて，低血糖に関連する生活行動や薬物療法についての学習も必要です。

　最近では高齢の糖尿病患者も増加し，器質的問題で低血糖への理解が十分でない場合や，低血糖時の対処行動にやや遅れをとってしまうケースも目立ち，低血糖への不安や恐怖感を抱くものの，本人だけでは解決できない場合も少なくありません。その場合は家族や近所の友人などに低血糖への理解・協力をお願いし，患者さんのまわりの環境を整えることにより，低血糖への不安軽減を図るようにはたらきかけます。

　一般に，血糖値が50〜70mg/dL程度に低下し，さらに血糖値が低下すると，神経系グルコース欠乏症状である意識障害，自律神経症状が現れるので，患者さん自身が低血糖を察知して糖質を摂取し，低血糖症状の進行を阻止しています。しかし，警告症状が全くなく，突然意識障害が出現することがあり，これを自覚のない低血糖であることから"**無自覚性低血糖**"といいます（図）。

　無自覚性低血糖の原因は，慢性合併症としての**自律神経障害**によるものと，インスリン強化療法に伴う可逆的な**交感神経反応の低下**によるものがありますが，低血糖を反復するほど交感神経症状が弱まるため，無自覚性低血糖の程度が顕著になります。意識障害を伴う低血糖の予防自体が無自覚性低血糖の治療になり，低血糖を起こさないように血糖コントロールを行えば，もとの自覚性低血糖に戻るといわれています。したがって，無自覚性低血糖と思われる体験から低血糖に対して不安をもつ患者さんには，症状出現時の状況を把握し，患者さんと一緒に予防手段を講じることが大切です。通常の低血糖予防に加え無自覚性低血糖では動悸や発汗などの交感神経症状が出現しないので，落ち着かなくなったり，いらいらしたりするといった気分の変化や，集中力，注意力の低下に少しでも早く気づいてもらうことが大切です。

[雨宮久美子]

薬物療法　質問 27

【低血糖予防 / 入浴と注射のタイミング / QOL】

インスリン注射をしてから食事まで時間があるので，お風呂に入ってもよいですか？

回答

「インスリンの種類は何を使っていらっしゃいますか？」「（速効型または速効型混合製剤の場合）食事までの時間，30分待つのは大変ですね。1日の中で入浴にあてる時間は，この時間がよいですか？」と，インスリンの種類を確認するとともに，患者さんがインスリンの作用時間のことを考え，食事の30分前にインスリン注射を行うことを心がけていることをねぎらいます。また，仕事や家事をしていて，日々忙しく過ごしている患者さんにとって，この時間を有効に使いたいという思いを理解します。

そのうえで，「**インスリン注射と食事の間にシャワーや入浴をすると，皮膚の温度が高くなり，インスリンの吸収が速まります。そのことでインスリンの作用効果が速まり，血糖値を下げ，場合によっては低血糖を起こすことになります**」と，インスリン注射と食事の間の時間での入浴は適さず，危険であることを伝えます。

患者さんがインスリンと食事の間の待ち時間を苦痛と感じているのであれば，医師に相談し，**食直前に注射できる超速効型または超速効型混合製剤に変更**が可能かどうか確認しましょう。

➡アプローチのポイント

インスリン治療の回数，種類によって違いますが，食事の30分前の注射を忠実に守ることは大変な努力が必要です。習慣化するまでは，注射に生活を合わせるという感覚にとらわれ拘束感を感じることになりかねません。インスリン治療によって，生活上あるいは心理面での負担が生じていないかどうかを確認します。

患者さんの1日のタイムスケジュールを確認し，入浴に適する時間を患者さんとともに考えます。インスリンの種類，回数を確認し，その作用動態と患者さんの血糖値の日内変動を合わせ，安全に入浴できる時間を考えることが大切です。一般的には，食前は血糖値が低くなること，食直後は食事の消化吸収を考えて入浴を避けることをすすめます。

しかし，仕事が終わり，まずは1日の疲れを入浴で取り，夕食の時間を楽しむということが長年の生活習慣であり，リラックスできる時間としている患者さんもいます。患者さんが大切にしている生活習慣を重視して，生活の中で安全にインスリン治療が実践できるように患者さんとともに考えます。

生活の利便性を重視してインスリンの種類を変えることも可能です。長期的視野で患者さんの治療の継続やQOLを考慮することは重要なことです。

➡その理由（根拠）

インスリンの皮下からの吸収に影響する因子として，血流の多い部位，あるいは局所の血流が増加するような条件であるほど吸収は速く，作用時間も短くなるといわれています。入浴によって皮膚温は高くなります。皮膚温を決める最も大きな要因は**皮膚血流量**なので，入浴することでインスリンの吸収は高まります。サーモグラフィーで入浴後の皮膚温の変化をみると，40℃のさら湯での入浴による皮膚温上昇効果の持続は15分で，30分後には，入浴前よりわずかではありますが皮膚温は低下しています（入浴剤使用や入浴後の環境によっても皮膚温上昇効果は違います）。

このことから，入浴によるインスリン吸収の影響を考えると，**入浴前後30分はインスリン注射を避けたほうがよいようです**。そのことを考慮して入浴時間を考

えるように患者さんに提案します。

　また，入浴のリラックス効果で副交感神経が高まり，入浴中に低血糖が起こっても症状がわかりにくく重症化する危険性も考えられます。血糖値が低い時間帯を避けるなど，安全かつ快適に入浴する方法を考えましょう。

　インスリン治療とQOLの調査では，注射のタイミングとして，食事との間隔が長いほど，また注射回数が多いほどQOLは低下し，生活の中での時間の拘束性が問題になるといわれています。その場合，食直前に注射できる超速効型製剤によってインスリン治療患者さんのQOLを高めることが証明されています[1]。したがって，インスリン製剤の変更によって生活時間の自由度をあげることが可能になると思われます。

[安仲　恵]

引用文献
1) 石井均他：インスリン治療に関するQOL質問表（ITR-QOL）の臨床知見，糖尿病，44(1), p.17-22, 2001.

患者さんに届いたこのひとこと

6　ノートがFさんの努力を物語っていますね

　「全く療養行動がとれない患者」と紹介されたFさん（65歳男性）。開口一番，「看護師の話なんか何の参考にもならん」と険しい表情でした。Fさんの自己管理ノートを見てみると，血液があちこちに付着しており，朝夕食前の血糖値が欠かさず記録されていました。「まじめに血糖測定をされてますね，ノートがFさんの努力を物語っていますね」と伝えると，ようやく笑顔を見せて自分なりの養生法を話してくれました。その中で，刺身は醤油をつけずに食べているということを聞き，その努力を認めると，次の会話では，高血糖の大きな要因と考えられる低血糖回避のためのブドウ糖の過剰摂取が判明しました。症状がない限りブドウ糖を飲まないようにすればコントロールの改善が期待されると伝えると，それを実践して，次の面談時には血糖値の改善がみられました。

　患者さんは，何かしら必ずがんばってるところがあり，それを探すことも重要だと感じました。

[中山法子]

薬物療法　質問 28

【低血糖昏睡 / 低血糖予防 / 低血糖時の対処 / ソモジー効果】

1型糖尿病になって20年です。これまでに3回も低血糖昏睡を起こしました。何かよい方法はないでしょうか？

回答

「低血糖を何度も起こすのは心配でしょうね」と，患者さんの不安な気持ちを受け止める姿勢を示し，低血糖の回避に協力できることを伝えます。

次に，「低血糖の原因がないか，見逃されている低血糖がないかを確認しましょう」と話し，次のような確認をします。

- 食事の摂取量の不足はありませんでしたか？
- お酒は飲んでいましたか？　そのときのつまみや食事は何を摂りましたか？
- 数時間前に激しい運動をしませんでしたか？（遷延性低血糖：質問30参照）
- 特に，夜間に低血糖を起こしている場合には，
- 就寝前に中間型インスリンを使用している場合は十分に混和していますか？
- 朝，血糖値が高くなることがありませんか？（ソモジー効果：次頁参照）

原因が明らかになったら，その原因を取り除くように生活調整をするために，以下のように説明します。

「1型糖尿病の場合には，特に食事とインスリンのバランスが大切です。どのくらいの量の食事で血糖がどれだけ上がるかを把握して調整することで，低血糖の危険性は減ります。夜間の低血糖が心配なときは，就寝前に血糖値をチェックし，この時点ですでに血糖値が低く低血糖が予測されるようであれば，1単位程度の補食をしたうえで就寝前の中間型または持効型インスリンを注射する必要があります」

「アルコールは，肝臓からのブドウ糖の放出を抑制するので，低血糖を起こしやすくなります。また，酔うと低血糖の症状を感じにくくなることも問題です。医師と相談のうえ，適量にして，飲酒時にはつまみとして必ず糖質のものを摂取することが必要です」

「激しい運動をした日には，あらかじめ補食を摂ってから就寝前の中間型または持効型インスリンを打ちましょう」

「中間型インスリンは混和することで一定の作用が得られます。十分に混和していないと，思わぬときに低血糖を起こすなど，血糖コントロールが不安定になりますので，よく混和してから注射しましょう」

「朝に血糖値の上昇がある場合には，成長ホルモンなどの分泌による暁現象と夜間の低血糖による反動のための高血糖が考えられます。後者では，昏睡にまで至らなくても頻回に夜間低血糖を起こしていることが予測されますので，就寝前の中間型または持効型インスリンの注射量を減らすことで夜間の低血糖が減少するだけでなく，朝の高血糖の改善につながることがあります。インスリンの使用量について医師と相談しましょう」

これらのような低血糖予防法とともに，低血糖時の対処法についても説明が必要です。特に，インスリンの頻回注射を行っても血糖のばらつきが大きいブリットル型糖尿病で重症低血糖が予測される患者さんには，家族の協力を得て緊急時の対処法を習得してもらいましょう。

「低血糖時に意識があれば，10～20gの砂糖を溶かした水か，糖分の入ったジュースなどを摂るようにしてください。意識がはっきりせず飲み込みができないようなら，無理に飲ませるのは危険です。すぐに救急車を手配しましょう。その間に，歯肉や頬の内側の粘膜に濃い砂糖水を少しずつ塗り込んでください。血糖の上昇が期待できます。また，血糖を上昇させるホルモンであるグルカゴンの注射を準備し，家族が練習しておくと，いざというときに対処できます」というよ

うに説明しましょう。

→アプローチのポイント

　昏睡に至るまでの低血糖を起こすのは、患者さんにとって大変不安なことです。まずは、その不安を受け止めて、協力する姿勢を示すことが大切です。

　低血糖の原因を特定します。さまざまな原因が考えられますが、患者さんはその原因に気づいていないことが多いので、低血糖を起こしたときの生活を思い出してもらい、血糖自己測定のデータと合わせてアセスメントします。血糖自己測定のノートに生活の変化や気づいたことをメモしておいてもらうと、原因の特定に役立つことがあります。

　低血糖の原因が特定できたら、それぞれの原因を取り除くように援助します。このとき、患者さんの生活状況をよく聞いて、患者さんと一緒に具体的に計画することが大切です。特に食事とインスリンとのバランスや運動後の補食などについては個人差がありますので、医師と相談し、患者さん自身が試行錯誤しながら自分に合った方法を見出せるように援助することが必要です。

　患者さんや家族が低血糖時に安全に対処できるようにします。どのようにしたらよいかを知っておくことで、患者さんや家族は安心できますし、緊急時にも安全に対処できます。ただし、グルカゴン注射に関しては家族が不安を抱きやすいので、その気持ちを十分に理解して援助することが必要です。そのうえで家族がグルカゴン注射の必要性とその方法を十分に理解できるように援助することが重要です。

→その理由（根拠）

　低血糖を繰り返し、また「何かよい方法はないか」と質問していることから、低血糖の予防・対処法を知らないか、いろいろと試してみたけれど効果が得られず、自ら対処法を探している状態です。このように患者さんが必要としているときにタイミングよく適切な情報や援助を提供するのは大切なことです。また、低血糖昏睡を繰り返すのは大変危険ですから、早急に原因を特定し改善を図ることが重要です（質問25参照）。

　1型糖尿病ではインスリン分泌能がないので、インスリン注射に頼っている状態です。食事のエネルギー量だけでなくその内容によっても、また運動量によっても血糖値は大きく変動します。血糖値をよい状態にコントロールしようとするならば、患者さん自身がインスリンと食事の量や内容とのバランス、インスリンと運動量や補食とのバランスを熟知しコントロールしていく必要があります。血糖値と生活の状況を細やかにアセスメントしていくことで、患者さんの理解が深まり、コントロールが可能になることがあります。特に運動に関しては、運動直後だけでなく、運動後数時間経ってから、血管内から筋肉へのブドウ糖の移動により低血糖を起こすことがありますが、この場合、患者さんは低血糖の原因を特定しにくいので、注意して生活状況を聞くことが必要です。

　アルコールは高カロリーであり、さらにつまみを摂ることで摂取カロリーがオーバーし高血糖を招くことがあります（質問48参照）。反対に、肝臓でのブドウ糖放出を抑制するために、インスリンや血糖降下薬を使用している患者さんは低血糖を起こす可能性があります。特に軽いつまみで多量の飲酒をすると、重篤な低血糖を起こす危険性があります。飲酒の習慣がある患者さんには、主治医と相談し飲酒の適量を提示するとともに、飲酒時の低血糖の危険性や予防方法について十分に理解してもらう必要があります。

　中間型インスリンを使用している患者さんでは、インスリンをよく混和できていない場合があります（質問6参照）。一度注射の手技を習得しても、長い療養生活の中で簡略化していることがあるのです。インスリンの混和は、注射の手技の中で簡略化されやすいステップです。不十分な混和は血糖コントロールを乱す原因になるので、どのようにインスリン注射を行っているかをときどき確認することが必要です。

　低血糖が生じるとインスリン拮抗ホルモンが分泌され、血糖の上昇が起こります。これを"ソモジー効果"といいます。早朝に高血糖がある場合には、夜間の低血糖を疑う必要があります。早朝の高血糖のみのデータから就寝前のインスリン量を増量している場合がありますが、それは夜間の低血糖を増悪させ、さらに早朝の高血糖を招く危険があります。

　低血糖は予防と早期対処が最も大切ですが、それでも急激な血糖の低下や無自覚性の低血糖（質問26参照）などを認める場合には家族の協力が必要です。意識消失した場合を想定し、安全に対処できるように家族にも指導をしておく必要があります。　　　［木内恵子］

薬物療法 質問29

【低血糖症状／自覚症状と血糖値】

インスリンを使い始めたばかりです。低血糖だと思い血糖値を測ったら130mg/dLで，低血糖ではないと言われました。本当でしょうか？

回答

まず，「実際の血糖値を測定して**低血糖**を確認しようとしたことは，とても賢明だったと思います」と，患者さんの判断と行動が適切であったと伝えます。

そして，自覚症状と実際の血糖値に矛盾を感じていることについて理解を示しつつ，「低血糖だと感じたのはどのような状態のときでしたか？」と聞き，どのような症状だったのか，また食事の時間や量，運動など，その前後の状況も確認します。それから，インスリンを使い始める前の血糖値の経過を確認し，それに比べて現在の血糖値がどのくらい下がっているのかについて，患者さんと一緒に振り返ります。

今回のようなケースでは，それまで血糖値が250〜300mg/dL以上など，**高値**であったことが原因として考えられます。そのような患者さんには，「長期間高めで経過していた血糖値が，インスリンの効果によって下がってきた場合に，"**低血糖ではないのに低血糖の症状を自覚する**"ということがあります。でもインスリンの効果が出てきていると考えられるので，よい傾向ですよ。血糖値が安定してくるにつれて，130mg/dLくらいでは症状は出なくなります」などと話します。

次に，**低血糖**として対処する**血糖値**は50〜60mg/dL以下のときであることを話します。低血糖症状が患者さん自身でもよくわからないときは，「いつもと違う」「何か変だ」と感じるときに血糖測定をしてみることをすすめましょう。

そして，**低血糖症状**を一度経験したら，その状態（感覚）を患者さんが覚えておくように促します。個々人で一定の症状が出ますので，その次からは同じ症状が出たら，すぐにわかるようになります。決して低血糖を怖がることはなく，適切に対処すれば問題ないことをつけ加えてください（**質問25参照**）。

➡アプローチのポイント

低血糖を心配するあまり，過剰に恐怖心を抱く患者さんも少なくありません。しかし，まずは患者さんのそのときの症状や気持ちをよく聞くことが大切です。そのうえで，患者さんの疑問や心配にきちんと対応する姿勢を示しましょう。食事や運動と血糖との関係についても，改めて振り返ってみる必要があります。

➡その理由（根拠）

長期間高血糖のまま経過した糖尿病の患者さんが，インスリン療法を初めて受けたとき，50〜60mg/dLよりも高いレベルの血糖値であるのに，低血糖症状を呈することがしばしばあります。これは，低血糖の警告症状のうち，中核的な症状出現に結びつくアドレナリン分泌の始まる血糖閾値が，高血糖に常時曝されることによって50〜60mg/dLよりも高値に変動するためといわれています[1]。

低血糖の症状は実にさまざまです。一般的には「冷や汗が出る」「動悸がする」「手が震える」「異常にお腹がすく」などですが，この他に「いつもと違う行動をしてしまう」「非常に不快に感じる」と言う人もいます。低血糖症状を患者さん自身が把握できない場合は，「いつもと違う」と感じたときに血糖を測ってみることをすすめましょう。特にインスリンを使い始めたばかりの患者さんは，低血糖も初めての経験かもしれないからです。

［滝澤直美］

引用文献
1) 野中共平：無自覚性低血糖のメカニズムと対策，Medical Practice, 17(1), p.123-129, 2000.

薬物療法 質問 30

【スポーツとインスリン注射 / マラソン / 運動と消費カロリー / 遷延性低血糖】

マラソンが趣味です。インスリン注射をしていたら，スポーツをしてはいけませんか？

回答

「すてきなご趣味ですね。インスリン注射をしながら，市民マラソンに参加している人もいます」と，スポーツができることを最初に伝えます。「マラソンは，エネルギー消費が大きいスポーツのため，血糖コントロールが乱れるかもしれません」「血糖値が極端に高かったり，糖尿病の合併症がある場合は，運動を控える必要があります」と話し，患者さんが運動できる状態かどうかをアセスメントします。

そのうえで，「血糖値をこまめに測り，どんなときに上がりやすく，どのくらいの運動をすると下がるのかがわかると，マラソン中，マラソン後の血糖値も予測できますよ」と，**血糖自己測定**をすすめます。

運動の消費カロリーを計算するために，「マラソンは，いつ，どのくらいの時間と距離を走りますか？」と聞きます。「最初は少ない距離から走り始め，運動前後だけでなく，運動中の血糖値を観察しましょう」「インスリン調節と補食の摂り方を先生と相談しましょう」と，**低血糖対策**を考えます。

さらに，「寝る前に血糖値を測りましょう。運動中や運動後に低血糖がなくても，12〜24時間後に低血糖が起こる場合があります」と，"遷延性低血糖"について説明します。「ひとりで考えると難しいかもしれませんが，医師と看護師が協力します。大変だとあきらめずに，一緒にやってみませんか」と励まします。

→アプローチのポイント

極度に血糖が高い，重篤な合併症がある，心臓の病気がある，関節や骨に問題がある状態でなければ，インスリン注射をしていても**スポーツ**はできます。

日頃から血糖管理を心がけ，長時間の運動をしても，血糖コントロールを悪くしないように注意します。

運動の消費カロリーを予測しながら（図），血糖自己測定の記録を活用し，インスリン調節や補食の摂り方，遷延性低血糖を含めた低血糖の予防法を一緒に考え理解を促します。注射部位に関する説明も行うとよいでしょう（質問10参照）。

→その理由（根拠）

マラソンはジョギングに比べ，消費カロリーが大きく，インスリン療法中の運動に適しているとはいえませんが，糖尿病が理由でやりたいことをあきらめてほしくはありません。

運動後も肝臓や筋肉へのブドウ糖の取り込みは持続します。運動当日の**インスリンの単位**や**補食の摂り方**は医師と確認しますが，

- 運動前の血糖値が100mg/dL以下のときは1〜2単位の補食を摂る
- 運動中あるいは運動後に低血糖症状を感じたら，携帯しているブドウ糖で対処する
- 運動直後に血糖値を測り，低血糖の不安があれば補食を摂る，夕食を早めに摂る

などの低血糖対策が必要です。　　　　　　［林　弥江］

図｜100kcal 消費する運動と時間（体重60kgの場合）

軽い運動	軽い散歩	30分前後
	軽い体操	30分前後
やや強い運動	ウォーキング（速歩）	25分前後
	自転車（平地）	20分前後
	ゴルフ	20分前後
強い運動	ジョギング（強い）	10分前後
	自転車（坂道）	10分前後
	テニス	10分前後
激しい運動	バスケット	5分前後
	水泳（クロール）	5分前後

（日本糖尿病学会編：糖尿病治療ガイド 2008-2009, p.43, 文光堂, 2008より転載）

薬物療法 質問 31

【尿糖の測定 / 尿糖と血糖値】

外出時に血糖を測るのが大変なので，尿糖試験紙を使っています。尿糖が出ていなければ血糖値も正常なのですか？

回答

「外出時に血糖を測定するのは大変ですね」と，患者さんの自己管理が大変だという思いに理解を示します。

そのうえで，尿糖の判断について，「一般に，尿糖が出るのは血糖値が160～180mg/dLを超えたときです。ただ，この値は個人差が大きく，加齢によって尿糖が出にくくなるので，自分の尿糖が（＋）になる血糖値を血糖自己測定によって確認しておくとよいでしょう」と説明します。

また，「尿糖が出ていなくても，血糖値は60mg/dLのこともあれば，180mg/dLである可能性もあります。ひとくちに尿糖（－）と言っても血糖値が正常であるとは限らないということです。また，いつの尿糖なのかが大切な判断の基準になります。例えば，血糖値が160mg/dLであれば尿糖は（－）と出るでしょう。このときが食前ならば血糖値は高めと判断できますが，食後ならばまずまずのコントロールと判断できるかもしれません」というように説明します。

さらに採尿の方法について確認をします。「尿は少しずつ膀胱にたまるので，そのまま測定すると長時間の血糖値を反映してしまいます。正しいデータを求めるには，血糖の状態を知りたいと思う30分前に一度排尿し，その後にたまった尿で測定することが必要です」と伝えます。

➡アプローチのポイント

患者さんの自己管理へのストレスに理解を示します。外出時にも血糖のコントロールを気にしながら，また，さまざまな物品を持参して自己管理を行っていくのは，患者さんにとってわずらわしいものです。このような患者さんの思いを受け止め，理解している姿勢を示すことが大切です。

そのうえで，正しい尿糖の測定方法とその判断について確認をします。尿糖は痛みを感じずに簡便な測定が可能ですが，血糖値のように瞬間のデータはとりにくいので，正しい採尿の方法と判断を理解して実施する必要があります。血糖値と尿糖のタイムラグや個人差について十分に説明しましょう。

➡その理由（根拠）

血中のブドウ糖は腎の糸球体で濾過されますが，そのほとんどは尿細管で再吸収されます。濾過されたブドウ糖の量が，尿細管糖再吸収極量を超えて尿中に排泄されたものが尿糖です。

この尿糖が出現するときの血中ブドウ糖濃度が"腎臓のブドウ糖排泄閾値"で，一般に160～180mg/dLといわれています。ブドウ糖排泄閾値は個人差が大きく，加齢によって閾値は上昇しますので，患者さん自身の尿糖と血糖値の関係を把握することが，尿糖を利用した判断の要（かなめ）になります。

［木内恵子］

糖尿病看護に関する豆知識

6 排泄障害を併発している場合の血糖値

糖尿病による排泄障害を併発していて残尿を認める場合には，そのときどきの血糖値は尿糖に反映しにくくなります。したがって，排泄障害がある患者さんには尿糖試験紙による血糖値の判断は適さない方法といえます。その場合には，血糖測定をしてもらうことが正しい判断につながります。

［木内恵子］

薬物療法　質問32

【内服薬への抵抗感／経口血糖降下薬の種類と選択】

薬を始めようと言われましたが，食事だけではだめですか。薬は飲みたくありません。

回答

「薬を飲みたくないと思っていらっしゃるのですね」と，まずは患者さんの思いを聞く姿勢を示します。そのうえで「薬を飲みたくない理由を教えていただけませんか？」と薬物療法に対する思いを引き出します。患者さんが薬に対する思いを表出したら，共感を示す言葉かけを行います。

そして，食事療法や運動療法の現状について確認します。改善の必要があると思っているようであれば，その詳細を聞きながら患者さんの気持ちを尊重し，理解を示します。「薬を始めよう」と言われたことで，それまで以上に食事療法や運動療法に対して積極的に取り組んでいる状況があれば，「薬が始まらないように，食事療法や運動療法にがんばって取り組んでいらっしゃるのですね」と，食事療法や運動療法への取り組みをねぎらい，がんばりを認める言葉かけをするとともに，「無理をしていませんか？」などと，思いを確認します。

薬に対する不安や誤った認識，情報などから抵抗感が強いようであれば，正しい情報の提供により，不安感の軽減に努めます。

そのうえで，「合併症の発症や進展を予防するためには，血糖コントロールをできるだけ良好に保つことが非常に重要といわれています。食事療法や運動療法に十分に取り組んでいても血糖コントロールが改善しない場合には，薬物療法が必要になります」と薬の必要性を伝えるとともに，患者さんと一緒に血糖コントロールの状況を確認します。

➜アプローチのポイント

インスリン注射のみならず，内服薬にも抵抗感を示す患者さんは少なくありません。まずは患者さんの薬に対する思いを引き出し，受け止めます。

中には"薬を飲まない"ことが目標のひとつになっている患者さんもいます。そのような場合，「薬を始めよう」と言われると，飲みたくない一心から無理な目標を立てて，それまで以上に食事療法や運動療法に対して積極的に取り組む人もいます。そのため，がんばりをねぎらうとともに，療養行動への負担感が増していないかどうか，確認する必要があります。

2007年の国民健康・栄養調査の結果によると，糖尿病が強く疑われる人や可能性を否定できない"予備群"は，2,210万人と推計されるほど，糖尿病や糖尿病の疑いがある人の数は増え，その増加ペースは加速しています。当然，患者さんのまわりにも治療を受けている人の存在が考えられますし，日常的にもたくさんの情報が飛び交っています。知人や友人，テレビやインターネットなどから入るさまざまな情報が，薬に対する誤った認識や不安・抵抗感に結びついている可能性もありますので，薬に対してどのように理解しているかも確認しましょう。

血糖コントロール不良のまま長期間経過することは，合併症の発症や進展の危険性を高めます。良好な血糖コントロールを保ち，合併症の発症，進展の予防をめざすためにも，薬物療法が必要であることをきちんと患者さんに伝え，理解してもらう必要があります。

➜その理由（根拠）

糖尿病の治療の目標は，できる限り健常者に近い血糖コントロールをめざすことにより，合併症の発症・進展を阻止することにあります。インスリン非依存状態において，十分な食事療法と運動療法に取り組んでいても，2～3カ月血糖コントロールの改善がみられ

表1 | 主な経口血糖降下薬の一覧

分類	名称		主な一般名	主な商品名	主な特徴	主な適応
インスリン分泌促進薬	スルホニル尿素薬（SU薬）		グリベンクラミド	オイグルコン ダオニール	膵β細胞にはたらきインスリン分泌を促進する	一般には経口血糖降下薬の中で最も強力 食後血糖の選択的低下は期待できない	空腹時高血糖が顕著 非肥満がよい適応（肥満にはグリメピリド）
			グリクラジド	グリミクロン			
			グリメピリド	アマリール			
速効型インスリン分泌促進薬	グリニド薬	フェニルアラニン誘導体	ナテグリニド	スターシス ファスティック		食直後のインスリン追加分泌上昇 インスリン分泌パターンの改善 SU薬に比べ低血糖を来たしにくい	食後高血糖（軽症2型糖尿病）
		ベンジルコハク酸誘導体	ミチグリニドカルシウム水和物	グルファスト			
糖吸収調節薬	α-グルコシダーゼ阻害薬（α-GI）		アカルボース	グルコバイ	食後の急激な血糖上昇を制御する →高血糖刺激によるインスリン分泌も制御		食後高血糖
			ボグリボース	ベイスン			
			ミグリトール	セイブル			
インスリン抵抗性改善薬	チアゾリジン誘導体		ピオグリタゾン塩酸塩	アクトス	脂肪細胞のインスリン抵抗性惹起物質分泌を制御 肝臓・筋のインスリン抵抗性改善		インスリン抵抗性を呈している例（主に肥満2型糖尿病）
ビグアナイド薬（BG薬）			メトホルミン塩酸塩	グリコランメルビンメデット	肝臓：糖新生抑制による糖放出率抑制 小腸：糖吸収抑制 筋・脂肪組織：糖取り込み率増加・インスリン抵抗性改善		インスリン抵抗性を呈している例（空腹時血糖値が高い例）
			ブホルミン塩酸塩	ジベトスジベトンS			

（医療情報科学研究所編：病気がみえる vol.3 糖尿病・代謝・内分泌 第2版，メディックメディア，p.33，2008より転載，一部改変）

図1 | 作用部位よりみた経口血糖降下薬

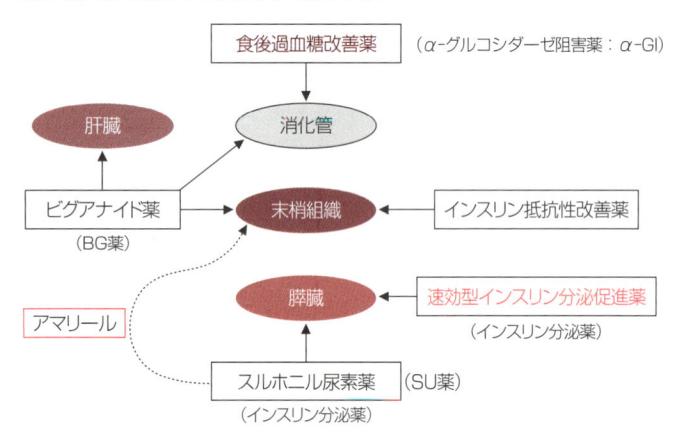

（松尾哲：糖尿病の患者さんによく聞かれる質問100，p 190，日本看護協会出版会，2004より転載，一部改変）

表2 | 経口血糖降下薬の使い方

目標：空腹時血糖≦120(110)mg/dL，食後血糖≦200(160)mg/dL，HbA1c≦7.0(6.5)%

①食後過血糖がみられる例にはα-GIを。また空腹時血糖が軽度上昇例では速効型インスリン分泌促進薬を。
②肥満でインスリン抵抗性が見られる例にはインスリン抵抗性改善薬を。
③肥満がやや高度な例にはBG薬を。禁忌（特に腎障害）例に用いない限り乳酸アシドーシスの心配はほとんど不要。
④以上のインスリン非分泌系薬によっても空腹時血糖が目標とする血糖コントロールレベルを越えている場合にSU薬を単独，あるいは併用（低血糖に注意）。2型糖尿病で非肥満のケースでは最初からSU薬を試みることも。
⑤確実な効果が得られない場合，速やかにインスリン療法への切り替えを考える。

（松尾哲：糖尿病の患者さんによく聞かれる質問100，p 191，日本看護協会出版会，2004より転載，一部改変）

ないようであれば，経口血糖降下薬の開始が検討されます。

2型糖尿病は進行性の疾患ともいわれ，その発症・進展には膵β細胞機能の障害が重要な役割を果たしているといわれています。この膵β細胞の機能障害にはいくつかの要因が唱えられていますが，いずれにしろ高血糖状態に曝されている状況が，膵β細胞の障害を加速させると考えられます。高血糖状態の放置によって膵β細胞の機能が障害されると，将来的には経口血糖降下薬に反応できない状態になることも予想されるため，適切な時期で薬物療法を開始することが重要といわれています。

経口血糖降下薬の種類の選択と投与量に関しては，個々の患者さんの状態に応じて，薬物の作用動態や副作用などを考慮しながら決定されます。経口血糖降下薬の種類については表1，作用部位は図1を，使い方については表2，図2, 3を参照してください。どの薬剤も最初は少量から投与を開始し，データをみながら投与量の調整を行っていきます。また最初は単剤でコントロールの改善が得られても，次第にコントロールが悪化する場合もあります。必要であれば作用機序の異なる経口血糖降下薬への変更や併用を行い，血糖

図2 経口血糖降下薬の選択基準

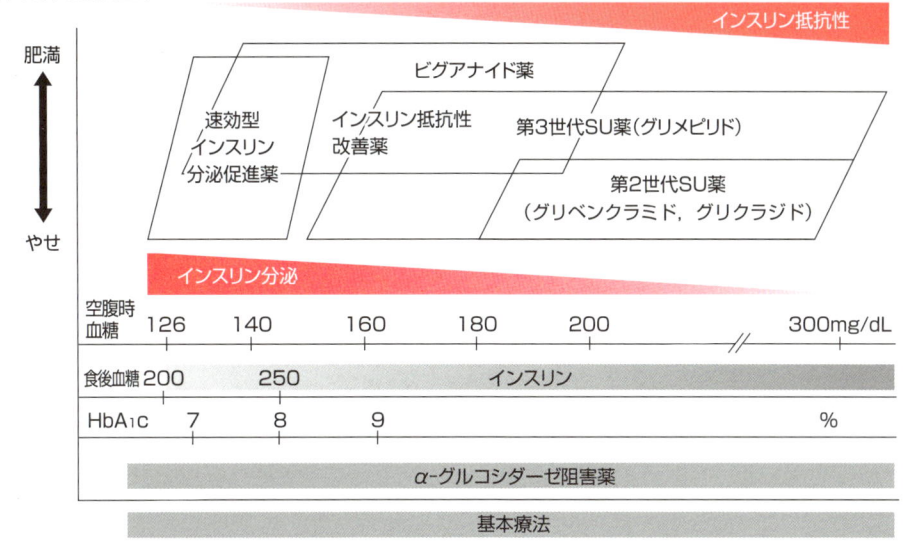

(松尾哲：糖尿病の患者さんによく聞かれる質問100, p 191, 日本看護協会出版会, 2004より転載, 一部改変)

図3 経口薬の使い方の実際

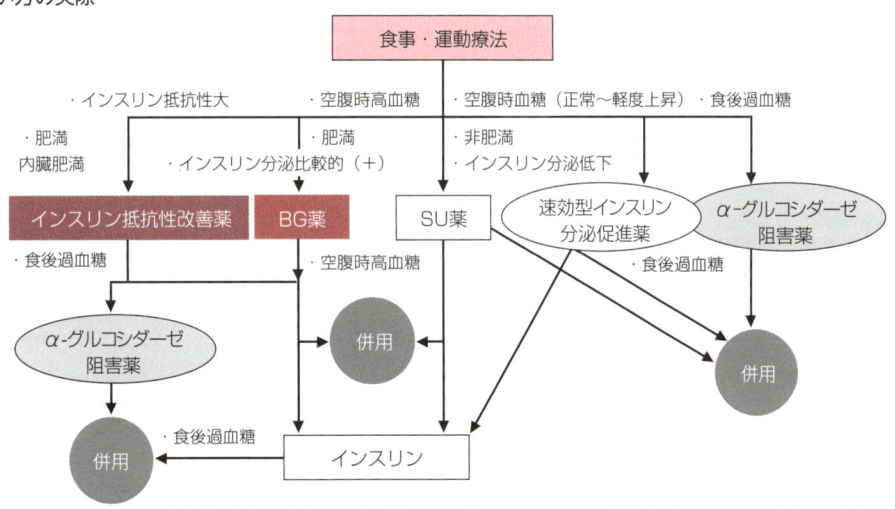

(松尾哲：糖尿病の患者さんによく聞かれる質問100, p.193, 日本看護協会出版会, 2004より転載, 一部改変)

コントロールの改善をめざしていきます。

　内服薬を開始しても,食事療法や運動療法への取り組みが継続されなければ,薬の効果は期待できません。糖尿病の治療の基本は食事療法と運動療法であることは,薬物療法を開始しても変わらないことを患者さんにもきちんと伝え,再認識してもらう必要があります。

[菊永恭子]

薬物療法 質問33

【市販薬との併用／経口血糖降下薬／スルホニル尿素薬の作用増強・減弱】

風邪薬や鎮痛剤を買って飲むことがあります。糖尿病の薬と一緒に服用してもかまいませんか？

回答

「よく気がつかれましたね。薬局で買った**風邪薬**や**頭痛薬**を飲む機会がありますよね」と，服用の有無を問わずに，質問をしたことを，まず支持します。

そのうえで，現在**内服**している薬剤と，**頓用**で使用する薬剤の種類について尋ねます。降圧薬や抗凝固薬の内服の有無も確認しておきます。例えば，グリベンクラミド（ダオニール）を内服している患者さんには，「ダオニールを飲んでいらっしゃいますね。アスピリンを含む風邪薬や解熱鎮痛薬はダオニールの効果を強めるので，低血糖になりやすくなります。特に，風邪で食欲がないときには注意が必要です。非ピリン系の薬を買うか，なるべく受診することをおすすめします」などと，使用している**経口血糖降下薬**と他の薬との**相互作用**や**対処方法**をわかりやすく伝えます。

表1 ｜ 血糖降下作用を増強する薬剤

薬剤名等	作用機序	薬剤名等	作用機序
インスリン製剤 　ヒトインスリン　　　　など	血中インスリン増大	β-遮断薬 　プロプラノロール 　アテノロール 　ピンドロール　　　　など	糖新生抑制，アドレナリンによる低血糖からの回復抑制，低血糖に対する交感神経症状抑制
ビグアナイド系薬剤 　メトホルミン塩酸塩 　塩酸ブホルミン	肝臓での糖新生抑制，腸管でのブドウ糖吸収抑制	モノアミン酸化酵素阻害薬	インスリン分泌促進，糖新生抑制
インスリン抵抗性改善薬 　ピオグリタゾン 　トログリタゾン	インスリン作用増強	クラリスロマイシン	機序不明 左記薬剤が他のスルホニル尿素系薬剤の血中濃度を上昇させたとの報告がある
α-グルコシダーゼ阻害薬 　アカルボース 　ボグリボース　　　　など	糖吸収抑制	サルファ剤 　スルファメチゾール 　スルファメトキサゾール 　スルファモノメトキシン水和物 　　　　　　　　　　など	血中蛋白との結合抑制，肝代謝抑制，腎排泄抑制
プロベネシド	腎排泄抑制		
クマリン系薬剤 　ワルファリンカリウム	肝代謝抑制	クロラムフェニコール	肝代謝抑制
ピラゾロン系消炎剤 　ケトフェニルブタゾン	血中蛋白との結合抑制，腎排泄抑制，肝代謝抑制	テトラサイクリン系抗生物質 　テトラサイクリン塩酸塩 　ミノサイクリン塩酸塩　など	インスリン感受性促進
サリチル酸剤 　アスピリン 　サザピリン　　　　　など	血中蛋白との結合抑制，サリチル酸剤の血糖降下作用	シプロフロキサシン レボフロキサシン	機序不明
プロピオン酸系消炎薬 　ナプロキセン 　ロキソプロフェンナトリウム水和物　　　　　　　　など	血中蛋白との結合抑制[これらの消炎剤は蛋白結合率が高いので，血中に本剤の遊離型が増加して血糖降下作用が増強するおそれがある]	フィブラート系薬剤 　クロフィブラート 　ベザフィブラート　　など	血中蛋白との結合抑制，肝代謝抑制，腎排泄抑制
		グアネチジン	機序不明 組織カテコールアミン類枯渇の関与などが考えられる
アリール酢酸系消炎薬 　アンフェナクナトリウム 　ナブメトン　　　　　など		アゾール系抗真菌薬 　ミコナゾール 　フルコナゾール　　　など	肝代謝抑制，血中蛋白との結合抑制
オキシカム系消炎薬 　テノキシカム			

（サノフィ・アベンティス：アマリール添付文書［2009年2月改訂］より作成）

➡アプローチのポイント

　薬について疑問に思って質問をしてきたことは，自分の**内服薬**に対して興味が出現したということです。過去の服用の事実にとらわれるのではなく，自己管理意欲の向上につながる重要な意味があるととらえましょう。

　経口血糖降下薬は，種類によって，相互作用が異なります。また，経口血糖降下薬を数種類服用またはインスリンと併用している場合もあります。相互作用が考えられる場合には，頓用薬であれば変更することも検討の余地がありますので，患者さんに聞いておくと具体的に説明ができます。

　内服している薬と頓用薬との相互作用や，併用している内服薬の相互作用について，わかりやすく説明します。

➡その理由（根拠）

　前向きに自己管理に取り組んでいることをほめることで，患者さんの自己管理意欲は高まります。たとえ誰かから聞いた受け売りの質問だったとしても，ほめられると，内服の自己管理への意欲が引き出されることにつながります。

　糖尿病患者は，**高血圧や心疾患**など糖尿病以外の病気を抱えている場合があります。ですから，内服薬も数種類処方されている可能性があります。きちんと確認することが重要になります。

　インスリン分泌刺激薬（スルホニル尿素薬および**速効型インスリン分泌促進薬**）には**作用を増強・減弱**する薬があります（表1，2）。また，α-グルコシダーゼ阻害薬と併用すると単剤よりも低血糖のリスクが高まります。α-グルコシダーゼ阻害薬は，多糖類の吸収を阻害することにより血糖の上昇を抑えます。ですから，低血糖時にはブドウ糖でないと血糖が上がりにくいので，低血糖の対処にも注意が必要になります。

　風邪薬は，近くの医院でよいので，受診をして薬を処方してもらうようにすすめます。また，受診の際に，必ず現在内服している薬剤について説明するように伝えます。わからないことがあれば，医師や調剤薬局，病院の薬の窓口で相談するとよいことも伝えます。

［山地陽子］

表2　血糖降下作用を減弱する薬剤

薬剤名等	作用機序
アドレナリン	末梢でのブドウ糖の取り込み抑制，肝臓での糖新生促進
副腎皮質ホルモン　コルチゾン酢酸エステル　ヒドロコルチゾン　など	肝臓での糖新生促進，末梢組織でのインスリン感受性低下
甲状腺ホルモン　レボチロキシンナトリウム水和物　乾燥甲状腺　など	腸管でのブドウ糖吸収亢進，グルカゴンの分泌促進，カテコールアミンの作用増強，肝臓での糖新生促進
卵胞ホルモン　エストラジオール安息香酸エステル　エストリオール　など	機序不明　コルチゾール分泌変化，組織での糖利用変化，成長ホルモンの過剰産生，肝機能の変化などが考えられる
利尿薬　トリクロルメチアジド　フロセミド　など	インスリン分泌の抑制，末梢でのインスリン感受性の低下
ピラジナミド	機序不明　血糖値のコントロールが難しいとの報告がある
イソニアジド	糖質代謝の障害による血糖値上昇および耐糖能異常
リファンピシン	肝代謝促進
ニコチン酸	肝臓でのブドウ糖の同化抑制
フェノチアジン系薬剤　クロルプロマジン　フルフェナジン　など	インスリン遊離抑制，副腎からのアドレナリン遊離
フェニトイン	インスリンの分泌阻害
酢酸ブセレリン	機序不明　酢酸ブセレリン投与により，耐糖能が悪化したという報告がある

（サノフィ・アベンティス：アマリール添付文書［2009年2月改訂］より作成）

薬物療法　質問34

[インスリン療法への切り替え／スルホニル尿素薬／二次無効]

10年来，内服薬で糖尿病を治療しています。食事も運動もまじめにやっていますが，医師から「そろそろインスリンを」と言われました。食事や運動をもっと厳格にすればインスリン注射は免れるのでしょうか？

回答

「インスリン注射は大変ですよね。内服薬のまま治療を続けたいですよね。難しいかもしれませんが，食事や運動をもう一度しっかりやってみて血糖コントロールが下がるかどうか確認してみますか？」と患者さんの気持ちを受け止める言葉をかけ，まずは患者さんの思いを聞きます。

その次に「インスリン注射をしたくない理由は，どんなところですか？」とインスリン注射に対するイメージや思い，不安について話を聞きます。

「飲み薬はインスリンという血糖を下げるホルモンが出るように膵臓を刺激するので，インスリンが出ているときはよく効きます。ですが，長い間使い続けると膵臓が疲れてしまい，インスリンの分泌が少なくなり，効かなくなります」または「10年間内服薬で糖尿病の治療をしていると，**二次無効**といって飲み薬が効かなくなり，食事や運動を一生懸命行っても，糖尿病のコントロールがうまくいかない場合があります」というように内服薬での治療が困難なことも説明します。

「このまま無理に飲み薬を続けると，**高血糖**が長く続き，膵臓がさらに疲れてしまったり，**糖尿病の三大合併症**が起こるかもしれません。動脈硬化が原因で起こる**脳梗塞**や**心筋梗塞**などの合併症も心配です」と，インスリン療法の必要性も伝えましょう。

➡アプローチのポイント

インスリン注射に対する抵抗感が強いときは，患者さんにインスリン療法の受け入れができていない段階です。無理に治療の切り替えをすすめず，患者さんの思いを大切にすることが必要です。

そのうえで，インスリン注射に切り替えたくない理由を把握し，患者理解に努めます。患者さんによっては，インスリン注射に誤った認識をもっている場合もあります。

スルホニル尿素薬（以下，SU薬）の**二次無効**やインスリン注射の必要性を説明し，患者さんの反応やインスリン注射に対する考え方や受け止め方の変化をみるのです。

患者さんがインスリン療法を受け入れるためには時間がかかりますので，患者さんの思いに沿った根気よい対応が必要です。

➡その理由（根拠）

2型糖尿病の人でも，①インスリン分泌が極度に低下している，②**インスリン抵抗性が強い**，③**SU薬の二次無効**，などがあると経口薬での血糖コントロールが難しく，インスリン療法が必要になります。また，著しい高血糖状態で**尿ケトン体が陽性**の場合も，一時的にインスリン療法が必要になります。これは，ブドウ糖毒性を解除し，膵β細胞の負担を減らすためです。

SU薬の二次無効とは，SU薬で血糖のコントロールができていたのに，食事療法の乱れ，膵β細胞の疲弊，インスリン抵抗性の増加などが原因でSU薬が無効になることです。この状態でSU薬を継続しても，さらに膵β細胞が疲弊し，インスリン分泌能が低下することが考えられます。ですからインスリン療法に切り替えると膵β細胞の負担が軽くなり，インスリン分泌が回復する場合もありますが，SU薬の治療に戻ることは難しいでしょう。

SU薬からインスリン注射への切り替えに強い抵抗感を示す患者さんは多いはずです。患者さんから，「インスリン注射にならないようにがんばってきたのに

…」「インスリン注射だけはしたくない。何とか飲み薬で治療したい」という言葉はよく聞かれます。インスリン療法に切り替わる前に「もう一度食事と運動をやって血糖コントロールがよくなるかどうか試したい」と希望する患者さんも少なくありません。急を要しない限り，患者さんの気持ちを尊重し，その成果があがるかを確認します。多くの患者さんは，血糖コントロールが改善されず，**SU薬の治療の限界とインスリン療法の必要性**を感じることでしょう。

インスリン注射に対するイメージや思いを患者さんから聞くと，「針を刺すのが痛い，怖い」「面倒くさい」「お腹に傷がつくのがいや」「一度インスリン注射になると，やめられないからいやだ」「1日に何回も注射できない」「副作用が怖い」「外食のとき困る」「旅行に行けなくなる」と，実にさまざまです。「インスリン注射をすると早死にする」と思っている患者さんもいます。患者さんがインスリン注射をすることを受け入れるためには，インスリン注射への切り替えがいやな理由を詳しく聞くことが大切です。

実際にインスリン注射や針を見ると，「これならできそう」「もっと大変なものかと思っていた」と言う患者さんもいます。インスリン療法をしながら，仕事をしたり旅行している患者さんがいることや，生活スタイルに合わせて注射の回数は調整できることを伝えると，インスリン療法そのものに対する考え方が変わる患者さんもいます。

時間はかかりますが，患者さんなりに納得してインスリン療法を開始することが大切です。患者さんから「前から先生にすすめられていたけど，断っていた。でも，そろそろ自分でも限界を感じて始めることにした」「思っていたより簡単だった」「注射は痛くないけど，血糖を測るほうが痛い」「血糖コントロールがよくなってよかった」という言葉を聞くことがあります。

最初は1日4回注射していた患者さんが，血糖コントロールが改善し，生活スタイルに合わせて1日3回あるいは2回の注射に変更になる場合も少なくありません。「インスリン注射はやっぱりやめられないですか？」という質問もありますが，必要性を説明すると，多くの患者さんは納得してくれるはずです。

実際にインスリン注射は大変だと思います。患者さんの多くは，インスリン注射と一緒に血糖自己測定も開始します。「外出先での注射を打つタイミングや場所に困る」「旅行に行くときの荷物が増える」「まわりの人に糖尿病と言っていないから，隠れて注射している」などという声も聞きます。インスリン療法に切り替えてからも，患者さんの訴えや相談にのることが大切です。

[林 弥江]

薬物療法　質問35　【経口血糖降下薬／内服薬の飲み忘れ／食事抜き／生活パターンに応じた内服方法】

1日3回食前に飲む薬を，つい飲み忘れてしまいます。また，食欲のないときや寝坊したときなどは，1食抜くこともあります。そんなときの服薬は，どうしたらよいのでしょうか？

回答

「つい**飲み忘れ**ることはありますよね。どのくらいの頻度で忘れてしまうことがありますか？」と，**内服忘れ**を責めるような口調ではなく，人間なので忘れることがあるのは当然であるという態度で接します。

「いつ飲み忘れることが多いですか？　飲み忘れたときにそのことを思い出すのはいつ頃ですか？」など，1日に何回くらい忘れ，またいつであると忘れずに飲んでいるかを確認します。

例えば，**速効型インスリン分泌促進薬**を内服している患者さんには，「今，内服しているお薬は，インスリン分泌を促す薬です。速効性があるため，食前に内服することで食後の血糖上昇にインスリン分泌が追いつくようにしているのです。飲み忘れて食直後に飲んでも薬の吸収が悪く，効果は食直前に比べて3分の1程度になっています。ただ，多少なりとも効果はあるので，もしも忘れてしまったら，食事中や食直後であれば内服してくださいね。食直前がとても効果があるので，例えば『いただきます』のあいさつの後に内服してから食事をとる習慣をつけるのはいかがでしょう」と，現在内服している薬の持続時間や内服方法を説明し，**飲み忘れのときの内服方法や飲み忘れない方法**についても提案します。

「食事が摂れないときには，このお薬は中止をしてください。**低血糖**の危険があります。本当は，食欲がなくても何か消化のよいものを食べて，内服することが望ましいですね」などと，食事が摂れないときの対処についても伝えます。

➡アプローチのポイント

飲み忘れることを否定的にとらえるのではなく，どうしたら効果的に内服できるかを考えます。

生活パターンに応じた治療内容にするためには，いつなら飲めるかという情報は重要です。1日3回の内服が難しい場合には，他の薬剤に変更するか，回数を減らすなどの調整が必要になります。

現在内服している薬剤について，作用時間や効果などをわかりやすく説明します。望ましい内服時間と，どうしても忘れてしまったときの内服方法についても説明します。忘れてしまった場合には，薬があまり作用しないことも伝えて，できるだけ忘れずに内服するように促します。

内服が困難な場合には，その理由に応じて回数や薬の種類を検討することも必要になります。その際に飲み忘れることが比較的少ない時間の情報は，大切になります。

内服薬の作用や持続時間などを説明することで，内服の意義を理解して，きちんと内服できるようになる患者さんもいます。しかし，一般的には食前薬の飲み忘れはよくあることです。箸にのせておくことや弁当箱の蓋に貼り付けておくなどの工夫を提案するのもよいでしょう。食前薬は，食事のあいさつのときに内服する習慣をつけることができると効果的です。

食欲がないことや，寝坊することは誰にでもあります。そのときに，どのようにすればよいのかを具体的に伝えます。

➡その理由（根拠）

内服薬の飲み忘れは，頻度が増えると**血糖コントロール**に大きく影響します。ですから，患者さんが正直に飲み忘れを伝えることは，血糖コントロールを考えるうえで重要なことです。飲み忘れを責めないことで，患者さんの自己管理に対する自信を失わせないように

します。

　先に速効型インスリン分泌促進薬について説明をしていますが，α-グルコシダーゼ阻害薬でも，内服方法は同様です。これは腸管からの糖の吸収を緩やかにして血糖を上げにくくするはたらきがあるために，食後の内服では間に合いません。ですから，食直前の内服が望ましいのです。

　スルホニル尿素薬（以下，SU薬）の場合は，速効型インスリン分泌促進薬よりも緩やかにインスリン分泌を促すため，基本的には1日1～2回の内服になります。ですから，食前に内服を忘れたら，気がついたときに内服をするほうがよいということになります。また，食後1時間以内であれば，忘れた分の内服をしてもらいますが，2回分をまとめて内服することは低血糖になるため危険です。

　寝坊や食欲不振により**食事を抜く**ときには，α-グルコシダーゼ阻害薬やSU薬，速効型インスリン分泌促進薬は効果がなく，低血糖になるため**内服を中止**します。本来はできるだけ食事を摂取して内服をすることが望ましいので，例えば朝食を抜いた場合の内服後にビスケットやクッキーを食べるようにしてもよいでし

表｜飲み忘れ時の対処の一例

分類	商品名	服薬時間	飲み忘れ時の対処
スルホニル尿素(SU)薬	ダオニール，グリミクロン，アマリールなど	食直後	食後1時間以内であれば1回分服用する 1日1回なら食直後に服用し，それ以降は1回分抜く
速効型インスリン分泌促進薬	スターシス，グルファストなど	食直前	食事中に気づいたら服用し，それ以降は1回分抜く
α-グルコシダーゼ阻害薬	ベイスン，グルコバイ	食直前	食事中に気づいたら服用し，それ以降は1回分抜く
インスリン抵抗性改善薬	アクトス	食後	食後気づいた時点で服用する
ビグアナイド	メルビン，グリコラン	食後	食後気づいた時点で服用する

ょう。

　また，食欲がない場合には，消化のよいものを食べるか，水分を摂取するように指導します。その際の水分は，水やお茶でかまいません。脱水予防に努めるように促します。

　飲み忘れたときの対処の例を**表**に示します。

［山地陽子］

薬物療法　質問36

【頻回注射への抵抗感／インスリン持続皮下注入（CSII）療法】

1日に何度も注射しなくてもよい方法はありませんか？

回答

「何度も注射することが苦痛なのですね」と，まず患者さんの負担感に共感し，自己管理に努力していることを認めます。

そのうえで，「何度も注射する痛みが苦痛ですか？外出先でインスリン注射をすることに困っていますか？　お仕事との両立が大変ですか？」など，インスリン注射のどのような点に負担を感じているのか，問題を明確にします。注射針，デバイス，インスリン製剤の種類，注射時間，注射部位などの変更で解決できると考えられる問題に対しては，解決策を説明します。

次に，**インスリン持続皮下注入（CSII）療法**（以下，CSII療法）について説明します。「持続皮下インスリン注入療法，略してCSII療法という方法があります。お腹などの皮膚に針を刺したままにして（留置：写真－①，②）**携帯小型ポンプ**（写真－③）を使い，就寝中を含め**24時間持続的にインスリンを注入する方法**です。使うインスリンは**超速効型**です」と，情報を提供します。

さらに，「血糖値は，夜間・空腹時に血糖値を調節している"**基礎インスリン**"，食事のとき糖の取り込みに必要な"**追加インスリン**"で調節されています。注射によるインスリン療法では，基礎インスリンは**持効型・中間型インスリンを1日に1〜2回注射**し，追加インスリンは**速効型・超速効型インスリンを食事のときに注射**します（図1）。CSII療法では，基礎インスリンは"**基礎注入（ベーサルと呼びます）**"として持続注入し，追加インスリンを"**追加注入（ボーラスと呼びます）**"としてそのつど注入し補充します（図2）。CSII療法の利点は，注射と異なり，ベーサルを時間によりプログラム設定することで，夜間の低血糖，早朝の高血糖，運動量，生活のリズムに対応させることができる点です。ボーラスも食事時間・内容や会食など，食事スタイルによる対応がしやすい方法です」と，説明します。

また，手技について，「CSII療法では，皮下に針を留置して携帯小型ポンプからインスリンを注入するので，インスリンの補充のたびに注射をする必要はあり

写真｜インスリン持続皮下注入（CSII）療法

① 腹部に針を留置した状態 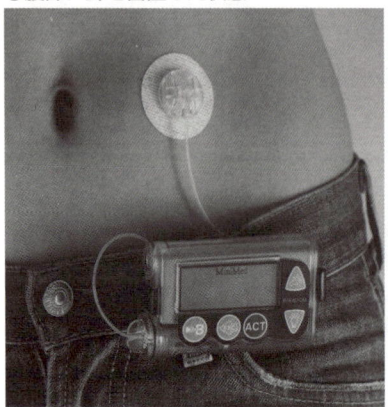
ルートの長さは60cm，110cmの2種類
（パラダイム712簡易マニュアル，日本メドトロニックより転載）

② 留置針 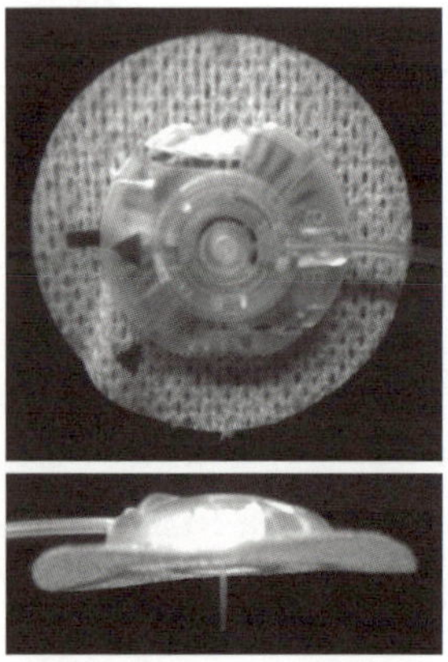
留置針の長さは6mm，9mmの2種類がある（写真は6mm）

③ CSIIに使われる携帯小型ポンプ 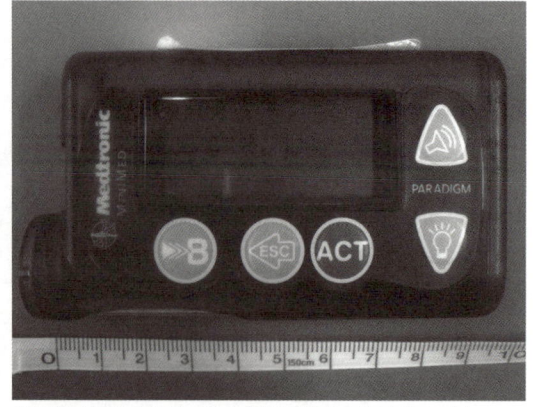
パラダイムインスリンポンプ712（日本メドトロニック）

図1 | 注射によるインスリン投与のイメージ

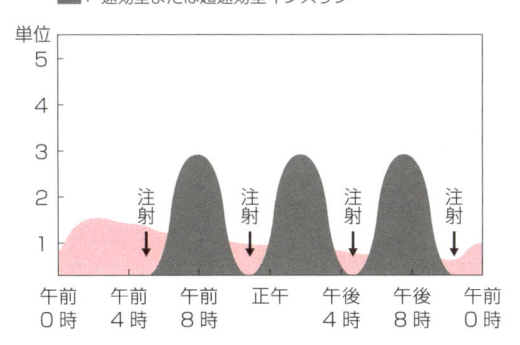

■ 持効型または中間型インスリン
■ 速効型または超速効型インスリン

図2 | CSII療法によるインスリン注入のイメージ

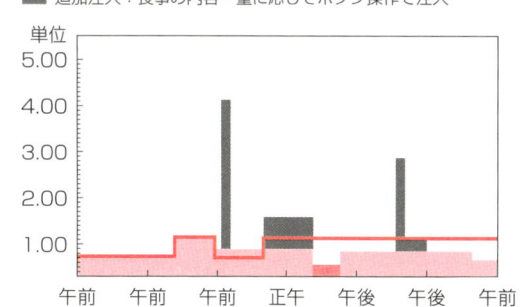

■ 基礎注入①：血糖値傾向に合わせプログラムしたポンプによる自動注入
— 基礎注入②：休日の生活に合わせプログラムしたポンプによる自動注入
■ 基礎注入③：運動のため30分刻みで一時的に基礎注入量を変更
■ 追加注入：食事の内容・量に応じてボタン操作で注入

(パラダイム712簡易マニュアル，日本メドトロニックより転載，一部改変：図1，2とも)

ませんが，留置している**針の交換**は通常3日間隔で患者さんが行います。携帯小型ポンプは，血糖値に合わせ自動的にインスリンが注入されるわけではないので，**ポンプ操作**を覚えることが必要です。携帯電話が操作できる方なら手技の習得は心配ありません。ポンプの故障時の対応，アラームへの対応，留置針の閉塞や抜けたとき，留置針を固定するテープによる皮膚のかぶれなどのトラブルに対する対応方法を理解しておくことが大切です」というように，医療者の先入観や考えを押しつけず，良い点，悪い点を十分に理解してもらうように説明します。

→アプローチのポイント

　患者さんが糖尿病のコントロールを良好にしたいと感じている気持ちを大切にし，問題を解決する方法を一緒に考えたいという姿勢で話を聞きます。患者さんが主治医に遠慮している場合もあるので，仲介役を担うことも大切です。患者さんの意向や理解状況を観察しながら治療方法の自己決定をサポートします。

　患者さんの話を聞きながら，注射自体が痛いと感じているのか，自分のライフスタイルに合わせにくいと感じているのか，インスリン注射のうえに血糖測定をすることを負担と感じているのかなど，患者さんが何を問題点と感じているかを整理します。患者さんの言葉をくり返しながら話をまとめ確認すると，問題点を明確にしやすいでしょう。加えて，**頻回注射**を必要とする状況が暁現象や妊娠など身体面の問題なのか，食事療法や運動療法，または仕事など生活面の問題なのかを客観的に分析し，**CSII療法**が適応になるかどうか

を考えます。

　可能なら，実際にポンプや器具に触れてもらいます。CSII療法を取り入れると患者さんの生活や自己管理がどう変化するかを説明すると，イメージしやすくなります。実際に，CSII療法を行っている他の患者さんの話を聞いてみることも，患者さんが自己決定するためによい方法でしょう。

　ポンプ操作や自己管理に必要とされる患者さんの状況を把握します。視力の状態がポンプの液晶の表示が確認できる程度か，液晶の英語表示を理解できるか，インスリンを入れているシリンジや留置針の交換の手技の修得が可能かどうかを確認します。また，インスリンが注入されないとケトーシスを起こす可能性がありますので，留置針の閉塞や抜去，ルートの閉塞・損傷時の留置針やルートの交換方法などを修得しておかなくてはなりません。そして，ポンプ故障時のペン型インスリンでの対応，アラームへの対応，留置針を固定するテープによる皮膚のかぶれ，留置針の刺入部の感染などのトラブルに対する理解と対応を患者さんに理解してもらうことが重要です。

→その理由（根拠）

　最近のインスリンポンプは，ベースのプログラムを30分ごと0.05単位で調節でき，3パターンのプログラムが可能です。またボーラスは0.1単位で量の調節ができ，ボーラス注入も注入に要する時間を調節することで3パターンの注入方法が可能，より**ライフスタイル**に合わせやすく改良されています。　［大倉瑞代］

薬物療法　質問 **37**　【吸入インスリン】

吸入式のインスリンがあるのですか？

回答

「吸入インスリンに興味があるのですね。どのような点に関心がありますか？」と尋ね，患者さんが，なぜ吸入インスリンに関心をもったのか，吸入インスリンの何に関心をもったのか，まず聞きます。そして，「毎日のインスリン注射が，痛くて苦痛なのですね」と患者さんの負担感に寄り添います。

そのうえで，吸入インスリンの情報を提供します。「吸入インスリンは，現時点（2009年4月現在）では，日本だけでなく世界でも認可がおりていないので**実用はできない状況です**」，さらに「吸入インスリンは，専用のデバイスを使い，肺胞からインスリンを吸収することができます。**作用発現**は超速効型インスリンより速く，**最大作用発現時間**は超速効型と同様であり，持続時間は速効型に近いといわれています（図）[1]。**持続時間が短く，持効型・中間型インスリンの代わりにはならないので**，患者さんによっては持効型・中間型インスリン注射が必要な場合があります。吸入タイプなので，注射の痛みはありませんが，上手に吸入しないと効果にばらつきが出ます。また，会社により異なりますが，吸入器はインスリン注射器より大きいといわれていますので，携帯に便利かどうかは疑問です。皮下注射よりインスリン量が多く必要なので，**医療費**が多くかかるのではないかという心配もあります」「喫煙や喘息の状態が吸収に影響するといわれています。肺機能への影響・肺癌への影響など安全性の問題も今のところ不明です」というように，医療者の先入観や考えを押しつけず，良い点，悪い点を十分に理解してもらうように説明します。

➡アプローチのポイント

患者さんが**インスリン注射に負担を感じている場合**があります。患者さんの思いを受け止め，否定せず話を聞きながら，問題点を整理します。現状の努力を認め，患者さんが糖尿病のコントロールを良好にしたいと感じている気持ちを大切にします。負担感や悩みは，他の多くの糖尿病の患者さんが感じていることを話すと，患者さんも話しやすくなるでしょう。

患者さんが，吸入インスリンを使用すると仮定し，それでも**持効型・中間型インスリン注射は必要になる**こと，専用の吸入器の携帯は便利かどうかなど，自己管理がどう変化するかをイメージしてもらいながら説明すると，吸入インスリンの良いところ，悪いところを理解しやすいでしょう

患者さんの，将来の糖尿病医療に対する希望を損なわないようにすることが大切です。糖尿病の治療は進歩していること，患者さんたちが負担と感じている問題を解決できるように，私たち医療者も努力していること，患者さんが感じている負担や悩みを医療者が聞くことで，糖尿病の医療の進歩に役に立つことを伝え

図　各投与経路の違いによる血中インスリン濃度の変化

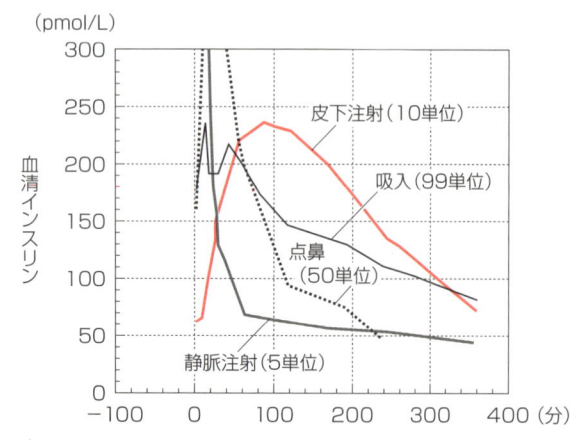

（Patton JS, Bukar J, et al：Inhaled insulin. Adv Drug Deliv Rev 35：235-247, 1999 より転載，一部改変）

ます。

最近は，テレビ，インターネットなどを通じて情報が氾濫し，情報が多くなりすぎて患者さんも混乱しやすい状況です。情報を整理し，正確な情報を伝えること，ひとりの患者さんに関わる糖尿病医療チームの言動を統一しておくことも重要です。

➡その理由（根拠）

吸入インスリンは，肺胞からインスリンを吸収することができます。肺胞は表面積が50〜140m^{2}と広く[2]，インスリンの吸収に優れているといわれています。インスリンの吸収動態は，静脈と肺からの投与では，同程度であるといわれており，作用発現は超速効型インスリンより速く，最大作用発現時間は超速効型と同様であり，持続時間は速効型に近いといわれています。**1型糖尿病**など，基礎分泌の補充が必要な患者さんは，基礎分泌を補充する注射は必要です。**喫煙**は吸収を増強させ，喘息は吸収を低下させるといわれています。**肺機能に及ぼす影響，長期的な安全性**は，不明な点が多いのも事実です。　　　　　［大倉瑞代］

引用文献
1）門脇孝他編：カラー版 糖尿病学 基礎と臨床, p.739-740, 西村書店, 2007.
2）柳沢慶香他：新しいインスリン治療, 最新医学, 62（4）p.15-18, 2007.

患者さんに届いたこのひとこと

7　Gさんがいてくれたからよ

糖尿病の三大合併症を発症したGさん（37歳男性）。8年間私はGさんの療養支援を継続してきました。ある日，「合併症がここまで進んでしまって，私はGさんにとって役に立たなかったね」と伝えると，彼は「この8年間で看護師としてずいぶん成長したと思う。僕がここまで死なないできたのは看護師さんのおかげだよ」と返してくれました。「私はGさんと出会って，Gさんの糖尿病をどうにかしたくて一生懸命だった。『いい看護師に成長した』と言ってくれるなら，Gさんがいてくれたからよ。ありがとう」と感謝の気持ちを伝えると「僕はちっとも言うことをきかなくて，人に迷惑をかけてばかりの人生だと思っていたけど，看護師さんの役には立ったかな」と，患者であることの意味を私に話してくれました。

この1年後に，私と同い年のGさんを看取りました。Gさんは今もこれからも糖尿病看護の私の恩師です。皆さんの看護の原点となる患者さんは誰ですか？　　　　　［中山法子］

薬物療法　質問38

【医療費負担／インスリン治療の診療報酬】

インスリン治療を始めると，医療費が高くなるのはなぜですか？

回答

費用のことは医療者に聞きにくい，と感じている患者さんも多いと思います。したがって，「**医療費**について知りたいと思われているのですね」など，患者さんの気持ちを察し，聞いてもらってよかったという姿勢で説明します。経済的な問題や感覚は個々人で差がありますので，医療者側の価値観を押しつけないように配慮します。

患者さんが，自身の病態と治療内容を理解したうえで，治療方法の選択を考えることが大切であること，一緒に考えていきたいことを話します。患者さん自身の生活や自己管理で何を重要に考えているかを話し合います。

医療費の内容は以下のようになります。

インスリン療法は，**内服療法**より治療費が高くなります。保険点数は1点＝10円です。例えば，

● 病床数200床以上の病院で，2型糖尿病で，キット製剤を1回注射で外来インスリン導入した場合

・在宅自己注射指導管理料	820点
・血糖自己測定器加算（月60回以上）	860点
・注入器用注射針加算	130点
・在宅療養指導料	170点
・外来診療料（再診療）	60点
合計	2,040点

3割負担の患者さんでは6,120円となります。加えて処方されたインスリンキット製剤の本数の費用が必要となります。

● 病床数200床以上の病院で内服治療の場合

・外来診療料（再診療）	60点
合計	60点

3割負担の患者さんでは180円となります。加えて処方された薬剤の費用が必要となります。

患者さんが，医療費のどのような内容を高いと感じ，説明を求めているのか，十分に把握し説明します。

在宅自己注射指導管理料，血糖自己測定器加算についての質問が多くみられます。在宅自己注射指導管理料は，インスリン注射の手技の指導やインスリン量の説明だけでなく，何かトラブルがあったときの対応・管理を含めるので，毎月算定されます。血糖自己測定器加算は，より良好な血糖コントロールにするために自己測定された血糖値が重要であるので算定され，十分に治療に活用されていることを説明します。

➡アプローチのポイント

患者さんが自分の糖尿病の状態をどのように理解しているかを踏まえたうえで，**ブドウ糖毒性**の解除のため，外科的治療を受けるためなど，なぜインスリン治療が必要な身体状態なのかを説明します。患者さんの抵抗感・負担感に配慮し説明を十分に行うことで，治療法を選択する自己決定をサポートします。患者さんの必要なインスリン量によっては，**キット製剤**より**カートリッジ製剤**のほうが，費用がかからない場合もあります。キット製剤の場合，注射器の種類により価格が違います。患者さんの意向を踏まえ，選択肢を提示して，選択してもらうこともよい方法です。家族の理解・協力を得るためにも，一緒に聞いてもらうことがよいでしょう。

患者さんがより詳しい説明を希望する場合，各施設の専門部門に依頼することも必要です。

私たち医療者は患者さんのからだを大切に考えていること，最善の医療を提供したいこと，困ったことや心配なことは何でも相談してもらいたいことを伝えることも重要です。

➡ その理由（根拠）

インスリン注射に関する診療報酬を以下に示します。

①在宅自己注射指導管理料

・在宅自己注射指導管理料	820点

在宅の指導管理が必要と医師が判断した場合，患者に療養上必要な指導を行い，必要な衛生材料（アルコール消毒綿，ガーゼ，テープなど）を支給し，月1回に限り算定します。

②血糖自己測定器加算

インスリンを在宅で自己注射している患者に血糖のコントロールを目的として必要物品を給付し，在宅で血糖自己測定を行ってもらいその記録に基づき指導を行った場合に，在宅自己注射指導管理料に加算されます。血糖測定器と必要物品（センサー，穿刺針，穿刺器具）などの必要な費用は点数に含まれます。

・月 20回以上	400点
・月 40回以上	580点
・月 60回以上	860点
・月 80回以上 （1型糖尿病の外来患者に限る）	1,140点
・月100回以上 （1型糖尿病の外来患者に限る）	1,320点
・月120回以上 （1型糖尿病の外来患者に限る）	1,500点

複数月分のインスリンが処方されている場合，ひと月に複数回の算定が可能です。

③注入器加算

カートリッジ型のインスリンを使用した場合，注入器本体を処方した月に限り算定します（表）。注入器は薬局では給付できません。

・注入器加算	300点

④注入器用注射針加算（表）

・1型糖尿病患者，2型糖尿病患者（おおむね1日4回以上の自己注射が必要な場合に算定）	200点
・上記以外の患者	130点

表｜注入器加算と注入器用注射針加算の算定

注入器の種類	製品	注入器加算	注入器用注射針加算
ディスポーザブル注射器	ヒューマリン（バイアル）など	○	×
万年筆型注入器	ノボペンなど	○	○
一体型キット製剤*	ヒューマカートキット，フレックスペンなど	×	○

＊注入器は薬価に込み

⑤在宅療養指導料

・在宅療養指導料	170点

在宅療養指導管理料を算定している外来患者（インスリン注射をしている）が保険診療機関を受診した際，その管理に対して，患者に指導を行った場合，月1回算定ができます。ただし，患者のプライバシーが配慮されている専用の場所で30分以上の療養指導を行うことが必要です。初回の指導を行った月は，月2回に限り算定できます。

⑦外来診療料（再診療）

・病床数200床以上の病院 （外来管理加算は算定できない）	60点
・病床数200床未満の病院・診療所	71点

⑧外来管理加算

・病床数200床未満の病院，診療所のみ加算	52点

⑨薬価

下記の価格ですが，患者の保険の自己負担により実際の負担額は異なります。

●インスリン製剤

・キット製剤 （インスリンの種類・会社により異なる）	1,600〜2,500円前後
・カートリッジ製剤	1,500〜1,800円前後
・バイアル製剤	3,800〜4,300円前後

●内服薬

・薬剤により薬価は異なるが，高い薬でも1錠50円前後	

［大倉瑞代］

食事療法　質問39

[糖尿病診断へのとまどい／食事療法への不安／食事療法の基本／適正な食事量／標準体重]

糖尿病と診断されました。これから先，食べたいものを食べられなくなったり，家族と同じものを食べられなくなるのですか？

回答

最初から**食事療法**について解説するのではなく，患者さんの表情や言葉の調子などを観察しながら，「糖尿病になると，食べたいものが食べられなくなってしまうと考えているのですね」と，質問に込められた患者さんの思いを確かめ，その思いに理解を示します。

そのうえで，①糖尿病の食事療法では，食べてはいけないものはほとんどなく，家族と同じものを食べてもよいこと，ただし，②糖尿病はインスリンの作用不足によって血糖値の上昇を起こすため，自分の**インスリン分泌**に見合った**食事の量**や**食べ方**を工夫する必要があることを伝えます。

➡ アプローチのポイント

初めて糖尿病を指摘された患者さんの思いを把握し，理解を示します。診断されてどのように思ったか，糖尿病や食事療法に対して今どのように感じているかなど，心理的なアセスメントを行い，患者さんの思いを否定することなく，理解を示すことが大切です。患者さん側に食事療法の話を聞く準備が整っていれば，食事療法の必要性や考え方について伝えます。

➡ その理由（根拠）

初めて糖尿病と言われた患者さんは，戸惑いや不安など，さまざまな思いをもっています。「どうしてこんな病気になってしまったのか」「糖尿病になってしまったからおいしいものは食べられない。人生真っ暗だ」と悲観的になる人も少なくありません。病気が受け入れられていないのに，そのような思いを無視して食事療法の解説をしても，患者さんには届きません。看護師は，患者さんの思いを把握して，病気の受け入れや食事療法に取り組む準備ができているかどうかをアセスメントし，食事療法について説明するタイミングをはかることが大切です。

糖尿病の食事療法で，食べてはいけない食品はほとんどありません。適正な量とバランスが大切になります。健康な人はたとえ暴飲暴食をしても，食べた量に見合った量のインスリンが分泌されるため，血糖値が高くなることはありません。しかし糖尿病患者は，食事量に見合ったインスリンが分泌できないため，自分のインスリン分泌に見合った食事量を調整しなければならないのです。そのため，食事療法のみで治療をする場合のみならず，たとえ薬物療法を行っていたとしても，食事療法が重要となります。

適正な量とは，性別，年齢，肥満度，身体活動量，血糖値，合併症の有無などを考慮して決定します。算出方法は［**標準体重**(kg)×**身体活動量**(kcal/kg標準体重)］で求められます。**標準体重**は［身長(m)^2×22］で求められます。**身体活動量**は，からだを動かす程度によって決まる量です。身体活動量の目安は，軽労作（デスクワークが主な人，主婦など）は20〜30kcal/kg標準体重，普通の労作（立ち仕事が多い職業）は30〜35kcal/kg標準体重，重い労作（力仕事の多い職業）は35〜kcal/kg標準体重です。

糖尿病食は健康食です。家族と別メニューを食べる必要はありません。バランスが大切な糖尿病食は，家族の健康を維持するためにもよい食事です。ただし，糖尿病の人は，量を考えなければならないので，大皿に盛ってそこから食べてしまうと，自分の食べた量がわからなくなってしまいます。適正な量を守るために，自分の食べる分はあらかじめ取り分けて量を決めたり，一人ずつ盛りつけるなどの工夫が必要です。

［平野美雪］

食事療法　質問40　【糖尿病診断へのとまどい／菓子類／間食／QOL】

糖尿病と診断されました。これまで，近所の方とお茶を飲みながらお菓子をいただくのが楽しみでした。もう，甘いものは絶対食べてはいけませんか？

回答

「糖尿病だから，甘いものは食べてはいけないと思っているのですね」と，糖尿病と言われて，今までの楽しいお付き合いが今後はできなくなると心配している患者さんの気持ちをまず聞き，受け止めます。

「楽しいご近所付き合いなんですね」と，1日の過ごし方，近所の人とのつながり，お菓子はどんなものを食べているのか，その頻度などを聞き取ります。

患者さんの反応，表情などを通して理解の様子をみながら，エネルギー量の摂りすぎがよくない理由と，特に**菓子類**は血糖値を上昇させやすいこと，高血糖が高血糖を招き悪循環となることを説明します。

患者さんの血糖コントロールの状態を見極め，全く**間食**を禁止するのではなく，どのくらいであれば食べてもよいのかを説明します。

→アプローチのポイント

患者さんは，糖尿病と言われて，甘いものはもう食べられないと考えています。最初に理想的な食事療法を説明しても，患者さんはつらくなるだけです。患者さんがどのような生活を送っているのか，どんなことを大切にしているのか，食生活を含めて情報を得る必要があります。食事療法の大変さを理解しようとする姿勢を示す必要もあります。

さらに，低エネルギーの菓子の工夫や人工甘味料の使い方についての説明を栄養士に依頼し，QOLに配慮した食事療法を考えます。

→その理由（根拠）

食事療法を完璧に実行することは，大変で不可能に近いでしょう。患者さんは，治療のためには食事に気をつけなければならないということは知っているようです。そのために，今までのように近所の人との楽しい時間が過ごせなくなると考えていると思われます。

糖尿病になったら甘いものは絶対食べてはいけない，ということはありません。QOLを考えると，この楽しみをやめることは生活の楽しみを奪うことになり，理想的な療養生活とはいえなくなります。誰でも，自分の今までの楽しみや生きがいを奪われてしまうのは悲しいものです。そのような生活では，療養行動のバランスもとれなくなるでしょう。**望ましい療養生活**とは，QOLを保持しながら，高血糖や糖尿病による合併症に伴う身体的苦痛を回避していくことです。

しかし，**菓子**などの摂取量が多いとエネルギー量がオーバーし，血糖値を上げてしまうのは事実です。特に菓子類に使用されている**砂糖**は消化・吸収が速く，血糖値を急に高めてしまいやすいのです。そのため膵臓にも負担がかかります。そしてインスリン分泌の抑制が高血糖を招き，高血糖がさらなるインスリン分泌の抑制を来すという悪循環（**ブドウ糖毒性**）も起こします。これらのことを，患者さんが理解できるように説明する必要があります。

個々の患者さんの血糖コントロール状態によって，どこまでの範囲なら可能なのかを一緒に考えていきます。1単位と同じエネルギー量の嗜好食品について説明し，どのくらいならよいという範囲がわかると，気持ちも楽になるでしょう。また，普段は極力食べないようにして，近所の人と食べるときのみの楽しみにするなどのメリハリをつけることも必要です。この先も長く健康でいるために，からだのことを考えて折り合いをつけられるように，患者さんの価値観や楽しみ，生きがいを大切にしながら，自己管理が行えるように支援していく必要があります。

［大道直美］

食事療法　質問 41

【食事療法への不安 / 高齢者の一人暮らし / 調理未経験者 / 食事療法の基本 / 配食サービス】

妻に先立たれて一人暮らしの70歳です。自分で食事療法をしなければなりませんが，今まで全く調理をしたことがありません。どうしたらよいのでしょうか？

回答

「今まで調理をされたことのない方が食事療法を行うことは大変ですよね」と，まず，患者さんの困惑に理解を示します。

最初から食事療法を完璧に行うのは難しいので，患者さんができることから始めるとよいでしょう。「指示エネルギー量は○○kcal」と説明してもイメージが浮かびにくいので，まず今食べている食事内容を患者さんに話してもらい，その中から改善できることを一緒に探していく方法もあります。

一人暮らしで外食中心の場合は，患者さんの指示エネルギー量および食品配分を，具体的な献立例を用いるなどして1日分の食品構成として提示し，把握してもらうことが大切です。そうすることで，どのような食品を選べばよいかわかりやすくなります。

また，エネルギー量や栄養バランスを考えた食事を届ける配食サービスがあることを紹介してもよいでしょう。

→アプローチのポイント

これから食事療法に取り組もうとする患者さんの姿勢に理解を示します。一人暮らしの高齢者が食事療法を行う大変さに理解を示し，食事療法への取り組みを支えていくことが大切です。

食事療法というと特別なことのように思われますが，健康を維持していくための食事であり，特別なことをする必要はないことをわかってもらいます。指示エネルギー量を数字で示すよりも，現在の食事内容から，自分が何kcal摂取しているのかを理解してもらいます。まず，今までの食生活を振り返ってもらい，患者さんに気づいてもらうことが大切です。その中から改善できることを一緒に探していきます。

食事療法の基本は，①指示エネルギー量を守る，②栄養バランスのよい食事をとる，③朝・昼・夕の3食をほぼ同じ量にする，④食間隔は5～7時間程度にする，ということです。この説明をしたうえで，さらに時機をみながら，実際的な工夫の仕方を患者さんと一緒に考えていきましょう。

この質問では，患者さんは食事療法をするためには「自分で調理しなければならない」という思いが強いようです。食事療法を厳格に行うためには自分で調理をしたほうがよいのですが，高齢であり，今まで調理をしたことのない人が調理をするのは大変なことです。ご飯を炊くことはできても，おかずをつくることはできず，外食ですませたり，惣菜を買ってくることが多いのではないかと思います。外食や惣菜を上手に選んで食べることで，食事療法が続けられることを説明していきます。

→その理由（根拠）

一人暮らしになってからの食生活について聞き取り調査を行うことで，食事療法の改善点を見つけることができ，食事療法への取り組みが明確になってきます。

糖尿病などで食事療法をしていたり，介護食が必要な高齢者のために，エネルギー量や栄養バランスを考えた食事を届ける配食サービスが増えています。自治体や民間によるものがあります（質問120参照）。このようなサービスを一定期間だけでも試してみると，どんな献立が食事療法にふさわしいのかを知るのに役立ちます。しかし，個人の好き嫌いには細かく応じてもらえないこと，契約は1週間，1カ月単位などであること，1食当たりの値段が安くないなど，利用する際に知っておきたい注意点もあります。　　［佐田佳子］

食事療法　質問42　【HbA1c／血糖コントロールの指標／食事療法の継続】

HbA1cって何ですか？

回答

　まず，「ヘモグロビンA1c（HbA1c）とは，血液の赤血球に含まれているヘモグロビンに，血液の中にあるブドウ糖（これを血糖といいます）が結びついたもので，血糖コントロールの指標となります。HbA1c値は，単発的な食事や運動の影響を受けにくく，1～2カ月前の平均的な血糖コントロール状態を知ることができます」と説明します。

　次に，「合併症の発症を防ぐために血糖コントロールを良好に維持する必要があります。HbA1c値は，糖尿病の診断や，適切な血糖コントロールのためにとても役立つ指標です」と，表を示して説明します。

➡アプローチのポイント

　血糖コントロールの指標についての知識を提供します。患者さん自らが1～2カ月間の血糖コントロールがどうであったのかを把握し，生活を振り返るというプロセスが，自己管理の継続にとても重要です。数字ではピンとこなくとも，グラフをつけるなどして自らの血糖変動の傾向をつかむとよいでしょう。

　自らの血糖コントロール状態をもとにメリハリをつけた食生活をすすめます。HbA1c値を指標にすると，何度か食べすぎた日があっても，他の日がそうでなかったら，平均して血糖コントロールがよいといわれるでしょう。一方，HbA1c値では日内変動を把握することができないので，日内の血糖コントロールを知るには，空腹／食後血糖値をみていく必要があります。自らの血糖変動の傾向がわかれば，「次回はもう少しお酒を控えよう」「少しは外食してもいいかな」など，メリハリをつけた食生活につながることを説明するとよいでしょう。

➡その理由（根拠）

　ヘモグロビンは，肺で取り込んだ新鮮な酸素をからだのすみずみまで運ぶという大切な役割を果たしています。血管の中を流れているうちに，血液中のブドウ糖とヘモグロビンが結びつきます。糖尿病では血糖値が高いですからHbA1c値も高くなります。つまり，血糖値が高ければ高いほど，またヘモグロビンが血液中のブドウ糖に曝されている時間が長ければ長いほど，それにつれてHbA1c値も増加するということになります。なお，貧血などのヘモグロビン異常がある場合は，値が変動するので注意が必要です。

　食事や運動に注意を払い続けるのは大変なことです。毎食同じものを同じだけ食べ，同じように運動することはとうてい無理です。また，血糖値を気にするあまり食事を全く楽しめないようでは，かえってストレスになり，食事療法の継続に悪影響となる可能性があります。ときには羽目をはずして会食などを楽しむのは，その後の食事療法継続のモチベーションにつながるでしょう。そのメリハリをつけるために血糖コントロールの指標を知り，自らの血糖コントロール状態を把握するのはとても大切なことです。　［瀬戸奈津子］

表｜血糖コントロールの指標と評価

指　標	優	良	可（不十分）	可（不良）	不　可
HbA1c値（%）	5.8未満	5.8～6.5未満	6.5～7.0未満	7.0～8.0未満	8.0以上
空腹時血糖値（mg/dL）	80～110未満	110～130未満	130～160未満		160以上
食後2時間血糖値（mg/dL）	80～140未満	140～180未満	180～220未満		220以上

（日本糖尿病学会編：科学的根拠に基づく糖尿病診療ガイドライン 第2版, p.19, 南江堂, 2007より転載）

食事療法 質問43

【食事と血糖変動／糖新生】

要するに，食べなければ血糖値は下がるのでしょう？

回答

「食べると血糖値が上がるので，そのように思うのですか？」と聞き，患者さんの思いを否定せずに傾聴しながら，なぜそのように思うのかを確認します。そのうえで，患者さんの言動や表情から，食事療法に対する思いを受け止め理解するとともに，実際にどのように今まで食事療法を行ってきたかを把握します。

患者さんの反応や理解度を確認しながら，聞く準備ができたところで，「**食べなくても，血糖値が一定以下にならないように，からだはうまくはたらいているのですよ**」と，血糖の流れや，極端に食事量を減らすことの弊害についても説明します。

→アプローチのポイント

これまでの食生活をよく聞き取り，患者さんが，糖尿病治療の基本である食事療法をどのように受け止めているかを把握します。また，糖尿病であることで，周囲の人からどう言われているかなども，患者さんの自己管理方法を左右する要因になるため，言葉の裏にある気持ちを汲み取り，理解しながら，無理なく安全に治療が行えるよう支援を進めます。

→その理由（根拠）

患者さんの自己管理方法の背景には，患者さんなりの思いや考えがあります。看護師はそのことをよく聞き，患者さんなりの考えを最初から否定しないことが重要です。最初から「そのやり方は違いますよ」と看護師に言われると，患者さんはそれ以上語らなくなり，その後の看護師の言葉にも耳を傾けなくなるでしょう。そうなると，一方通行の関わりになり，やがてその関係も消失します。まず，患者さんに本音を話してもらえる関係づくりと患者さんへの理解を深めます。

患者さんの中には食事療法について「食べなければ血糖値は上がらないだろう」という極端な考えをもち，必要以上に食事量を減らしている人がいます。周囲の人に，「食べすぎるから糖尿病になったのだ」という印象をもたれることも関係しているのかもしれません。食べる量を減らすことで血糖値はある程度下がり，体重も減りますが，極端な方法は長続きしないことが多いのです。ある時期が過ぎると，その反動で多食や早食いになり，そうした急激な体重の**リバウンド**や血糖値の上昇はからだに負担となります。また極端に食事量を減らしたことで，**空腹感**が強くなって集中力を欠いたり，いらいらしたり，ふらつきを生じたりします。**栄養不足**を招くこともあります。これらのことが食事療法を行った結果の不快な体験として患者さんに認識されると，その後の修正が難しくなります。

人間のからだは食べるともちろん血糖値が上がりますが，食べないときには肝臓に蓄えられていた糖が放出されるので（**糖新生**），血糖値が下がりすぎるわけではないことを，患者さんにわかってもらう必要があります。人間のからだはそうならないように，うまくできています。ただし，これは食事療法のみの患者さんにいえることで，**薬物療法**を行っている患者さんは**血糖値が下がりすぎることがあります**（質問26参照）。

食事療法は，栄養素のバランスや摂取時間を考え，その患者さんに合ったエネルギー量の範囲内で3食摂ることが重要です。エネルギー量を摂りすぎていた人は，標準体重と日常の活動量から算定されたエネルギー量をもとに今までの食事療法を振り返りながら，少しずつ摂取エネルギー量を減らしていく必要があります。また，最初の指導では，患者さんが無理なく行える食事療法を十分考慮します。

[大道直美]

食事療法　質問44

【肥満と血糖コントロール / 標準体重 / BMI / 体脂肪率】

もう少し痩せれば，血糖値がよくなると聞きました。太っていることは，血糖コントロールに関係があるのでしょうか？

回答

「もう少し血糖値をよくしたいのですね。太っていると，蓄積している脂肪のせいで，インスリンが効きにくいからだになります。その結果，血糖値が上昇します」と，患者さんの思いを確認しながら，**肥満が血糖コントロール**に及ぼす影響について説明します。

現在の患者さんの体重を確認し，**標準体重**[（身長 m）^{2} × 22]，**BMI（肥満度）**[体重 kg ÷（身長 m）^{2}：22 だと病気になりにくく長命という報告があり，25以上だと肥満]，**体脂肪率**などの身体状況を説明します。

今までの食生活を振り返り，急激な減量ではなく，「改善していける点を一緒に考えましょう」と支援する姿勢を示します。

➡アプローチのポイント

体重と血糖値の関係について患者さんが関心をもっていると考えられ，やる気になっているチャンスととらえ，支援していきます。

今までの食生活を含めた生活習慣や身体状況について患者さんと一緒に，振り返ります。患者さんが責められていると感じないよう関わることが重要です。

食事療法については，最初から標準体重を目標にするのではなく，無理なく減量できる目標設定を患者さんとともに考えます。

➡その理由（根拠）

肥満とは，体内に脂肪が多いことです。そして，肥満は2型糖尿病の主な原因のひとつなのです。摂取量が多いと，消費されない分は体内に蓄積されます。下半身より上半身，皮下より内臓脂肪が病気の原因になりやすく，脂肪細胞ではインスリンがうまくはたらきません。そのため，肥満は**インスリン抵抗性**（質問83，86参照）を招き，インスリンが効きにくいからだになり，血糖コントロールに悪影響を及ぼします。

動物性脂肪の過剰摂取や活動量の低下が肥満につながります。そして，肥満の人が糖尿病になる確率は正常体重の人の2倍と報告され，肥満の人が糖尿病になると，さまざまな**合併症**や，血圧の上昇，脳梗塞などの**大血管障害**の発症・進展へつながるといわれています。

患者さんの中には長い間，肥満体型であった人も多く，自分の身体状況について認識していない場合もあります。以前に無理なダイエットをし，そのときの体験が不快なものとして残っていて，減量すると体調が悪くなると思い込んでいる人もいます。また，食事の面だけが問題なのではなく，**生活習慣**そのものに改善すべき点がある場合も多いのです。

看護師は，そのようなことを責めるのではなく，患者さんに振り返ってもらいながら，からだに負担がかからず無理なく行える食事療法を患者さんと一緒に考えるという関わりが必要です。患者さんにとって，今までの生活を変えることは難しいことですから，実行可能な小さなことから変えていければよいと思います。

食事については，最初からあまり厳しくエネルギー量の制限を行うと長続きしないことが多く，中断したりリバウンドを起こすことになりかねません。**減量**は必要ですが，今までの患者さんの摂取カロリーや活動量を考慮して，患者さんが無理なく継続できる目標を設定します。痩せることは身体面への影響だけでなく，精神面にも効果的であると思われます。

なお，**運動**も効果があります。しかし，太っていると，循環器，呼吸器，膝などに負担がかかることがあるので，それらを評価し，食事療法で減量した後から運動をすすめるほうがよいでしょう。　　　　[大道直美]

食事療法 質問 45

【食事のバランス / 食事内容 / 食事量 / 食事時間】

食事療法で「バランスよく食べるように」と言われます。"バランスがよい"とは，どういうことでしょうか？

回答

まず，「"バランスがよい"という中には，3つの意味が含まれていると思います。食事の内容と，1回の食事で摂る量と，食事を摂る時間です」と伝えます。

そのうえで，「1つめの**食事内容のバランス**は，和定食を思い浮かべてください。ご飯などの主食，汁物，魚や肉などの主菜，野菜を主材料にした副菜です。その献立が揃えば，だいたい内容のバランスはとれていると考えられます。このバランスは，人が健康な生活を営むために必要な栄養素やビタミン，ミネラルを補給するために必要です」と，内容について説明します。

「2つめの**1回の食事で摂る量のバランス**は，3回で摂る食事のエネルギー量が平均していることです。例えば，1,200kcalの指示エネルギーの場合，朝食・昼食にそれぞれ200kcal，夕食に800kcalの食事を摂ったとします。1日のトータルは1,200kcalで，指示エネルギーは守られていますが，それでは"バランスがよい"とはいえません。1回に摂る食事の量がだいたい400kcalになるようにするのが理想的です。このバランスは，過食による食後の高血糖を防ぐために，また特に薬物療法を行っている場合は，摂取不足による低血糖を防ぐために必要です」と，量について具体的に説明します。

「3つめの**食事を摂る時間のバランス**は，食事の間隔が一定していることです。食事を摂る時間の間隔が長くなってしまうと，どうしてもお腹がすいてしまって間食をしてしまいがちです。また，空腹感が強いと，早食いや過食をしてしまう原因にもなります。それを防ぐためにも，あまり時間があきすぎないようにすることが大切です」と，時間についても説明します。

➡アプローチのポイント

"バランスよく"という言葉は，便利に使われる言葉です。しかし，わかっているようで，実はあまりわかっていない言葉なのかもしれません。簡単にこの言葉を使ってすませるのではなく，患者さんが具体的にイメージできるようにすることが大切です。

できるだけ具体的に日常生活に即して説明し，バランスの重要性を患者さんが理解できるように伝えるようにしましょう。

➡その理由（根拠）

①**食事内容** 糖尿病患者に限らず，人が健康な生活を営むには，毎日の食事から必要な栄養成分を補給することが必要です。ひとつの食品に偏った食事は，バランスよく栄養素が摂取できません。昼食をソバだけですませるような場合，吸収が早く満足感も得られにくいため，**間食**をする原因にもなると考えられます。また，食物繊維を多く含む野菜と一緒に摂取すれば，食後の血糖上昇を抑えることができます。

食事内容のバランスが具体的にイメージできるように，**和定食**を思い浮かべてもらうとよいでしょう。

主食は主に糖質を含む食品で，食物繊維の供給源にもなります。『糖尿病食事療法のための食品交換表』の**食品分類表**（表）の「表1」にあたります。

主菜は主に蛋白質を含む食品で「表3」に，野菜を主材料にした副菜は主にビタミン，ミネラル，食物繊維を多く含む食品で「表6」にあたります。ただし，野菜にいも類を使用すると「表1」になります。

「表2」の果物，「表4」の牛乳・乳製品は，間食にもってくるとよいでしょう。

「表5」は油脂で，調理のときなどに使用します。

それぞれの摂取量は指示エネルギーによって異なり

表 糖尿病食事療法のための食品分類表

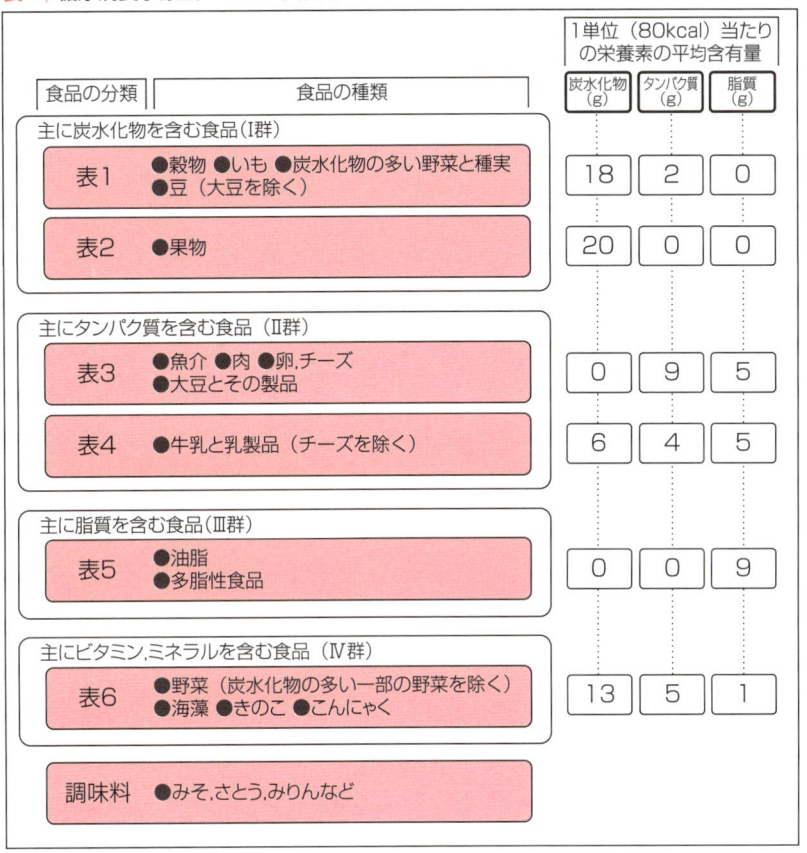

食品の分類	食品の種類	1単位（80kcal）当たりの栄養素の平均含有量		
		炭水化物(g)	タンパク質(g)	脂質(g)
主に炭水化物を含む食品（I群）					
表1	●穀物 ●いも ●炭水化物の多い野菜と種実 ●豆（大豆を除く）	18	2	0
表2	●果物	20	0	0
主にタンパク質を含む食品（II群）					
表3	●魚介 ●肉 ●卵，チーズ ●大豆とその製品	0	9	5
表4	●牛乳と乳製品（チーズを除く）	6	4	5
主に脂質を含む食品（III群）					
表5	●油脂 ●多脂性食品	0	0	9
主にビタミン，ミネラルを含む食品（IV群）					
表6	●野菜（炭水化物の多い一部の野菜を除く） ●海藻 ●きのこ ●こんにゃく	13	5	1
調味料	●みそ，さとう，みりんなど			

（日本糖尿病学会編：糖尿病食事療法のための食品交換表，第6版，日本糖尿病協会／文光堂，p.9, 2002より転載）

ますが，食事内容のバランスについては具体的にイメージできると思います。

②**1回の食事で摂る量** 食後のインスリン分泌量は，摂取したエネルギー量に左右されます。糖尿病患者はインスリンを分泌する力が不十分なので，1回に摂取するエネルギー量が多いとインスリン量が足りず，作用不足を起こして血糖が増加します。そのため，糖尿病患者は3食のエネルギー量をほぼ一定にし，1回の食事でたくさんのエネルギー量を摂らないようにすることが必要です。

また，薬物療法を行っている場合は，摂取量が少ないと低血糖を起こすこともあり，一定にすることはとても大切です。

③**食事を摂る時間** 2型糖尿病では，インスリンは食事摂取後の血糖上昇に遅れて，ゆっくり分泌されます。また，1型糖尿病でも，吸収の速い超速効型インスリンもありますが，速効型インスリンにおいては効果の出現に時間がかかります。

どちらの場合においても，食後の血糖の上昇をゆっくりとする必要があります。そのためには，長時間の絶食時間をおかないこと，短時間で食事をすませないで，ゆっくり時間をかけて食べることが大切です。

［平野美雪］

食事療法　質問 **46**

【外食時の注意点 / 栄養バランス / 高血圧 / 脂質異常症】

会社勤めをしています。仕事柄，外食が多いです。何に気をつけたらよいのでしょうか？

回答

「**外食**する際に何に気をつければよいか悩んでいるのですね。普段はどんなメニューを召し上がることが多いのですか」と，普段の外食の内容について，患者さんから情報を得ます。

そのうえで，患者さんがあげたいくつかのメニューの**エネルギー量**や**栄養配分**と，だいたいどのくらいの**油**や**塩分**が含まれているかを説明します。

さらに，以下のことを説明しながら，患者さんが日頃よく食べるメニューをもとに，いくつかのパターンを一緒に考えます。絵やフードモデルを用いて説明するとわかりやすいでしょう。

- どうしても多くなりがちな**主食量**は，1食分の単位を目安にすること
- **揚げ物**や**中華料理**は油を多く使用したものが多いので，食べる量に気をつけること（例えば中華麺はスープを残す，焼き肉は野菜で巻いて食べる，フライよりはソテーやムニエルにするなどの工夫をする）
- 足りない**野菜**は，無理ならその後の食事で調節してもよいこと

➡アプローチのポイント

外食メニューのエネルギー量やそれに含まれる調味料は，見た目ではわかりにくい部分があります。また，同じメニューでも，店によってエネルギー量などには多少の違いがあります。最初に理想的な外食のメニューを提示しても，実際にそのような店がないことも考えられます。それよりも，患者さんが日頃どのようなメニューを選んでいるのかを聞いて，そのうえで足りないものをどう補うか，過剰な分はどのくらいかを一緒に考えたほうが患者さんも実行しやすいのではないかと思われます。

毎日の昼食時に頭を悩ませることのないように，可能な範囲でいくつかの**パターン**を提示すると，患者さんも負担を感じることなく選択していけるのではないかと思います。からだのことを考えて気をつけようと思った患者さんの気持ちを大切にして，支援していきましょう。

➡その理由（根拠）

食習慣は人それぞれ違うので，まずその患者さんがどのようなメニューを選んでいるのか，その傾向を知ることが必要です。そして，それらのエネルギー量や栄養配分を説明することで，患者さんが改めて自分の食生活について振り返り，気がつくことがあるはずです。

外食メニューは，高エネルギー量，高蛋白なものが多く，栄養が偏る傾向にあります。患者さんが外食する際には，日頃よく食べるメニューの大まかな単位を知り，多いものは残し，足りないものは別に補うなどの工夫が必要になります。日頃から食品の単位については，だいたいどのくらいかを知っておく必要もあります。さらに，**高血圧**に対しては塩分，**脂質異常症**に対しては油やコレステロールの多い食品の摂りすぎに注意する必要があります。

また，忙しいサラリーマンの場合は，注文してから早く出てきて，さっと食べられる簡単なメニューを選んでしまうことが多いようです。経済的な面でも値段の手頃なものが好まれ，毎日のことなのでパターン化しやすいようです。それらの事情も考えて，負担が少なく，バランスを考えた外食ができる方法を考えていく必要があります。

外食はどうしても栄養のバランスが崩れがちです

が，あらかじめエネルギー量を表示している店舗も増えています。**丼物**などの一品料理はできるだけ避け，**定食**や**セットメニュー**を選択し，ご飯の量を調節するなどの工夫で，外食でも選び方によってはバランスよく摂ることが可能です。外食は控えましょうとか，反対に外食だから仕方がないというのではなく，工夫できることを伝えましょう。

また，昼食時に摂れなかった分は，朝，夕の食事で調整してもよいことを伝えましょう。　　　　[大道直美]

患者さんに届いたこのひとこと

8　ゴミ箱にしてどうするの？　大事なからだなんだから

外来通院中の70歳代後半のHさん。夫婦と息子さんの三人暮らしですが，奥さんは体調が悪く寝ていることが多いため，家事一切はHさんが行っています。食事を準備しても口に合わないとほとんど残す奥さんと，帰宅があてにならない息子さんの食事も準備するため，つくっても残ることがたびたびありました。もったいない世代を生きてきたHさんは"食べ物を捨てる"ことに抵抗感が強く，「あとひと口」と口に入れてしまっては，いつも食べすぎを自覚していました。当然，血糖コントロールは悪化するばかり。そんなとき外来の担当医から「自分のからだゴミ箱にしてどうするの？　大事なからだなんだから」と言われたと，ばつが悪そうに話してくれました。それからのHさんはつくる食事の量を調整し，多いときには残したり，悪くなりそうなときは捨てるようになりました。

"ゴミ箱"はちょっと厳しいかなと感じつつ，「大事なからだなんだから」に担当医の愛情を感じ，"残せない，捨てられない"患者さんにときどき使っているひとことです。

[菊永恭子]

食事療法　質問47

【アルコールと食事量 / 接待 / アルコールのエネルギー量】

接待や付き合いで，酒の席が頻繁にあります。お酒を飲んだら，食事を減らしていますが，それでよいのでしょうか？

回答

　すぐに否定するのではなく，「どうしてそのように思うのですか？」と，まずは，理由を聞いてみます。
　「お酒を飲んだら，その分，食事を減らしている」という言葉から，**アルコールはエネルギー量が高い**という考えをもっていると思われます。それ自体は正しいのですが，アルコールを飲む分，食事を減らすという考えは誤った知識であることを伝えます。「**アルコールは高エネルギーですが，栄養にはなりません**。アルコールを飲む代わりに食事の量を調整することはできないのですよ」と伝えます。
　アルコールの影響として以下のことを説明し，医師に相談することをすすめます。
- 糖質を摂らずにアルコールを摂取すると，**低血糖**を起こすことがある
- 食欲を増進させたり，気が緩んで食事量や飲酒量が増え，**血糖コントロールが乱れる**ことがある
- 経口血糖降下薬の作用を**増強**したり**減弱**したりすることがある
- **中性脂肪の増加，肥満や脂質代謝異常**（特に高トリグリセリド血症）をもたらすことがある
- **アルコール性肝障害，高尿酸血症**の原因となることがある

　「お酒の席が避けられない場合も，最低週2日は飲まない日をつくるようにするとよいですよ」など，アルコールとの上手な付き合い方を患者さんと一緒に考えていきます。

→アプローチのポイント

　接待や付き合いで，患者さんがお酒を飲む機会が多いのは，仕方がないのかもしれません。アルコールはエネルギー量が高いことをわかっていて，その分，食事を減らすことで摂取エネルギー量を少なくしようと，患者さんなりの努力をしています。まずは，それを認めていきます。
　お酒の分の食事を減らせばよいと考えている理由を聞いたうえで，アルコールと食事についての正しい知識を伝えていきます。
　糖質を摂らずにアルコールを摂取すると，肝臓の**糖新生**（質問43参照）が抑制され，低血糖を起こすことがある点を理解してもらいます。患者さんが，糖尿病に及ぼすアルコールの害を自覚して行動できるように援助します。

→その理由（根拠）

　患者さんは，酒を飲んだ分，食事を減らしている自分のやり方を，「それでよいのでしょうか？」と，この方法が正しいかどうかを看護師に確認しています。どうしてそのように思うのか理由も聞かずに，すぐに「間違いです」と答えたのでは，患者さんは，今後，疑問に思ったことを看護師に質問しなくなることも考えられます。どうしてそのように思うのか，理由を聞いたうえで答えを出すことが大切です。
　アルコールには1g当たり7kcalのエネルギーがありますが，"空のエネルギー"といわれ，糖質や蛋白質，脂質とは交換できません。
　アルコールは糖尿病に対してよくない影響があるので，**原則は禁止**です。主治医が認める場合は1日1〜2単位の範囲で許可されます（質問48の表参照）。許可された場合でも，少なくとも週2日は飲まない日をつくることが大切です。

[佐田佳子]

食事療法　質問48　【アルコールのエネルギー量／飲酒の条件／おつまみ】

日本酒より焼酎のほうがよいと聞いたので，日本酒はやめて，もっぱら焼酎を飲んでいます。それでよいのですよね？

回答

こうした質問には，「間違いです」とすぐに否定するのではなく，「どうしてそのように思うのですか？」と，そのように考えた理由を聞きます。

そのうえで，「焼酎は糖質を含まないので，血糖値を上げないと思われているかもしれませんが，どの種類のアルコールでも，1g当たり7kcalのエネルギー量があるのですよ」と，アルコールのエネルギー量についての正しい知識を伝えていきます。

そのうえで，1日にどのくらいの量の焼酎を飲んでいるのか，患者さんに確認します。また，どのようなおつまみを食べているか確認し，「高エネルギーのものが多いので，おつまみの選び方にも気をつけるようにしましょうね。揚げ物，ナッツ類，チーズなど，高脂肪・高エネルギーのものは避けて，野菜スティック，枝豆などのほうがよいですよ」と伝えます。

糖尿病患者で，アルコールを飲んでよいとされている一般的な条件を伝えます（表）。そして，アルコールの摂取を主治医に許可されているかどうかを確認し，まだ飲酒について聞いていないのであれば，一度相談することをすすめます。

アルコールは糖尿病に対してよくない影響があるので，許可されても1日2単位まで，週2日は飲まない日をつくるように話します。

→アプローチのポイント

「日本酒より焼酎のほうがよい」と考えている理由を聞いたうえで，アルコールのエネルギー量について正しい知識を伝えていきます。糖質の多いビールや日本酒はだめだけれど，ウイスキーや焼酎は糖質ゼロなので血糖値を上げないという間違った認識をしている患者さんもいますので，アルコールの影響を理解して認識を改めてもらう必要があります（質問47参照）。

「もっぱら焼酎を飲んでいる」という「もっぱら」の言葉の裏にあるものを明確にする必要があります。1日に飲む焼酎の量を患者さんに確認することが大切です。主治医に許可された範囲であれば特に問題はなく，アルコールのエネルギー量について理解してもらうことが大切です。

→その理由（根拠）

患者さんは，自分の認識が正しいのかどうかを看護師に確認しています。そのように思う理由も聞かずに，すぐに「間違いです」と答えたのでは，患者さんは，今後，疑問に思ったことを看護師に質問しなくなることも考えられます。どうしてそのように思うのか，理由を聞いたうえで答えを出すことが大切です。

ウイスキー，ブランデー，焼酎には，糖質は含まれていませんが，どのアルコールも1g当たり7kcalのエネルギー量をもちます。主治医が認める場合，指示エネルギー量の枠外で，1～2単位の範囲の飲用を許可してもよいとされていますが，おつまみでエネルギー量を摂りすぎることもあるので，おつまみの選び方にも気をつける必要があります。

［佐田佳子］

表　アルコール飲料を認める条件

- 血糖コントロールが長期にわたって良好
- 糖尿病合併症がないか，あっても軽度である
- 肥満や脂質代謝異常（特に高トリグリセリド血症），高尿酸血症（痛風）がない
- 肝疾患，膵疾患がない
- 自制心がある

（日本糖尿病療養指導士認定機構日本糖尿病療養指導士認定受験ガイドブック編集委員会編：日本糖尿病療養指導士受験ガイドブック2009，p.33，メディカルレビュー社，2009より）

食事療法 質問49

【ダイエット / 食事のバランス / ダイエットの食事療法への影響】

話題のバナナダイエットを始めてもよいでしょうか？

回答

「最近話題の**ダイエット**法ですね。このダイエット法でどのような効果を期待していますか？」と，患者さんの目標体重や取り組む期間について尋ねます。

次に，「バナナダイエットを始めるとしたら，どのような方法で行いますか？」と，患者さんが考えているダイエット方法を確認します。

そして，「今の糖尿病の療養行動や血糖のコントロールに，バナナダイエットが影響することはありますか？」と，患者さん自身がバナナダイエットをすることで生じる治療への影響を考える機会をつくります。

➡アプローチのポイント

患者さんの行動を否定せず，患者さんにとってのその行動の意味を尋ねます。

患者さんが取り組んでいる食事療法と活動量の実際を確認します。

食品交換表や食品成分表などを用いて，食事療法への影響について患者さんと一緒に確認します。

糖尿病の食事療法の基本は，**適正カロリーをバランスよく3食に配分して食べる**ことです。また，薬物療法を行っている場合は，誤ったダイエットをすることによって，**低血糖**や**食後過血糖**など，**血糖コントロール**を乱すことになります。安全な療養行動と，良好な血糖コントロールの維持のためには，バランスよく食べることが大切であることを理解してもらいます。

➡その理由（根拠）

自己管理の経緯や患者さんの思いを尋ねることで，ただ単にマスメディアなどの影響なのか，糖尿病や自己管理行動に負担を感じており，心理的な適応ができずにそのような行動をとりたいと思うのかを見極めます。感情や意思の不安定さの現れであれば，この段階で食事について知識の提供をしても，患者さんにとって意味はありません。患者さんの相談内容や行動を考慮し，適切な時期に情報提供を行えるよう判断します。

雑誌やテレビ，インターネットが取り上げる**ダイエット情報**の影響は強いものです。バナナダイエットの方法は，朝にバナナを食べて水を飲むというやり方です。朝食をバナナだけにして，昼食と夕食は通常どおりに食べる，という簡単なもので，バナナの摂取制限はないとのことですが，**バナナ100gは86kcal**（水分75.4g，蛋白質1.1g，脂質0.2g，炭水化物22.5g，食物繊維1.1g）で，普通の大きさのもので1本およそ120gです。

たとえば，適正カロリーが1,600kcalで1食530kcalの食事療法を実践している場合，**バナナ1本だけにしてしまうと必要エネルギーが400kcal以上不足する**ことになります。薬物療法をしている患者さんであれば低血糖を起こしてしまいます（**質問26参照**）。また，炭水化物（果糖）が多く含まれているので，果物の1日の適正摂取量を超えると食後過血糖や中性脂肪の上昇を招きます。

「減量が楽に簡単にできる」という情報に患者さんが揺れてしまうことは，実際多くみられます。看護師は揺れる気持ちに理解を示します。こうしたダイエット効果の一部分の情報のみに気をとられ盲目的に信用してしまう患者さんも少なくありません。看護師が良い悪いと判断するのではなく，患者さん自身が，その行動がからだにとってよいことなのか否かに気づくきっかけをつくることが大切です。**食品交換表**などを用いて，エネルギー量，バランスなどが食事療法に影響していないかを，患者さん自身が客観的に判断できるようにする機会をもつようにします。　　　［安仲　恵］

食事療法　質問 50　【清涼飲料水／カロリーゼロ表示のエネルギー量】

清涼飲料水で「カロリーゼロ」という表示がありますが，本当に安心して飲めるのでしょうか？

回答

「ジュースはお好きですか？　カロリー，つまりエネルギー量が本当にゼロならば，どれだけ飲んでも大丈夫と思いますよね」と，患者の気持ちに沿うように話を始めます。

「でも，『カロリーゼロ』という表示は，食品100mL当たり5kcal未満ということを表しているので，ゼロではないことが多いのです」と説明します。「他の清涼飲料水に比べてエネルギー量は少ないので，どうしても清涼飲料水を飲みたいときは『カロリーゼロ』というジュースを飲むほうがよいと思います。でも，たくさん飲んでもよいということではありませんよ」と，患者さんが誤った認識をしないように伝えることが大切です。

「エネルギー量が少ないからといっても，多量に飲用すれば糖質の過剰摂取になってしまいます」と伝えて，少しの量でがまんできない患者さんには，水やお茶，ウーロン茶をすすめたり，炭酸水にレモンを入れて飲む方法があることを紹介するとよいでしょう。

➜アプローチのポイント

清涼飲料水が好きな患者さんは少なくありません。「ジュースはだめです」と頭から否定するのではなく，患者さんの気持ちを尊重して関わりましょう。

「カロリーゼロ」という表示から，「いくら飲んでも大丈夫」と思い込んでいるかもしれません。エネルギー量が全くゼロではないので，飲みすぎたら同じように安全ではないことを伝えることが大切です。

➜その理由（根拠）

清涼飲料水には糖質が含まれています。多量の清涼飲料水を飲むことは，多量の糖質を摂取することになり，その結果，血糖値の急激な上昇を来すことになります。

「カロリーゼロ」という清涼飲料水は，他の清涼飲料水に比べてエネルギー量が少ないので，一定量を決めて飲めば，血糖値の急激な上昇を防ぐことができます。

[佐田佳子]

糖尿病看護に関する豆知識

7　ノンカロリーとカロリーオフ

「カロリーゼロ」と「ノンカロリー」は同じですが，「カロリーオフ」は，エネルギー量が食品100mL当たり20kcal以下（飲料の場合）であることを表しています。参考までに，「カロリーオフ」と表示される清涼飲料水の例を表に示します。

[佐田佳子]

表｜「カロリーオフ」と表示される清涼飲料水の例
（100mL当たり）

商品名	カロリー	糖質
アクエリアス	19.0	4.7
アクエリアス　ビタミンガード	17.0	4.3
アクエリアス　クリアレモン	12.0	3.5
カラダバランス飲料　DAKARA	17.0	4.2
ビタミンウォーター	20.0	5.2
ポカリスエットステビア	11.0	2.7
プロテインウォーター	9.0	1.5

食事療法　質問51　【健康茶／健康食品／民間療法／特定保健用食品／難消化デキストリン】

テレビのCMで"血糖が気になる方へ"という健康茶の広告を見かけます。本当に血糖値が下がりますか？
友人からも，血糖値が下がるというお茶をすすめられました。飲んでもよいのでしょうか？

回答

「よく，相談してくれました。最近，血糖値の上昇を抑えるという**お茶**の宣伝をよく見かけますね。関心をもってしまいますよね」と，疑問に思い相談したことや，試したい気持ちを否定せずに，まず患者さんの思いや相談した理由を聞きます。

治療への影響を確認し，担当医に相談することをすすめます。患者さんが相談しにくい場合は，看護師が代弁者となることを伝えます。

試してみたいお茶（健康食品や民間療法の品）を持参してもらい，**安全性**を確認します。

→アプローチのポイント

健康食品や民間療法を試したいという患者さんの思いに理解を示します。そして，健康食品や民間療法を試したいという思いの裏に，治療に対する不安や不満が隠されていないかどうかを確認します。患者さん自身が客観的に健康食品や民間療法について考えられるように，**効果**や**安全性**について情報を提供します。

試したいという思いが強い場合，たとえ効果が期待できなくても，安全性が確認できている場合は否定せず，患者さんの意向に沿うようにします。

試した効果を，患者さんの感想とともに血糖コントロール状態とあわせ，患者さんと一緒に確認します。

実践している食事・運動・薬物療法は続けて行い，決して**自己判断**で**中断**することがないように助言し，見守ります。

→その理由（根拠）

糖尿病は自覚症状が乏しいことから，治療効果の実感が得にくい疾患です。治療のほとんどが患者さんの自己管理に委ねられ，その自己管理行動には多大な努力が必要です。誰でも簡単な方法で健康を取り戻したいと思うものです。「○○茶を飲むと血糖値の上がりが緩やかになる」「血糖値が落ち着いた」など，糖尿病や健康に関する情報が氾濫している現在，患者さんが「自分にも効くかもしれない」と試してみたくなるのは自然なことです。患者さんが健康を気遣い，糖尿病に関心をもち，血糖コントロールをよくしたいと思っていることの現れであることに理解を示し，氾濫している情報を鵜呑みにしていないか，正しく判断できているかどうかを確認することが重要です。

患者さんは，終わりのない自己管理行動に負担を感じ，治療法に不安や不満をもっている場合があります。医療者との信頼関係があるか，患者さんが糖尿病を正しく認識し自己管理の動機づけがあるかを確認することが重要です。

また，患者さんの自己判断で民間療法を取り入れている場合には，医療者に「治療を信用していない」と受け取られるのではないかと思って相談しにくいものです。そうした患者さんの心理を理解し，患者さんの行動を否定しないことが重要です。

厚生労働省が許可している**特定保健用食品**で「**難消化デキストリン**」を配合したお茶があります。健常者を対象にしたデータで，食後血糖値および血中インスリン値の上昇を穏やかにすることが認められていますが，あくまでも糖尿病の**一次予防**の手段として期待できるというものです。

糖尿病と診断されている患者さんの食事療法や運動療法，薬物療法に代わる効果が得られるものではないことを情報提供します。厚生労働省の許可があることで安心や信頼をして使用してしまいがちですが，商品に記載されている「摂取をするうえでの注意事項」に

は，「本品は食品ですので，疾患を治癒するものではありません。血糖値が気になり始めた方の食生活を改善する食品としてご利用ください。なお，現に糖尿病の治療を受けておられる方や，血糖値の異常を指摘された方はあらかじめ医師にご相談ください」とあることを示し，健康食品や民間療法では，"但し書き"を注意して見てみる必要があることに気づいてもらいます。

　安全性の高い商品もありますが，中には治療に悪影響を与えたり健康を害する物質が違法に含まれ，問題となっている商品があることも事実です。患者さんが試してみたい商品の安全性を確認し，安心して利用することをすすめます。

　今よりもよい状態をめざしたいという思いは，患者さんも医療者も同じであることを伝え，健康食品や民間療法を試してみたいと思ったときは，医療者に相談することをすすめます。

　患者さんやご家族が健康食品や民間療法に心を動かされてしまうことに理解を示しつつ，糖尿病の自己管理行動の意義を見失わないように，日頃からコミュニケーションをもち，気軽に何でも相談できる関係をつくることが大切です。　　　　　　　　［安仲　恵］

患者さんに届いたこのひとこと

9　すごいことですね。どんな工夫をしているのですか？

　糖尿病歴15年になるIさんは，今年70歳になります。先日，インスリンの切り替えのための指導を行う際に初めてお会いしました。私は，インスリンの説明をする前に「糖尿病歴が長いのに合併症も出ていないのは，すごいことですね。どんな工夫をしているのですか？」と声をかけました。Iさんは，「本当ですか？　ずっと自分のやり方でいいのか不安でした。でも，先生は忙しくてそんなことまで聞くことができないから心配だったんです」と，思いもよらない言葉が返ってきました。「自己流でやってきましたが，看護師さんから言われた言葉で，これからは自信をもって寿命まで大丈夫という確信をもつことができました」と言ってくださいました。

　私たち看護師は，コントロールのよい患者さんには，なかなか言葉をかける機会が少ないように思います。「コントロールがよいからわかっているだろう。大丈夫だろう」と。しかし，この患者さんのように不安な思いで過ごしている人も少なくないのかもしれません。　　　　［松尾美穂］

食事療法 質問52 【油類／油脂の過剰摂取を抑える調理方法／肥満／脂質異常症】

育ち盛りの子どもと夫は肉類や揚げ物が好き。「エコナ」やオリーブオイルは脂肪になりにくいと聞きますが，本当でしょうか？

回答

「育ち盛りのお子さんは**肉類**や**揚げ物**が好きですよね。よくわかります。その中で食事療法を行っていくのは大変ですよね」と，家族をもつ主婦が食事療法を行う大変さに理解を示します。

そのうえで，油類の説明をします。「『**エコナ**』は**特定保健用食品**として表示することを許可されています。ジアシルグリセロールが主成分ですが，この成分には中性脂肪に再合成されにくい性質があり，血中中性脂肪が低く抑えられ，体脂肪がつきにくくなるといわれています。また，**オリーブオイル**に多く含まれるオレイン酸は，血中LDL-コレステロール（悪玉コレステロール）の低下が期待されるといわれています。でも，このような効果があるといっても，**エネルギー量は1g当たり9kcal**と一般の油と同じなのです。脂肪になりにくいからといって今まで以上に多量に使用すれば**油脂の過剰摂取**になってしまい，脂肪になりにくい油に替えても意味がなくなるのです」と説明します。

油脂の過剰摂取を抑える調理方法の工夫を紹介します。例えば，「揚げ物の吸油量は，油の温度，素材の種類，切り方，衣の種類，揚げ時間などにより異なりますが，一般的には，**素揚げ＜フライ＜天ぷら**と，油を吸収する割合が違ってきます」と，素揚げのほうがフライや天ぷらより油を吸収しにくいことを伝えます。また，油は少量でも高エネルギーの食品なので，1日分をなるべく分けて使うなどの工夫をするとよいことも伝えます。

また，「たくさんつくると，つい食べすぎてしまいますからね」と，一度にたくさんつくりすぎないことを伝えます。

そして，自分の指示エネルギー量および食品配分を把握するため，食品を計量する習慣をつけることも大切であると伝えます。

➡アプローチのポイント

家族をもつ主婦が食事療法を行う大変さに理解を示すとともに，食事療法への取り組みを支えていくことが大切です。

自分中心の食事をつくるのは無理かもしれませんが，調理方法を工夫すれば油脂の過剰摂取を抑制できること，また，脂肪になりにくい油を上手に使用するのはよいことであると説明します。

➡その理由（根拠）

天然の油脂に1～10％含まれている**ジアシルグリセロール**は，通常の食用油の主成分であるトリアシルグリセロールとは異なる代謝系をもち，食後の血中中性脂肪が低く抑えられる特性があるといわれています。また，長期間摂取した場合には，一般の食用油を摂取した場合と比較して，体脂肪として蓄積されにくいのも事実のようです。しかし，「脂肪がつきにくい」のであって「脂肪がつかない」のではありません。エネルギー量も1g当たり9kcalであり，一般の油と比較してエネルギー量が低いわけでも，吸収しにくいわけでもありません。脂肪になりにくい油を上手に使って調理するのはよいことですが，脂肪になりにくいからといって今まで以上に多量に使用すれば，油脂の過剰摂取になってしまいます[1]。

糖尿病食は，いわば健康食であることと，食事療法は，健康を維持していくための食事であることを理解してもらいます。また，肉類や油脂の過剰摂取は，**肥満**や**脂質異常症**などを来しやすく，ひいては糖尿病発

表1 | 原発性高脂血症の分類

1. 原発性カイロミクロン血症
   ① 家族性リポ蛋白リパーゼ（LPL）欠損症
   ② アポリポタンパクCⅡ欠損症
   ③ 原発性Ⅴ型高脂血症
   ④ その他の原因不明の高カイロミクロン血症
2. 原発性高コレステロール血症
   ① 家族性高コレステロール血症
   ② 家族性複合型高脂血症
3. 内因性高トリグリセリド血症
   ① 家族性Ⅳ型高脂血症
   ② 特発性高グリセリド血症
4. 家族型Ⅲ型高脂血症
5. 原発性高HDL-コレステロール血症

（厚生省特定疾患原発性高脂血症調査研究班）

表2 | 続発性高脂血症の分類

1. 高コレステロール血症
   ① 甲状腺機能低下症
   ② ネフローゼ症候群
   ③ 原発性胆汁性肝硬変
   ④ 閉塞性黄疸
   ⑤ 糖尿病
   ⑥ クッシング症候群
   ⑦ 薬剤（利尿薬，β遮断薬，コルチコステロイド，経口避妊薬，サイクロスポリンなど）
2. 高トリグリセリド血症
   ① 飲酒
   ② 肥満
   ③ 糖尿病
   ④ クッシング症候群
   ⑤ 尿毒症
   ⑥ SLE
   ⑦ 血清蛋白異常症
   ⑧ 薬剤（利尿薬，非選択性β遮断薬，コルチコステロイド，エストロゲン，レチノイドなど）

（日本動脈硬化学会編：脂質異常症治療ガイド2008，日本動脈硬化学会，p.18，2008より転載，一部改変）

症にもつながります。自分だけのための食事療法とは思わず，家族の健康を守るための食事療法と考えて取り組んでいくことが大切です。**脂質異常症**は，体質・遺伝子異常に基づいて発症することが多く，他の基礎疾患を否定できる**原発性（一次性）脂質異常症**と，他の基礎疾患に基づいて生じる**続発性（二次性）脂質異常症**に分けられます（**表1，2**）[2]。

［佐田佳子］

引用文献
1) 高橋久仁子：食べもの神話に踊らされていませんか？糖尿病ライフ さかえ，p.20，2001.
2) 日本動脈硬化学会編：脂質異常症治療ガイド2008，日本動脈硬化学会，p.18，2008.

食事療法 質問 53

【食事療法継続への不安／退院後の血糖コントロール】

退院したら食事療法を続ける自信がありません。どうしたらよいのでしょうか？

回答

「日常の生活では，入院中のように食事療法をすることはなかなか難しいですよね」と患者さんの気持ちにまずは理解を示します。「入院中の食事を振り返って，普段から"これはやっていた"ということはありますか？」と尋ね，これはできていたというものがあれば，それに対して認めてほめるなど肯定的な反応を返します。そして，普段の食事を振り返ってもらいながら，「具体的にどのような点で自信がもてませんか？」と尋ね，漠然とした不安を明確にします。

そして退院後の生活をイメージしながら，入院中に学び，体験した食事療法を患者さんの日常生活の中で実行可能な方法になるように患者さんとともに考えます。あるいは，振り返りをすることで，入院中の食事と比較して，患者さん自身がこうしてみようと思うことが出てくるかもしれません。そのときは，それを支持します。ひとつでも患者さんがこれならできる，やってみようと思えることが必要です。

→アプローチのポイント

患者さんが食事療法に対して困難を抱いている状況に理解を示し，取り組む意欲を失わないように関わります。

入院中の食事を基準に普段の食事を振り返り，患者さんが自分の状況を把握し，ひとつでもやってみようと思えるように援助します。看護師はその過程をともに歩むように関わることが大切です。

→その理由（根拠）

入院中の生活は，血糖コントロールという点においては食事量や食事時間など理想的な形です。しかし，患者さんは血糖コントロールのためだけに生活をしているわけではありません。多くの場合，退院後の生活では入院中の食事と全く同じようにできる人はいません。日常生活の中では，冠婚葬祭や仕事上のお酒の付き合いなどいろいろ避けられないことが起こりますし，食べ物はまわりにあふれています。それを無視して，入院中のような食事を守るように話しても，患者さんは「糖尿病の食事療法は自分には無理だ」という気持ちになるだけでしょう。また，自信がないと言っている患者さんに対して，食事療法ができていないことだけを振り返ってもらうのでは，ますます自信をなくさせてしまいます。取り組む意欲を失わせないように関わることが大切です。

入院生活を通し，患者さんには血糖コントロールに関してのひとつの基準ができます。例えば，指示カロリーである1,600kcalの食事を体験し，自分はどのくらい食べられるかという基準ができます。普段の食事を振り返り，入院中の食事と比べることで何をどのくらい食べすぎていたかなど，自分の状況を把握することができます。それはとても大切な第一歩です。自分の状況を把握することで，こうしてみようかと考えることができます。すべてを実行しなくてはならないわけではありません。これなら実行できそうだというものがひとつでも見つけられればいいのです。看護師はこの過程で生じる患者さんの気持ちを受け止め，ときに工夫の仕方や調整の方法などを提案しながら，ともに歩み，患者さんの決定を支持するように関わる必要があります。

退院後，実際やってみてどうだったか一緒に評価して，実行できていれば賞賛し継続していけるように，できていなくても理解を示し，できなかった理由を考えて次につなげていけるとよいでしょう。　［平野美雪］

食事療法 質問 54

【受診間隔と自己管理 / 定期受診】

月1回の受診が，2カ月に1回に減ってしまいました。2カ月もひとりでやっていく自信がありません。自己管理はどのようにしていけばよいのでしょうか？

回答

「どのようなところに自信がありませんか？」と，患者さんの自信がない点をまず確認します。

そのうえで，**自信のない内容**に応じて，疾患や自己管理に関する情報や知識を補足・提供します。

患者さんが望むなら自信がもてるまで，毎月1回受診を継続する希望を医師に伝えて**受診間隔を調整**したり，その間に医療者に相談できる体制を整えたりなど，自信がもてるような方法を考えます。

➡アプローチのポイント

補足する情報や知識をアセスメントするために，患者さんの自信のないことの内容を確認します。

自信のない内容に応じて，具体策を提案し，一緒に対策を考えます。

食事療法の継続に自信がないならば，知識を補足したり，具体的な実践方法を示したり，自信がもてるようにはたらきかけます。

血糖コントロールに自信がなければ，毎日の体重計測や，食後に尿糖測定を行い血糖値が上昇していないか確認するなどセルフモニタリング法を指導します。

そして，受診間隔の見直しや，医療者に相談できる体制を整えます。

➡その理由（根拠）

この患者さんは，食事療法に関する知識が不足しているのかもしれません。あるいは，2カ月間食事療法を継続する**モチベーションを維持**することに，自信がないのかもしれません。まずは，「自信がない内容」を明らかにする必要があります。そのうえで，**自己管理**（特に食事療法）に関する情報や知識が不足している場合は，情報や知識を補足・提供したり，**セルフモニタリング法**を指導したりします。

薬剤の外来処方間隔の延長に伴い，一般的に**受診間隔が延長**されるようになってきました。しかし受診間隔が延長すると「気が緩む」という患者さんが多いのも事実です。自己管理のモチベーションを長期間維持するのは大変なことです。1カ月に1回から2カ月に1回に減った受診ペースをつかむまで，「何かあったら病院に電話してかまいませんよ」と声をかけるなど，フォロー・バックアップ体制を整えることが安心感につながります。

[瀬戸奈津子]

食事療法 質問 55

【食事療法継続への不安 / 空腹感への対処】

食事療法をがんばってきましたが，空腹感が強く，もう続けられません。どうしたらよいでしょうか？

回答

「そうですよね。ずいぶんがんばっていらっしゃいますよね」と患者さんの気持ちを全面的に聞く姿勢を示します。まずは，患者さんの"続けてきたがんばり"に注目し，思いのたけを話してもらい，そのまま受け止めます。

そのうえで，患者さんの反応を観察しながら，血糖コントロールがよくないと**空腹感**が増すことを伝え，①**空腹時**に温かいお茶を飲んだり，牛乳や果物を食事と食事の間に摂るなど，適正なエネルギー摂取量の範囲内で**分食**を考えること，②趣味に没頭するなど**気分転換**を図る方法を見つけることなど，空腹感への具体的対処の情報を提供します。そして，血糖コントロールが落ち着くまで続けられる方法を一緒に考えます。

話しているうちに患者さんが食事療法を"続けてみる"気持ちを示したなら，患者さんの"がんばっている内容"を振り返り，糖尿病の治療として効果的な内容か否かを見直してみます。何かしら改善点がみつかったなら，"よくなる見通し"がもてるように，一緒に改善策を考えます。

➡アプローチのポイント

患者さんがつらい気持ちをぶつけたときは，粘り強く耳を傾け，"がんばっている内容"を認めます。空腹感の理由とその対処など具体的な情報を提供し，"よくなる見通し"がもてるよう実践可能な改善策を考えます。そして"がんばっている内容"を振り返り，糖尿病の治療として効果的かどうか見直します。

➡その理由（根拠）

つらい思いを吐露している間に，「がんばりが足りないのでは」「そんなこと言わずにもっとがんばって」などと追い討ちをかけるように口を挟むと，かえって患者さんの感情を逆なでしてしまいます。患者さんがすべて話し終わるまで，何も言わずに患者さんの目を見てうなずき，あくまでも受容的態度で接します。まずは，看護師が"がんばっている自分"を理解し，そのがんばりをねぎらってくれる存在であると患者さんに認めてもらうことです。そうすることで，患者さんは気持ちが安定し，看護師の言葉に耳を傾けることができるでしょう。

自律神経中枢の視床下部の中には，**満腹中枢**と**摂食中枢**があります。そこには，ブドウ糖と結合する受容体があり，脳脊髄液中のブドウ糖濃度を感知します。すなわち，**ブドウ糖濃度**が高いときには満腹中枢は満腹であることを知覚し，逆に糖濃度が低いときには摂食中枢が空腹であることを知覚します。しかし**高血糖状態**が続くことで，満腹中枢の閾値が上昇し，食べても食べてもなお空腹感が続くという悪循環を起こしてしまうようです。血糖コントロールが改善されれば異常な空腹感が落ち着く，という見通しがもてると励みになるでしょう。

このケースでは，食事療法の指示を前提に，継続した高血糖による空腹感のみを念頭に解説していますが，食事療法を厳格に守っていたり，低血糖による空腹感を訴える患者さんもいます。後者を見逃さないために，患者さんの病態と治療をふまえた的確な身体的アセスメントが必要です。

よくよく聞いてみると，思い違いなどから，がんばっているわりに効果的ではない食事療法をしている患者さんもいます。"がんばっている内容"を丁寧に振り返ると改善点が見出せるかもしれません。

［瀬戸奈津子］

食事療法　質問56

【燃えつき状態 / 長期病歴 / 血糖コントロール悪化 / 悪性新生物】

2型糖尿病で約10年，食事療法と運動療法を続けているのに，最近血糖コントロールが悪化しています。私のやり方が悪いのでしょうか？気持ちが滅入ります。

回答

「10年もの長い間，**食事療法と運動療法**を続けられてきたことは，大変な努力だったと思います」と，まず，患者さんが続けてきた**自己管理**行動をねぎらう言葉をかけます。さらに，「今までと同じように取り組んでいるのに，**血糖コントロール**が悪くなっていることで気が滅入ってしまったのですね」と，患者さんが気持ちを表出できるように促します。

そのうえで，「どのように取り組んでこられたのですか？」と，自己管理行動の実際について尋ねます。

患者さんが糖尿病の病態を理解し，治療法の追加・変更について納得し，新たな治療への心理的準備が整っていれば，**治療法**についての情報を提供します。

➡アプローチのポイント

患者さんの努力を認め，自己管理行動に伴う感情を傾聴し，患者さんが自分の思いを安心して話せる環境をつくります。このとき，評価をはさまず，思いを受け止めます。そして，病態や治療に関する情報が十分に伝えられているか，納得して自己管理行動に取り組める状況であるか，心理面での適応を見極めます。

血糖コントロールの指標であるHbA₁cの値の目標は6.5%以下ですが，8.0%以上の場合，治療法を見直すなどの検討が必要です。また，短期間に急激にコントロールが悪化する場合は，原因のひとつに**悪性新生物**が疑われることがあります。このことも視野に入れておきましょう。

➡その理由（根拠）

加齢に伴うインスリン抵抗性の増加，インスリン分泌動態の変化，糖代謝組織（筋肉および肝臓など）の組織量の減少，糖代謝組織の機能低下などが考えられ，食事療法，運動療法の取り組みでは**血糖コントロールの限界**がきているのかもしれません。

10年もの長期にわたる努力に，まずはねぎらいの言葉で理解を示すことが重要です。確認せずに，「自己管理行動の乱れでは」などと不用意に決めつけるような言葉かけは，最もしてはならないことです。

努力しても結果に反映されないと，いわゆる"**燃えつき状態**"になり，感情のコントロールを崩し，抑うつ状態を招きます。自己効力感が低下し，「自分は適切に自己管理行動がとれない」「継続した治療には取り組めない」という感覚をもってしまいます。このような状況に陥る前に，患者さんの言葉や感情に耳を傾け，受け止めることが重要です。

病態の変化により**薬物療法の適応**となれば，新たな知識と技術が必要となります。技術を新たに覚え，自己管理行動を行うことの負担や不安を考慮し，適応を見極めます。

悪性新生物が疑われる場合，超音波，CT，MRIなどの検査が必要となります。原因を明らかにし，新たな疾患の治療時期を逃さないことが重要です。患者さんや家族の不安な気持ちに配慮し，疑問や思いを医師に自分で伝えられているかを尋ね，必要な場合は看護師が代弁者となります。

長期間良好なコントロールを保ち，自己管理行動を続けている患者さんだから大丈夫だと医療者が思い込んでいるケースがあります。患者さんは日々悩みながら試行錯誤を重ね，努力して自己管理行動を獲得しています。日頃医療者から「治療がつらいと感じていることはありませんか？」「困っていることはありませんか？」と尋ね，早期に解決する糸口をつかむことが大切です。

［安仲　恵］

食事療法 質問 57

【糖尿病腎症の食事療法 / 蛋白質制限 / 腎臓のはたらき / 腎臓病食と糖尿病食】

これまで,「甘いものや油っこいものはだめ」と言われていたのに,腎臓が悪くなったら,摂取エネルギーを増やすように言われました。全く逆です。どうしたらよいのか混乱しています。

回答

「今までは,甘いものや油っこいものは控えるように説明を受けてきたのに,腎臓が悪くなったので甘いものや油っこいものを摂るように言われたのですね。今までの食事療法とは全く反対のことを言われて,どうしたらよいかわかりませんよね」と,まず患者さんが戸惑ったり,混乱していることに理解を示します。

そのうえで,「**腎臓のはたらき**には,①老廃物を外に出す,②体の水分量を調節する,③体液中の成分を適度な状態に整える,④赤血球の生成や血圧を調節するホルモンをつくる,ということがあります。そして,腎臓のはたらきが低下してきた場合,腎臓に負担をかけないために,老廃物のもととなる**蛋白質の制限**が必要になってきます。蛋白質の摂取量が制限されると,**糖質と脂質**で1日の総エネルギー量を補わなければならなくなります。そのために,甘いものや油っこい食事が必要になるのです」と説明します。

蛋白質や塩分,カリウム制限を最初からすべて完璧に行うことは難しいので,まずできることから取り組めばよいことを説明していきます。患者さんに今までの食事内容を振り返ってもらい,その中から改善策を見つける方法もあります。蛋白質制限については,患者さんが好んで食べる食品に含まれる蛋白質量を提示すると,食事療法の参考になります。また,栄養士と相談して献立例を提供しましょう。

→アプローチのポイント

糖尿病腎症の食事療法開始にあたり,混乱している患者さんの思いに理解を示します。ようやく糖尿病の食事療法に慣れてきた患者さんが,糖尿病腎症の食事療法を受け入れるまでには,戸惑いや混乱があるのは当然であることを,言葉で患者さんに伝えていくことが大切です。

糖尿病腎症の食事療法は容易なことではないので,患者さんが取り組めそうなことから開始し,外来で継続した関わりを続け,栄養士と十分な連携をとることが重要になってきます。

→その理由(根拠)

患者さんの戸惑いや混乱は当然であることを,言葉で伝えていくことで,患者さんは,「この看護師は自分の思いをわかってくれている」という気持ちになり,食事療法に対する思いを語ってくれるようになると思います。また,患者さんと一緒になって考え,食生活に沿った食事療法を考えていくことは,患者さんのやる気につながります。

腎臓のはたらきと,腎臓病食の糖尿病食との違いを理解してもらうことが大切です。**蛋白質制限**は糖尿病腎症の進行を抑えるために行われます。**塩分制限**は,血圧と体液管理のために行われます。また,腎臓の機能が低下すると尿中へのカリウム排泄が不十分になって,高カリウム血症が起こりやすくなります。高カリウム血症は,特に心臓に障害を及ぼすので,**カリウム制限**も必要になってきます(表)。

糖尿病腎症が進行するにつれて蛋白質の摂取量が制限されるとともに,1日の総エネルギー量の増加が必要になります。蛋白質は血液や筋肉をつくり出すなど栄養素としての役割があります。一方,ヒトのからだはエネルギーの補給が優先されるので,糖質や脂質によるエネルギーの補給が十分でないと,蛋白質が本来の目的に使われずに,エネルギーとして利用されてしまいます。それを防ぐために,必要な糖質・脂質は十分に摂らなければなりません。

表 | 糖尿病腎症生活指導基準

病期		第1期 (腎症前期)	第2期 (早期腎症期)	第3期A (顕性腎症前期)	第3期B (顕性腎症後期)	第4期 (腎不全期)	第5期 (透析療法期)
検査値	GFR 尿蛋白	正常〜高値 陰性	正常〜高値 微量アルブミン尿	60mL/分以上 蛋白尿 1g/日未満	60mL/分未満 蛋白尿 1g/日以上	高窒素血症 蛋白尿	蛋白尿
生活一般		普通生活	普通生活	普通生活	軽度制限 疲労の残らない生活	制限	軽度制限 疲労の残らない範囲の生活
食事	総エネルギー (kcaL/kg/日)	25〜30	25〜30	25〜30	30〜35	30〜35	血液透析(HD)注4): 35〜40 持続式携帯型腹膜透析(CAPD)注4): 30〜35
	蛋白質 (g/kg体重/日)		1.0〜1.2	0.8〜1.0	0.8〜1.0	0.6〜0.8	1.0〜1.2 1.1〜1.3
	食塩相当量注1) (g/日)	制限せず	制限せず	7〜8	7〜8	5〜7	7〜8 8〜10
	カリウム (g/日)	制限せず	制限せず	制限せず	軽度制限	<1.5	<1.5 軽度制限
運動注2)		原則として糖尿病の運動療法を行う	原則として糖尿病の運動療法を行う	原則として運動可 ただし病態によりその程度を調節する 過激な運動は不可	運動制限 体力を維持する程度の運動は可	運動制限 散歩やラジオ体操は可	原則として軽運動 過激な運動は不可
勤務		普通勤務	普通勤務	普通勤務	軽度制限 業務の種類により普通勤務〜座業までにする	軽勤務〜制限勤務 疲労を感じない範囲の座業を主とする 残業,夜勤は避ける	原則として軽勤務 超過勤務,残業は時に制限
家事		普通	普通	普通	軽度制限 疲労のない程度	制限 疲労を感じない程度の軽い家事	普通に可 疲労の残らない程度にする
妊娠・出産		可	可	不可	不可	不可	不可
治療,食事,生活のポイント		糖尿病食を基本とし,血糖コントロールに努める 蛋白質の過剰摂取は好ましくない	糖尿病食を基本とし,厳格な血糖コントロールに努める 降圧治療 蛋白質の過剰摂取は好ましくない	厳格な血糖コントロール 降圧治療 蛋白制限食注3)	血糖コントロール 降圧治療,蛋白制限食注3) 浮腫の程度,心不全の有無により水分を適宜制限する	血糖コントロール,降圧治療 低蛋白食注3)(透析療法導入) 浮腫の程度,心不全の有無により水分を適宜制限する	血糖コントロール,降圧治療 透析療法または腎移植 水分制限(透析間体重増加率は透析時基本体重の5%以内)

注1) 高血圧合併例では6g/日未満が推奨される。
注2) 尿蛋白量,高血圧の程度により制限を強める。ただし増殖網膜症を合併した症例では,腎症の病期にかかわらず激しい運動には制限を加える。
注3)「食品交換表」を用いる糖尿病食事療法指導のてびき,糖尿病性腎症の食品交換表参照。
注4) 血液透析(HD),持続式携帯型腹膜透析(CAPD)患者は異化作用が亢進しているため,総エネルギー摂取量は通常の糖尿病治療より若干多くなっている。CAPD患者では腹膜透析液中のブドウ糖が腹膜より一部吸収される。

(厚生省糖尿病調査研究班報告,1992,1993,および日本糖尿病学会・日本腎臓学会糖尿病性腎症合同委員会報告,1999より転載,一部改変)

そのために,献立を組み立てることは非常に難しくなるのです。医師,看護師,栄養士の十分な話し合いが重要となります。場合によっては糖質食品として,蛋白質の少ない加工米などの**治療用特殊食品**や,ゼリーなどの**エネルギー調整食品**を用いて工夫することも必要になってきます。

糖尿病腎症の食事療法は容易なことではないので,患者さんが取り組めそうなことから開始し,外来で継続した関わりを続けることが重要になってきます。続けることで,患者さんは自分に合った食事療法の方法を見つけることができるようになります。　[佐田佳子]

食事療法　質問58　[胃切除後の食事療法 / 胃切除後の血糖変動 / ダンピング症候群]

胃を切除しています。食事の際にどういうことに注意したらよいでしょうか？

回答

　胃切除後の主な後遺症である**ダンピング症候群**について説明します。「食道から食物が急激に小腸に移ることでダンピング症候群が生じると考えられています。小腸内に糖質が急速に流入すると一過性の高血糖が生じ、それに対応してインスリンが過剰に分泌されます。そのインスリン作用が長時間持続するために、**食後2〜4時間**してから、低血糖症状が生じる場合があるのです。これをダンピング症候群といいます」と説明し、「でも、すべての患者さんにそうした症状が現れるわけではないので、それほど心配する必要はありません」とつけ加えます。

　一般的な知識として、ダンピング症候群の主な症状（表1）と食事療法（表2）を説明します。「もしも、あてはまる症状が出たら、自分の血糖コントロール状態と併せて、自分の**血糖値変動のパターン**を知り、対処方法を考えましょう」と伝えます。

　血糖コントロール状態と血糖変動のパターンに応じた対処方法として、以下のようなことが必要であることを伝えます。

- 急な血糖上昇を避けるため、**少量ずつ頻回に食事を摂る**
- 症状が出現したときは、経口的に**糖質を補う**
- 食後2時間経ったら**間食**を摂る
- **安静**にして症状の軽減を図る

　「ダンピング症候群が発生するのは、胃全摘術、噴門側の胃切除術、幽門側の胃切除術などの手術を受けた患者さんの10〜20％といわれています。発生してもほとんどの場合、症状は時間の経過とともに軽くなり、1〜3年で消失するといわれていますので、あまり心配しないでください」と、つけ加えます。

→ アプローチのポイント

　血糖コントロール状態とあわせ、血糖変動のパターンを知り、患者さんに合った対処方法を考えます。患者さんそれぞれの血糖変動のパターンを把握するまでは、**血糖自己測定**をすすめるとよいでしょう。

　胃切除後であっても、必ずしもダンピング症状が出現するわけではないこと、徐々に軽快していくことを強調し、むやみに不安感を与えないように注意します。

→ その理由（根拠）

　ダンピング症候群は複雑なうえに人によって異なり、精神的要因も関係するといわれているので、過剰な不安感を与えないことが大切です。食後まもなく発症する早期症状と、食後2〜3時間してから出る後期症状に分けられます。

①**早期症状**　高張な食物が流入して上部小腸内の浸透圧が上昇し、これを薄めるために体液が腸管内に移行

表1｜ダンピング症候群の主な症状

全身症状	腹部症状
冷汗，動悸 めまい，失神 顔面紅潮，顔面蒼白 全身熱感，全身倦怠感 嗜眠感 頭痛，頭重感	腹痛，腹部不快感 腹鳴，腹部膨満 吐き気，嘔吐 下痢

表2｜ダンピング症候群の一般的な食事療法

- 少量ずつ頻回食とする
- 時間をかけてゆっくり食べる
- 糖質を減らし蛋白質を多くする
- 食事中の水分摂取を控える
- 食後にしばらく横になる
- 冷たいものを控える

して，上部小腸が拡張し，蠕動運動の亢進と消化吸収機能が活性化します。その結果，糖質の消化と吸収が亢進し，高血糖が生じ，それに対応するためインスリン分泌が促進されて，低血糖と低カリウム血症が生じることがあります。

②**後期症状** 食後2〜4時間経つと早期と類似の症状が出現します。小腸内に糖質が急速に流入することにより一過性の過血糖が生じ，それに対応してインスリンの過剰分泌が起こり，またそのインスリン作用が長時間持続するために生じる低血糖症状が出ます。症状は30分ほどで消失します。

[瀬戸奈津子]

患者さんに届いたこのひとこと

10 100点をあげます！

5年前に胃を全摘したJさん（78歳女性）。まじめに療養生活を送られ，血糖コントロールも良好なのに「私が悪いの。私の精神力がないから，ときどき甘いものを食べて血糖値が上がり下がりするの」とご自身を責めるようにつぶやかれました。私が，胃切後と血糖変動の関係や，現在の量と頻度であれば間食は許容範囲内であることを説明すると，ホッとされていました。「胃の手術をしてから5年間，いつも血糖値とダンピングを気にしながら食事をされていたんでしょうね。Jさんは何も悪くないです！ Jさんががんばってきたからこそ，このコントロールのよさが維持できているのです。今日は私ががんばってきたJさんに100点をあげます！」と伝えると，Jさんは目を潤ませて，「本当？ そんなこと初めて言われた，このままでがんばります」とうれしそうに微笑まれました。

療養行動がとれないことで自分を責める患者さんの肩の荷を下ろすことも，私たちの大事な役割だと思います。

[中山法子]

食事療法 質問 59

[うつ病をもつ患者の食事療法/うつ病症状のアセスメント]

うつ病で薬を飲んでいます。食事療法がうまくいきません。どうしたらよいでしょうか？

回答

うつ病に罹患している糖尿病患者の場合，うつ病症状のコントロールの状況で，療養生活そのものが変化しますので，**うつ病症状のアセスメント**が大切です。まず，話ができる範囲内で，今の生活習慣をできるだけ尋ねていきます。「食事療法がうまくいっていないのですね，何か気になることがありましたか」と，声をかけていきます。

患者から「食事療法がうまくいっていない」など，ネガティブな言葉を投げかけられたときは，訂正や指導などをしたり，否定的な会話・言葉を使ったりせずに，まず会話を続けることが大切です。医療者は傾聴の姿勢で，聞き役に徹します。

うつ病治療薬には，意欲を向上させる効果があります。あまりにも目にあまる**過食**や**拒食症状**といった症状が出現しているのであれば，内服薬の調整も必要になりますので，精神科担当医に相談するようにします。

食事行動に関する言葉を本人が口にするのを待ち，患者さんが気になった行動をどのように変えたいのか，患者さんの気持ちが出てきたところをきっかけとして，行動変容に至るように話を展開していきます。

紙にその日話したことを記載し，忘れてしまわないよう，患者さんに記入したものを持って帰ってもらいます。

→アプローチのポイント

糖尿病であり，うつ病でもある患者さんの場合は，うつ病症状のアセスメントが大切です。糖尿病の療養生活に関する内容と同時に，うつ病の症状もアセスメントしていきます。

面接・診療時にできる限りのうつ病の程度，内服薬服用状況の確認を行い，今の生活の中で患者さんができそうな方法を一緒に考えます。

患者さんが今の状況をどのようにしたいと考えているかを引き出します。

食事療法がうまくいかないのは，知らないからうまくいかないのか，知っているけれどうまくいかないのか，うまくいかないのはどうしてなのか，なぜ食べないのか，食べすぎることはどのように思っているのか，食べすぎていることに気がついているのかいないのか，気がついているけどどうしてやめられないのか，食べている時間に気がついている，気がついていない，具合が悪くないので必要性がないと思っている，など内容はさまざまだと思います。また，思いの強さの程度も差があると思います。

この際，会話の内容が糖尿病関連の内容ではなく，**心理領域関連**が中心になる場合は，糖尿病療養相談ではなく，その他の悩みや訴えが隠れているケースもあります。糖尿病治療よりも**精神科治療**を優先し，専門家への受診や連絡役となり，適切な治療を受けてもらえるよう関わることも大切です。

「がんばりましょう」などの励ましは，患者さんへのプレッシャーになりますので禁忌です。また，強い否定や強制感のある言葉も禁忌です。

うつ病に処方されている内服薬の服薬状況を確認します。**うつ病治療薬**の副作用には，**口渇**が多くみられますので，糖尿病高血糖が原因のものと判別しましょう。

→その理由（根拠）

糖尿病患者でうつ病を併発している患者は**服薬と食事管理のアドヒアランス**の面で問題が多くみられ，ま

た，QOL全体の低下を引き起こす要因ともなる[1]といわれています。また，糖尿病者はうつ病になるリスクが2倍も高いという研究もあり，糖尿病のある人は糖尿病の型に関係なくうつ病をもちやすいとも考えられます。女性の糖尿病とうつ病の有病率は28%で，男性の18%より明らかに高リスクでした。糖尿病とうつ病，どちらがきっかけになったかは関係なく，血糖コントロールを良好にするためには両方の治療を受けていく必要があります[2]。

まず，感情の変化しやすい患者が**通院中断**に陥らないよう医療者との信頼関係をつくることが大切です。そして，基本的に**うつ病の病態**，症状に**糖尿病の食事療法**を合わせていくことになります。

聞き出せた患者さんの思いにできるだけ寄り添った改善策を患者と一緒に考えていきます。

医療者から提案するときは，目標を飛躍しすぎないように注意して，改善策を助言・提案していきます。

患者さんが問題と感じておらず，生活を変化させる必要性をわかっていないのに，いろいろな方法を提案しても，患者さんの思いとずれてしまい実行されない，ということがあります。

看護師がこうなってほしいと思うことを，患者さんがこうしたいと思うことに歩み寄らせることで，めざす方向性を一致させることが大切です。患者さんの普段の生活とかけ離れたことを実行するように求めても，できないとあきらめたり，続かなかったりします。そのような体験は自己否定へとつながり，通院の中断から重症化の一途をたどってしまうでしょう。

感情の変化の著しいうつ病の患者さんでも，今の生活に合った方法を一緒に考えて工夫するように援助することで，患者さんもやってみようと思えるし，継続できるのです。　　　　　　　　　　　　　　　　［雨宮久美子］

引用文献
1) Hillary R. Bogner, et al：Diabetes, depression, and death, Diabetes Care, 30(12)，p.3005-3010，2007.
2) Patrick J. Lustman, et al：The prevalence of comorbid depression in adults with diabetes, Diabetes Care, 24(6)，p.1069-1078，2001.

運動療法　質問 60　【高血糖時の運動／運動療法の禁止・制限／ケトン体】

血糖が高いときに運動してはいけないと言われました。なぜですか？

回答

「血糖が高いときに運動してはいけない場合があるのは本当です。血糖が高いときに運動すると，かえって血糖が高くなって糖尿病が悪くなったり，体調が悪くなったりする場合があるからです」と，患者さんの質問に答えます。そのうえで，「朝食前の血糖が250mg/dL以上，尿ケトン体が出ている場合は運動を控え，食事療法と薬物療法を用いた治療を優先します。尿ケトン体とは，血糖の代わりに脂肪がエネルギーとして利用された結果出るもので，これが増えすぎるとからだによくありません」と，運動を制限する必要がある場合について説明します。

「血糖のコントロールが極端に悪くないときの運動は，食後の高血糖を抑えたり，インスリンのはたらきをよくするので，糖尿病の治療に有効です」と，運動療法の必要性についても話します。そして，「○○さんの血糖のコントロールと合併症の状態は△△なので，運動は□□にしたらいいですよ」と，その患者さんの場合はどうなのか説明し，安心して効果的な運動療法に取り組めるよう支援します。

➡アプローチのポイント

運動療法を禁止あるいは制限したほうがよいのは，以下のような場合です[1]。

- 糖尿病代謝コントロールが極端に悪い場合（空腹時血糖250mg/dL以上，または尿ケトン体中等度以上陽性）
- 増殖網膜症による新鮮な眼底出血がある場合（眼科医と相談する）
- 腎不全の状態にある場合（血清クレアチニン，男性2.5mg/dL以上，女性2.0mg/dL以上：質問57の表参照）
- 虚血性心疾患や心肺機能に障害がある場合（各専門医の意見を求める）
- 骨・関節疾患がある場合（専門医の意見を求める）
- 急性感染症を発症している場合
- 糖尿病壊疽がある場合
- 高度の糖尿病自律神経障害がある場合

血糖が運動可能な範囲の患者さんが，運動してはいけないと勘違いしないように，注意して説明します。

この患者さんは運動に関心が高い人と思われます。運動してよい状況なのかどうかをアセスメントし，効果的な運動療法について話し合うことができれば，よりよい療養行動につながると思います。

➡その理由（根拠）

運動すると血糖がエネルギーとして利用され，血糖値が下がりますが，血糖が利用される場合はインスリンが必要になります。血糖が極端に高いときはインスリンが十分にはたらいていない，あるいは足りない状態にあるので，エネルギーとして利用されず，運動しても血糖は下がらず，逆に高くなってしまいます。

血糖が高い状態で運動を続けると血糖の代わりに脂肪がエネルギーとして利用され，ケトン体が増え，血液が酸性に傾き，アシドーシスを招く危険があります。

「糖尿病をよくしたい」との思いから，むやみに運動したり，糖尿病腎症が進行しても長年の療養行動を変えられず運動を続けてしまう人がいます。合併症がある患者さんには，病気を悪化させる運動を控える必要性を理解してもらう関わりが重要です。　［林　弥江］

引用文献
1）日本糖尿病学会編：糖尿病治療ガイド2008-2009, p.43, 文光堂, 2008.

運動療法 質問61 【運動量と血糖コントロール】

日によって運動量が違います。どうしたら血糖コントロールがうまくいきますか？

回答

「日によって運動量が違うと血糖のコントロールは難しいですよね」「今の血糖コントロールはどうですか？ どんなところに苦労を感じていますか？」と患者さんの言動を受け止め，思いを聞きます。

続けて，「日によって運動量が違う理由は何ですか？」「具体的にどのように運動しているかを，教えていただけますか？」と尋ね，日によってどの程度運動量に違いがあるのかを確認します。

そのうえで，「運動量の違いによって食べる量に変わりはありませんか？」「運動後に食べすぎたり，間食が増えたりしていませんか？」と，食事と運動のバランスがとれているかをアセスメントします。

薬物療法をしている患者さんには，「運動後，低血糖は起きませんか？」「低血糖を予防するために何か工夫していますか」「運動のときのインスリン注射はどうしていますか？」「運動後の血糖値はどう変化しますか？」などと，ひとつずつ確認していきます。

さらに，「運動後の水分補給に何を飲んでいますか？」「運動量が一定なら血糖コントロールは安定すると思いますか？」「普段の食生活で血糖を上げる原因は隠れていませんか？」と，運動量の違い以外に血糖コントロールを悪くする要因がないかを確認します。

「運動量の違いによって血糖コントロールが難しい原因としては，運動したので食べる量を増やした場合，運動後にお腹がすいて食べすぎてしまう場合，薬を使っていれば，低血糖を予防するために必要以上に食べてしまっている場合，などが考えらます。○○さんはどうでしょうか？」と問いかけ，どうすれば血糖コントロールがうまくいくか一緒に考えます。

➡アプローチのポイント

この患者さんは，血糖コントロールがうまくいっていないようです。どう血糖をコントロールしたいのか，何に問題を感じているのかをまず確認します。

血糖コントロールを悪くする要因をアセスメントするために，運動療法，食事療法，薬物療法の実際について患者さんから話を聞きます。そして，普段の食生活に血糖コントロールを悪くする要因がないかも細かく確認しましょう。

患者さんの療養行動に問題があれば患者さんに伝え，どう改善できるか患者さんの意見を聞きながら考えることが大切です。

➡その理由（根拠）

毎日の運動量に違いがあり，血糖コントロールが悪い場合は，「運動による食べすぎ」が考えられます。患者さんの中には「運動したので，多く食べていいと思っていた」「たくさん食べたいから運動する」と勘違いしている人もいます。健康にいいと思い，運動後にスポーツ飲料を飲んで，血糖コントロールを悪くしている患者さんもいます。運動の消費カロリーより食事の摂取カロリーが多いと，体重増加，高血糖を招きます。

薬物療法をしている患者さんからは，「運動後に低血糖になって，対処すると高血糖になる」「低血糖が怖くて食べてしまう」「運動すると血糖値が下がるから薬は飲まない」という話を聞くこともあります。

毎日同じ運動量にすると血糖コントロールがうまくいくのであれば，運動量の差を小さくできるかどうかも検討してみましょう。

［林　弥江］

運動療法 質問62

【多忙な人の運動療法 / 歩行運動 / 筋力づくり運動】

忙しくてなかなか運動ができません。何か効果的な方法はありますか？

回答

「やりたいと思っていても，時間に余裕がなくてできないことはよくあります」と，患者さんの気持ちにまずは理解を示します。そして，1日の過ごし方，仕事をしている人であればその内容，通勤手段，休日の過ごし方などを尋ねます。

生活の中で患者さんが無理なく取り入れられる方法を本人と一緒に考えます。毎日できればベストですが，1日おき週3回，1回に15分くらいの時間をとることができないか生活を見直してみます。患者さんが継続できることが大切です。あるいは特別に時間をつくらなくても，例えば，買い物に車を使わず歩いて行く，通勤時間を利用し一駅手前で電車を降りて歩いてみる，駅までバスで行くところを自転車に変えてみる，マイカー通勤をやめて公共の交通機関を利用する，などの方法もあります。

「糖尿病の運動に特別なことは必要なく，基本は歩くことです。まとまった時間がとれない場合は，連続した運動でなくても1日1万歩を目標にするとよいでしょう。また，腹筋運動や腕立て伏せ，スクワットなどの筋力を強めるための運動も，すぐに血糖値の改善に結びつかないかもしれませんが，基礎代謝量の維持や増加，関節疾患の予防に効果があります。テレビを見ながらなど，ちょっとした時間に取り入れられることをやってみましょう」と，提案します。

➡アプローチのポイント

運動に対する意欲を失わせないように，患者さんの気持ちに理解を示すことが大切です。

そのうえで，1日の過ごし方，仕事の内容，通勤手段，休日の過ごし方など確認し，生活の中で無理なく取り入れられる方法を提案してみます。運動をしなければならないと強制するのではなく，患者さんが自分の意思で継続して運動療法を行っていけるようにすることが重要です。

➡その理由（根拠）

運動は，がんばりすぎて無理をしても長く続けることはできません。運動の効果を自覚し，やろうとする意欲をもつことが大切で，その気持ちがあれば生活の中でちょっとした時間を見つけてからだを動かすことができるのではないでしょうか。運動ができていないことを否定するのではなく，その意欲を失わせないように患者さんの気持ちに理解を示すことが必要です。

患者さんの生活を確認することで，それに即した方法を工夫し，提案することができます。患者さんの生活を知らないで対策方法を押しつけても，実行されなかったり，継続できなかったりするだけです。患者さんが少しでもやってみようかと思えたならば，それを支持します。

運動すると血液中の糖分はもちろん，筋肉や肝臓に蓄えられている糖分も使われるため，運動後は使った糖分を再貯蔵しなければなりません。そのため，血糖値を抑える効果は運動後1〜2日は続きます。運動は毎日できればベストですが，1日おき週3回くらいできるとよいでしょう。

糖尿病の運動療法は歩くことが基本です。糖尿病の場合，たくさんの筋肉を同時に使う運動のほうがより効果があるためです。しかし，筋力づくり運動も筋肉が発達し，量が増すためにエネルギーの消費量が多くなったり，筋線維の構成が変化して，エネルギーを消費しやすい状態になるため，取り入れるとよいでしょう。患者さんの生活に合わせた時間にいろいろな方法

を組み合わせるのが長続きすることにつながります。

　運動が習慣になるまでは，患者さんはやめたい，つらいと思うこともあるかもしれません。看護師は，患者さんが受診するたびに励ましたり血糖コントロールを確認しながら，効果を伝えたりして，患者さんが運動を継続していけるように援助します。患者さん自身が何か工夫していることがあれば，その努力を認める関わりも大切です。

［平野美雪］

患者さんに届いたこのひとこと

11 発作と聞いて心配しました

　一人暮らしのKさん。入院のたびに血圧・血糖値や体重が安定するものの，退院後3カ月で体重が5kg増加，血圧・血糖値ともに上昇し，心筋梗塞の発作による入退院をくり返していました。この状況に危機感を抱き，「Kさんの深層心理に迫りたい。心臓のシビアな状況を理解し，発作を避けるため心臓に負担にならない血糖・体重コントロールが必要であることをわかってほしい」との熱意のもと，きっかけとなる糸口を探る面接を続けていました。しかし，こちらの焦りばかりが先行し，手応えがまったく感じられずに不全感の残る面接から抜け出せませんでした。

　ある日主治医より，何度目かの緊急入院で救急外来から直接病棟に移ったと聞き，その日の夕方にお花をもって病室を訪ねました。「発作と聞いて心配しました。元気そうでよかったです」。純粋にそう伝えると，Kさんの表情がぱっと明るくなり，心から喜んでくれ，「あなたの名前は？」と私の名札を手にとってじっと見つめていました。外来で何度もお会いしていたのに，そのときに初めて"看護師"という総称ではなく，一個人として認識していただけたのでした。その後の外来で一気に距離が縮まり，私の話に耳を傾けてくれるようになりました。何度となく心配していると伝えていたつもりでしたが，個人対個人の関係さえ築けていない中で言葉が心に響くはずのないことを，改めて教えていただきました。

［瀬戸奈津子］

運動療法 質問 **63**

【運動習慣がない人の運動療法】

これといった運動の経験もなく，歩くことも続きません。どのような運動から始めればよいのでしょうか？

回答

「急に**運動**をするように言われても，どうしたらよいかわからないですよね」と，運動の経験がなく，戸惑っている患者さんの思いを聞き，理解を示します。

そして患者さんの戸惑いの気持ちが緩和し，何か少しでもやってみようという気持ちの変化がみられたら，**糖尿病の運動療法**は激しい運動を意味するわけではないことを伝えます。そのうえで，まず，体力や体型の測定をします。

患者さんの思いや測定結果を踏まえて，具体的な運動について説明します。まずは**自宅でできる運動**をすすめます。椅子に座って行うダンベル体操，テレビを見ながら行う体操やラジオ体操もあります。そして，運動前には**ストレッチ**を行うようにすすめます。またモップや掃除機をかけるなどの**家事**も，継続することによりエネルギーの消費になることを伝えます。

患者さんがどのような**生活**パターンを送っているのか，運動を取り入れていけそうかどうかを一緒に考えます。**継続**することが大切なので，最初は短時間の運動でかまわないこと，無理をせず楽しみながらできることを目標にします。

➡アプローチのポイント

話を聞く中で，患者さんが今まで運動についてどのようなイメージをもってきたか，そして医師からどのように説明されているかを確認します。患者さんには，「どんなことをしたらよいのかわからないけれど，運動をしなければいけないのだ」という思いはあり，とても困っている状態です。まずはその気持ちが少しでも軽くなるようにすることが先決です。

最初から理想的な運動療法をめざすのではなく，患者さんのレベルに合った運動について一緒に考える必要があります。体型や体力のみならず，患者さんの生活パターンなども考慮する必要があります。そして，どのような運動でも継続することが大切であることを伝え励まします。

➡その理由（根拠）

今まで**運動の習慣**がなかった患者さんが運動を開始する場合，何から始めてよいかわからず戸惑い，どうしても消極的になってしまいがちです。その気持ちを傾聴し，運動について少しでも前向きな気持ちがもてるように関わる必要があります。

糖尿病の運動療法というと，何か特別なことや激しい運動をしなくてはならないと思う人も多いようです。そうではないことや，どんな種類の運動をどのくらい行えば，どのような効果があるのかを，簡単にでも説明することで多少イメージがわき，患者さんの気持ちが変わってくるでしょう。また，運動だけに限定した指導ではなく，日常生活を営むうえで必要な労働や家事に伴う身体活動も考慮する必要があります。

体力や筋力を測定し，その患者さんに適した運動を考えることが大切です。また，加齢に伴う筋力や持久力の低下は否めません。そのために意欲を失ったり，途中でけがをしたりして運動に対する恐怖心を抱くことのないように，安全で無理のないメニューを提示する必要があります。さらに体重が重いと膝に負担がかかるので，**食事療法**によってある程度まで体重を落とすことが必要になります。

運動は最初から長時間行うよりも，短時間でも継続できるほうが効果的です。**家族の協力**があると，より心強いでしょう。

また，1回行えば効果が出るものではなく，食事療

法と並行して毎日少しずつでも長く続けていくことで効果が現れます。血糖コントロールをよくするという**直接的な効果**だけではなく，心肺機能を鍛えたり，生活のリズムを整えるなどの**間接的な効果**もあります。長く続けるためには，負担が少なく，楽しく行える必要があります。そうでないと運動に対してさらにマイナスのイメージをもつことにつながり，継続が難しくなるでしょう。爽快さを感じたり，血糖コントロールがよくなるなどの効果を感じることで，継続していけるのです。

開始後は定期的にどのような運動をしているか，無理な方法ではないかを確認するとともに，データと照らし合わせて評価して，きちんと実践できていることを言葉で伝えてさらに継続できるように励ましましょう。

［大道直美］

患者さんに届いたこのひとこと

12 見て見ぬふりです

脳梗塞で，麻痺の残るLさん。血糖コントロールは良好で，注射や血糖自己測定も妻ががんばってサポートしていました。

ある日，外来でLさんの妻と会ったときのこと。

「私がいるときはいいんですけど…。たまに私が出かけるとね，血糖がぐっと上がるんですよ。おかしいなーと思ってたら，背広のポケットからコンビニのレシートが出てきてね，"あんとクリームのパン"っていうのを買ってたのよ。私が食べるときは，『おすそ分けです』って少しあげてるんだけど…。それじゃ満足できないのね」と困った表情。「たまに食べたくなるんですよね。たまになので目をつぶってもいいんじゃないですかね。見て見ぬふりです」と言うと，「よかった。実は私もたまにだからいいかって，食べさせてあげたいって思ったんです。言えなかったんです，『パン食べたでしょ』って」と満面の笑み。看護師のひとことが，患者を支える家族の気持ちをぐっと軽くすることもあります。

［金子佳世］

運動療法 質問64
【糖尿病腎症の運動療法／高血圧／病期による運動制限】

腎臓が悪くなっていると言われています。血圧が高いのですが，運動は続けたほうがよいのでしょうか？

回答

「今まで運動をすすめられてがんばってきたけど，心配になったのですね。ご自分の**腎臓**について，医師からはどんな状態だと聞いていますか？」と患者さんの思いと，**腎機能**についての医師からの説明内容を確認します。

患者さんがからだの状態を理解できていない場合は，まず今の状態をわかりやすく説明します。ある程度自分の状態が理解できている場合は，その患者さんの糖尿病腎症の**病期に応じた運動療法**について説明をします。

➡アプローチのポイント

患者さんは，医師から**糖尿病腎症**が進んでいることを説明されても自覚症状がない場合が多く，そのとらえ方はさまざまです。また，医師の説明をなんとなく理解してはいても，日常生活上どのようなことに気をつければよいのか，実践レベルで理解できていないことがあります。まず患者さんの病態をアセスメントしたうえで，患者さんの病状のとらえ方やからだに対する思いを確認する必要があります。

糖尿病腎症の病期によって，運動についての指導内容が違ってきます。今まで運動をすすめられ一生懸命行ってきた患者さんが混乱を来さないようにわかりやすく説明する必要があります。

➡その理由（根拠）

糖尿病の患者さんは**高血圧**を合併しやすく，それにより糖尿病腎症や**動脈硬化**が進行しやすいといわれています。高血圧は，ある程度までは食事療法や運動療法で改善されます。しかし，糖尿病腎症の進行に伴って血圧が上昇してくると，運動することで血圧はかえって上昇し（**質問60参照**），腎臓に負担がかかり，糖尿病腎症はさらに**進行**します。今まで運動を行ってきた患者さんの場合は，自分のからだで起こっている変化を理解できずに混乱を来してしまうこともあるでしょう。また自分の病態について理解できるような説明をされていなかったり，勝手な解釈をしている場合もあります。

患者さんの理解と病状に大きなずれがあると，治療の効果は期待できません。予後にも大きく影響します。看護師は患者さんの身体面，心理面をアセスメントし，そのときどきに合った関わりをする必要があります。

糖尿病腎症は，ある程度進行するまで自覚的な症状はなく，進行すると状態は**不可逆的**です。そのときになってあわてて自分のからだや今までの自己管理を省みる患者さんもいます。このような場合も，患者さんにふさわしい自己管理方法を伝え理解してもらえないと，状態はさらに悪化をすることになります。

運動療法は糖尿病の治療のひとつですが，糖尿病腎症が進行した場合にはむしろ**安静**が必要な時期もあります。糖尿病腎症の病期分類では，**顕性腎症前期**（蛋白尿が出始めた時期）からは，いくらかの**運動制限**が必要となります（**質問57の表参照**）。

このように，今までと同じように糖尿病の自己管理を継続するのではなく，**病期**によっては**切り替えて**いく必要があります。しかし，その切り替えが患者さんにとっては難しいことなのです。安静にしていることで血圧の上昇を招いていると思ったり，安静といわれてもどこまで安静にしていればよいのかわからないという患者さんも多く見受けられます。個々の患者さんに合った説明が重要となり，医師とも十分な情報交換が必要になります。

糖尿病腎症の治療は，患者さんがからだで効果を感じるのが難しく，根気が必要です。自己管理と病状の進行が一致しない，残念な結果となることもあります。そのため，自己管理を継続する患者さんの意欲が途中で減退してしまうことがあります。看護師は，患者さんの何かしらの努力を認め，励ましていく必要があります。

　このような質問を投げかけている患者さんは，自己管理方法について知りたいという気持ちであったり，なんとかしてよい状況をつくりたいと考えていたり，思いはさまざまでしょうが，医療者側のアドバイスを受け入れやすい時期にあるのかもしれません。看護師は，このようなタイミングを逃さないようにしましょう。

[大道直美]

治療法　合併症　発達段階

患者さんに届いたこのひとこと

13 目標とするHbA₁cはどのくらいですか？

　MさんのHbA₁c値は，ここ2～3年間ずっと8％台で経過しています。外来では毎回担当医から体重を減らすよう指導されるのですが，いっこうに状況は変容しません。「食事は絶対に食べすぎていない。運動は膝を痛めているから無理…。先生は体重を減らせって言うけど，私はこれ以上HbA₁cを下げるのは無理だと思う」とMさん。そこで「Mさんの目標とするHbA₁cはどのくらいですか？」と尋ねてみると，「8％くらいだったら透析が避けられるかな」との返答。HbA₁c 8％台を自己目標とするMさんにとっては，今よりも下げる必要性はなかったのです。糖尿病合併症の発症率とHbA₁cの関係について説明すると，Mさんはとても驚いて「じゃあ，透析にならないよう血糖をもっと下げなくちゃいけないね」と自ら問題点を探し対策を考え始めました。

　コントロールの目標を患者さんへ問いかけることは，患者さん自身に"自分がどうなりたいのか"や"そのために何ができるのか"を考えていただくきっかけにもなるのだ，と実感した場面でした。

[滝澤直美]

運動療法 質問 65

【 足のしびれ / 長時間歩けない / 糖尿病神経障害 / 長期病歴 / フットケア 】

糖尿病になって15年です。最近，足がしびれて痛くて，長くは歩けません。運動はどうしたらいいのでしょうか？

回答

「足のどのあたりが，どのようにしびれますか？ 歩くのも大変なくらいしびれるのはつらいですね」と，まず患者さんの言葉に耳を傾け，つらい気持ちに理解を示します。しびれの程度や部位などを聞き，「ほかにもどこかつらい症状はありますか？」と，足のしびれ以外にも思いあたる症状がないかを確認します。

それらの情報と検査結果から，**糖尿病神経障害**か他の疾患に伴う症状かを見極め，前者の場合はその程度をアセスメントします。そのうえで，患者さんが行ってきた運動について聞き，症状が強い場合は無理をして運動をしなくてもよいことを伝えます。また，症状が強いことを医師に告げるようにすすめます。

患者さんの症状によりますが，意欲的な人には，「じっとしている必要もないので，できる範囲の運動をしましょう」と伝えます。**短時間のウォーキングや自転車こぎ，上腕を使ったダンベル体操**など，足への負担を少なくして行える運動をすすめることもあります。

神経障害が進行している場合は，足に潰瘍を形成する恐れが大きくなるので，**フットケア**の説明もします（**質問91参照**）。また，運動による**血圧変動**，**心臓への負担**，**低血糖**，**脱水**も考えられるので，対処法や注意事項についても患者さんだけでなく家族にも説明します。

➡アプローチのポイント

患者さんの現在の血糖コントロール状況や，症状が神経障害に伴うものかどうかを把握する必要があります。神経障害がある場合に無理して運動する必要はありませんが，全くじっとしている必要もありません。意欲のある人には，できる範囲での運動をすすめましょう。そのためには，運動に対する患者さんの気持ちを傾聴し，今まで行ってきた運動について情報を得ましょう。無理をして継続していると，逆効果になることもあります。

運動によって起こり得る症状については，患者さんだけでなく，家族にも説明しておく必要があります。

➡その理由（根拠）

患者さんは足のしびれを自覚しながらも，血糖コントロールには運動が必要と考え，無理をしている場合があります。症状が軽度の場合，歩くことで症状が軽快することもあり，血糖コントロールの改善にもなります。しかし，**神経障害で足のしびれが強い場合は，長時間のウォーキングやランニングは足底に圧力がかかるので，禁忌**になります。また，足に**潰瘍**を形成する可能性が高くなるので普段から足に負担のかからない歩きやすい靴を選択したり，自宅での**フットケア**が重要となります。

また，自覚症状が足のしびれだけでも，運動時には血圧変動や心臓への負担（**無痛性心筋梗塞：質問78参照**），**低血糖**が生じることも考えられるため，患者さんだけでは対処できないこともありますので，家族も交えてわかりやすく説明する必要があります。

糖尿病の神経障害ではなく，整形外科的な疾患から足のしびれが生じることもあります。また，「長くは歩けない」との訴えから，歩くとふくらはぎのあたりが痛くなったりしびれたりするような場合は，**閉塞性動脈硬化症**が疑われますので（**質問87参照**），患者さんの思いや症状をアセスメントし，的確な判断をする必要があります。必要時には医師に相談し，それらを確認したうえでの関わりが必要になります。症状によっては，患者さんの自己管理への意欲を損ねないように，無理なくできることをアドバイスします。　　［大道直美］

運動療法　質問 66

【糖尿病網膜症の運動療法／病期による運動制限】

眼科の医師に，運動を控えるように言われました。血糖値を下げるためには運動が必要だと思うのですが，どうしたらよいのでしょうか？

回答

まず，「運動は大切だけれど，眼科医には控えるように言われて困っていらっしゃるのですね」と，患者さんの気持ちへの理解を示します。

「糖尿病網膜症には，**単純網膜症，増殖前網膜症，増殖網膜症**の段階があります。網膜症がどのような状態にあると説明されていますか？」と，糖尿病網膜症（**質問67参照**）の有無とその程度を確認します。

網膜症の状態を確認したうえで，網膜症と運動療法についての説明をします。「網膜症の状態によっては運動をすることで**眼底出血**を起こす危険性が高い場合があります。そのようなときには運動はすすめられません。一般的には，**増殖網膜症**の段階では運動はしないほうがよいとされていますし（**質問60参照**），増殖前網膜症であっても状態によっては激しい運動は控えたほうがよい場合があります。特に，重いダンベルを使うなど息をこらえるような運動は，収縮期血圧の変動が激しくなるので避けたほうがよいでしょう。ただし，積極的な運動を避けたほうがよい状態でも，平地の歩行程度は可能な場合があります。できるだけ安静を保っていたほうがよいのか，多少の運動は可能なのかを，眼科の医師に確認してください」と伝えます。

→アプローチのポイント

まずは，患者さんが真剣に自己管理に取り組む中での悩みに対して，理解を示します。患者さんは血糖をコントロールするための運動療法の効果と，眼科医からの「運動は控えるように」との指示の間で困っている状態です。運動療法の重要性や医師の指示を真剣にとらえているからこそ困っているのです。その悩みに対して真摯に対応していくことが大切です。

眼科医に運動療法を控えるように言われたということは，糖尿病網膜症を合併していることが予測できます。問題は，それがどの程度の状態であって，そのことを患者さん自身がどう受け止めて，どのように理解しているのかです。

運動の種類によっては眼への影響が少ないものもありますが，**運動の可否は網膜症の状態に左右されますから，最終的には眼科医の判断が必要です**。そのうえで，安全に実施できるような運動の種類を一緒に選択しましょう。

→その理由（根拠）

糖尿病網膜症は，かなり進行しないと**自覚症状**がありません。そのために，患者さんは網膜症を軽視してしまうことがあります。状態によっては，運動が契機になり**硝子体出血**（**質問67参照**）などを起こす場合もあります。

安全に運動療法を実施するためには，眼科医の診断のもとに運動の種類を選択する必要があります。

［木内恵子］

糖尿病看護に関する豆知識

8　運動するときは血圧変動と低血糖予防に注意

代謝の急激な変動は，糖尿病網膜症を悪化させる原因になります。運動を行う際には，血圧の変動を避けるのみでなく，低血糖を予防することが重要です。運動時の低血糖予防とその対処法についても十分に説明しておく必要があります。

［木内恵子］

|糖尿病網膜症| 質問 **67** 【糖尿病網膜症／糖尿病網膜症の病期と症状／眼科受診／定期受診】

眼科を定期受診するように言われました。目のことで困っていないのに，なぜでしょうか？

回答

「目のことで困っていないのに，どうして受診しなければならないのだろう？ と不思議に思いますよね」と，患者さんの疑問を受け止めたうえで，**糖尿病網膜症の説明**をします。

はじめに，「糖尿病の合併症のひとつに糖尿病網膜症があります。**網膜**には，視力に影響を与える神経や無数の細い血管がたくさん張り巡らされています。さらに中心部には，黄斑部といって視力に直接影響する大切な部分があります」と，**網膜のはたらき**を説明します。

「まず，初期には網膜の細い血管にこぶができたり，血管の外に血液が漏れ出たりします。この状態では，黄斑部にむくみや出血がない限り視力に影響はなく，自覚症状は現れません。この状態を放置していると，無症状のうちに網膜症が進行し，網膜が酸素不足となります。酸素不足を補うために脆い血管ができるのですが（**新生血管**），出血しやすく，眼の中の硝子体という部分に出血したり（**硝子体出血**），増殖膜の収縮により網膜が引っ張られて**網膜剥離**を起こしたりします（**質問70参照**）。手術が必要になる場合が多いのですが，手術をしても完全に視力が回復しない場合もあり，不幸にも失明してしまう患者さんもあるのです」と，無症状のうちに進行する糖尿病網膜症の特徴について説明します。

そのうえで，「症状のない初期の段階から，**眼科を定期的に受診する**ことで，糖尿病網膜症の**早期発見，早期治療**をすることができるのです」と伝えます。

➡アプローチのポイント

患者さんは，今はまだ症状がないので実感がない状況です。このことを理解しつつ，イラストやモデルを使用しながら，糖尿病網膜症についてわかりやすく説明しましょう。

糖尿病網膜症の発症や進行を予防するには，**血糖コントロール**と病期に応じた**定期的な眼科受診**が必須です（**表**）。内科医との情報交換や，疾患の正しい理解，定期的な受診のために，糖尿病眼学会から無料で配布されている**糖尿病眼手帳**なども活用しましょう（**資料**）。

➡その理由（根拠）
①第1段階　単純網膜症

網膜に酸素や栄養を行きわたらせる細小血管の脆くなったところに瘤ができ，わずかに出血します。そして，血液の中の蛋白質や脂肪がしみ出して，白い斑点がみられます。この段階では，眼底検査により異常が見つかりますが，視力にはほとんど影響がありません（**図1**）。

②第2段階　増殖前網膜症

細小血管がつまって，その部分の神経が貧血状態となり，軟性白斑というしみをつくります。その後，つまってしまった血管を補うために新しい血管をつくり出す準備を始めます。この段階でも視力に影響はあり

表｜糖尿病網膜症の病期・臨床症状と受診間隔

病　期	正常	単純網膜症	増殖前網膜症	増殖網膜症
臨床症状		硬性白斑 毛細血管瘤 点状しみ状出血	軟性白斑 静脈の異常 網膜内最小血管異常 （IRMA）	血管新生 増殖膜の形成 硝子体出血
		←―――――黄斑浮腫―――――→		
受診間隔	1回/年	1回/3～6カ月	1回/1～2カ月	

（日本糖尿病学会編：糖尿病治療ガイド 2008-2009，p.69，文光堂，2008を参考に作成）

資料｜糖尿病眼手帳

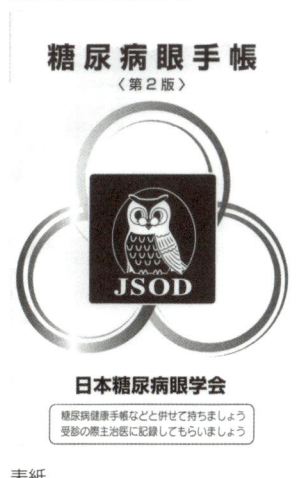

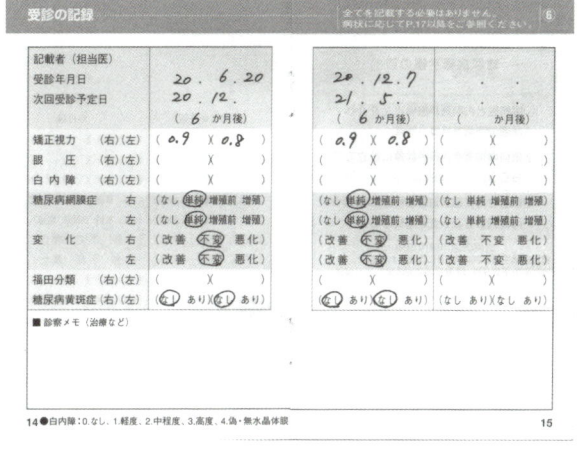

糖尿病眼手帳〈第2版〉

日本糖尿病眼学会

糖尿病健康手帳などと併せて持ちましょう
受診の際主治医に記録してもらいましょう

表紙　　　　　　記入例　　　　　　（提供：日本糖尿病眼学会）

図1｜単純網膜症

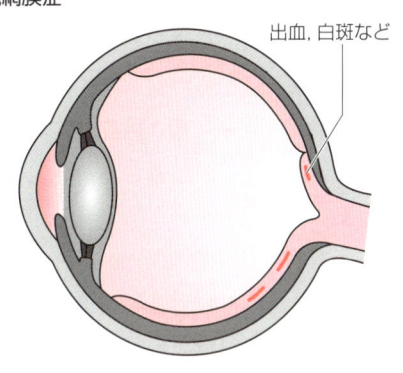

出血，白斑など

細小血管に瘤ができ，出血します。血液中の蛋白質がしみ出したところに白斑がみられる。

図2｜増殖網膜症

牽引性網膜剥離
増殖膜
硝子体出血
新生血管

脆い新生血管が出現し，刺激により増殖膜ができ，網膜を引っ張るので牽引性網膜剥離を引き起こす。

ませんが，危険な状態に一歩踏み込んだといえます。この時期に**レーザー光凝固治療**（質問69参照）が計画されます。

③第3段階　増殖網膜症

　新生血管が現れます。これは異常な血管といえるもので，脆くて，何かの刺激があると破れて硝子体出血が起きたり，増殖膜ができてきます。さらに，増殖膜による牽引性網膜剥離を起こす，という重症な段階になります。新生血管ができても，まだ自覚症状はあまりありません。この段階でレーザー光凝固治療を行えば，失明などの大事に至らずにすむことが多いといわれています（図2）。

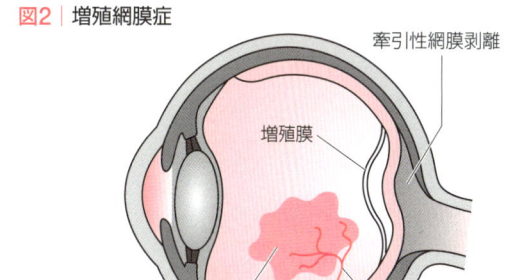

　糖尿病網膜症は，網膜中心部の黄斑部に浮腫や出血が及ばなければ**視力障害**の訴えはありません。したがって，周辺部の網膜に出血があっても患者さんは**自覚症状**を感じることはありません。黄斑部の浮腫は比較的軽症の網膜症でも起こることがあり，注意が必要です。

　単純網膜症の段階では，**糖代謝**が改善されると網膜症がよくなる場合があります。まだ自覚症状のない現在の段階で早めに治療を始め，**血糖コントロール**を良好に保っていくことによって網膜症の進行を遅らせることができるのです。

［金子佳世］

糖尿病網膜症

質問 68

【眼底出血／視力障害／糖尿病網膜症のリスクファクター／長期病歴】

糖尿病歴20年です。
最近，眼科で眼底に出血の跡があると言われました。
視力は落ちていないので大丈夫ですよね？

回答

「眼科で**眼底に出血の跡**があると言われたのですね。それは心配ですね」と，言動の裏にある患者さんの不安な気持ちを察して話しかけます。さらに「**糖尿病網膜症**についてどのように聞いていますか？」と糖尿病網膜症についてどのように理解しているのかを確認します。

そのうえで，「眼底出血を起こしていても，**視力低下**が起こらない場合もあります。網膜の中心部の黄斑や目の内腔部分である硝子体に出血がある場合には視力低下などの自覚症状が起こりますが，それ以外の出血の場合は視力低下を伴わない場合が多いのです」と患者さんの誤解を解きます。

その後，不安な気持ちが増強しないよう，症状がなくても医師の指示に従って眼科受診を継続し，症状に応じた適切な治療を受けることによって，再出血予防や糖尿病網膜症の進行を抑えることができることを伝えます。さらに，並行して血糖や血圧コントロールの重要性を説明し，看護師としてその支援を行うことを伝えます。

➜アプローチのポイント

糖尿病網膜症進行のリスクファクターとして，糖尿病罹病期間，高血糖，高血圧，脂質異常症，喫煙があげられます。この患者さんは罹病歴20年であり，今後も糖尿病網膜症が進行するリスクが高いと考えられます。患者さんに，糖尿病網膜症についてこれまで何も知識がなかったとしたら，事態を深刻に受け止められていないか，不安ばかりが先走り，うまく予防行動がとれていないのかもしれません。また，糖尿病網膜症についての知識があり，眼科の定期受診もしていて，血糖コントロールをしていた患者さんは，「それなのにどうして？」と落胆してしまうかもしれません。そのような患者さんの考えや感情に注目して，不必要に恐怖感を与えたり，落胆させたりせず，必要なセルフケアができるように支援しましょう。

今現在は視力障害がなくても，今後の糖尿病網膜症の進行によっては，将来，**視力障害**を起こす可能性があります。しかし看護師が患者さんの視力の予後について明言することはできません。

20年という罹病期間や眼底出血の既往から，今は，**継続した眼科受診**とともに，**血糖や血圧コントロール**をすることがこれからの糖尿病網膜症の進行を左右する重要な時期であると考えられます。患者さんの心の変動に十分配慮しながら支援していくことが重要です。

➜その理由（根拠）

高血糖に曝された網膜の血管壁が脆くなると，血液の成分が血管外へ漏れ出し，網膜がむくみます。この状態を**単純網膜症**といいます。これが進行し，網膜の血管壁がつまり，血液の流れない部分が広がり出すと，非常に細く脆い新生血管が増殖します。そして，網膜や硝子体への出血が起こり，網膜に栄養がいきわたらなくなります。こうして，**増殖前網膜症**，**増殖網膜症**へと進み，結果的に**網膜剥離**を発症させる原因となります（**質問67参照**）。残念なことに，年間3,000人以上の人が光を失う結果となっています。

血糖コントロールや抗凝固薬，血流改善薬などの内服治療のほか，レーザー光凝固療法（**質問69参照**）など，適切な時期に病期に合った治療を受けることが網膜症の進行を抑えるうえでとても大切です。また，運動による血圧や血流の変化によって眼底出血が悪化す

る場合があるので，**新鮮な眼底出血があるときは運動を禁止**，または**制限**する必要があります。そのため，眼底出血がある場合の運動については，糖尿病の主治医および眼科医と相談して行います。

血糖コントロールの不良は，糖尿病網膜症の進行を早めますが，**急激な血糖値の改善でかえって眼底出血を起こすことがあるため，内科医と眼科医が連携して治療を行うことが必要です**。また，**低血糖発作**は，新生血管や出血で傷んだ眼底の状態を悪化させることがあります。

［金子佳世］

患者さんに届いたこのひとこと

14　いつもNさんのことを心配しているし，応援しているからね

　三大合併症を発症し，網膜症による視力低下から就業困難なNさん（30歳代男性）。キーパーソンである母親が糖尿病性の腎不全で2年前に亡くなり，今は生活保護で暮らしています。母親も合併症で亡くなっていることから，「どうせ合併症で死んでしまう。それに自分には誰も心配してくれる人もいない」と寂しそうに話されました。心の拠りどころを失っているNさんに対し，「私は病院でしか会えないけど，いつもNさんのことを心配しているし，応援しているからね。お母さんもきっとあの世で心配していますよ」と伝えました。

　Nさんは，今まで何度すすめてもしなかった血糖測定を，「僕が血糖を測ってこなかったら，看護師さんが悲しむやろ？」と，退院してからは1日3回してくるようになりました。

　人は，自分の気持ちを理解しようとしてくれる人がひとりは必要，といわれています。私たちが患者さんに対してできることは限られていますが，気持ちを理解しようとする姿勢が大事だと感じました。

［中山法子］

糖尿病網膜症 質問69

【レーザー光凝固治療（レーザー治療）／予防的治療／視力障害】

レーザー治療とは，どのような治療法で，どんな効果があるのですか？

回答

「正式には**レーザー光凝固治療**といって，糖尿病網膜症などが適応となる治療法です。病院ですすめられたのですか？」と患者さんが質問した理由を聞きます。

次に，「突然，レーザー治療をすすめられたのですね」と，不安な気持ちを受け止めながら，患者さんの糖尿病歴や血糖コントロールの状態，糖尿病網膜症の現在の段階などを確認します。

そのうえで，レーザー光凝固治療について，「血流が悪くなった部分を補うために，急にできた血管を**新生血管**といい，血管壁が脆く出血しやすくなっています。レーザー治療は**外来通院**ででき，**点眼麻酔**だけで安全に行えます。まぶしいということはありますが，ひどい痛みなどはありません。部分的に焼く場合と眼底全体を焼く場合とで所要時間や回数が異なりますが，数回に分けて行われます」と説明します。

「この治療は**予防治療**なので，レーザー治療を受けたからといって視力がよくなることはありません。でも，将来の安定した視力を確保するために最も大切な治療です」と，その目的を理解してもらえるように説明します。そして，決め手はやはり**早期治療**なので，的確な治療の時期を決めるためにも，定期的な精密検査が大切だということも，しっかり伝えましょう。

➡アプローチのポイント

レーザー光凝固治療をすすめられて，患者さんが戸惑う場面には，意外に多く遭遇します。糖尿病網膜症がまだ視力に影響がない段階の患者さんは，「自覚症状もないのにどうして受けなくてはならないの？」という疑問をもちますし，視力が悪くなって字が読みにくいという状態では「治療を受けたら，視力は以前のように戻るのだろうか？　戻ってほしい」という期待があります。そうした患者さんの戸惑う気持ちを受け止めながら説明し，不安や脅威を増強させず，自己管理に対する意欲を喪失させないような配慮が必要です。患者さんが気持ちを十分に話せるような環境を整え，患者さんの気持ちを受け止める姿勢で話を聞くことが重要です。患者さんが後悔を感じている場合，今までの自己管理を評価することはせずに，患者さんの気持ちの整理を待ちましょう。

同じレーザー光凝固治療でも糖尿病歴や血糖コントロール状態，糖尿病網膜症の段階によって目的や効果が異なるため，個々に応じた説明が必要です。患者さんの受け止めと理解の程度を観察し，関わる医療者の言動が**統一**できるようにコーディネートします。

焦って**急激に血糖を下げる**と，**眼底出血**を起こすことがあります。過度な自己管理を行わないように，緩徐に血糖コントロールを改善させることが重要であることを十分に説明します。血圧のコントロールも重要ですので，**運動療法**を過剰に行わないように伝えます（質問66参照）。

図　レーザー光凝固治療

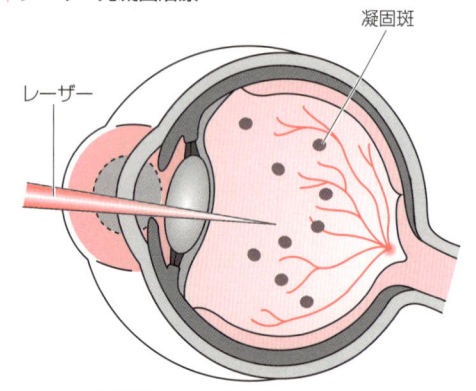

網膜にレーザーを照射して小さな凝固斑をつくり，出血や新生血管の発生を防ぐ。

➡ その理由（根拠）

　レーザー光凝固治療は，蛍光眼底造影を行い，血管閉塞領域にレーザー照射して，新生血管の発生を予防し，増殖網膜症への進展を阻止します（図）。しかし，網膜に凝固斑をつくるので，**視野障害**，**色覚異常**，**暗順応の低下**，**視力低下**が起こることがあります。また，効果が期待できない場合や，レーザー光凝固治療を行えない場合があります。硝子体出血の場合は，硝子体を切除する手術をしなくてはいけません。

　糖尿病網膜症は，進行度により3段階に分けられます（質問67参照）。第2段階の**増殖前網膜症**の時期にレーザー光凝固治療が計画されます。また，第3段階の**増殖網膜症**の時期では新生血管が現れますが，この段階でレーザー光凝固治療を行えば，**失明**などの大事に至らずにすむことが多いといわれています。

　糖尿病網膜症は，対処が早いほど治療効果が高いといわれています。実際に，レーザー光凝固治療は，第2段階の増殖前網膜症の時期が最もよい適応で，網膜症の増殖期への進展（**新生血管形成**や**硝子体出血**，**網膜剥離**，**失明**など）の予防にきわめて有用です。視力低下がないために治療を躊躇する患者さんには，この点をよく説明し，将来視力を良好に保つために重要な予防的治療であることを理解してもらいます。

　網膜剥離を起こして視力が低下した状態でレーザー光凝固治療を行う場合もありますが，これは再出血や網膜剥離の再発を予防することを目的としたもので，視力が元どおりになるとは限りません。

　急激に血糖コントロールを改善すると血小板凝集能の亢進，網膜の酸素供給・血流の低下を起こし，眼底出血を起こすことがあります。増殖網膜症を有する場合，HbA_{1c}は0.5％/月の低下が妥当といわれています。

　糖尿病網膜症は，日本の中途失明の原因第1位であり，年間3,000人の患者さんが新たに失明に至っています。視力障害は患者さんのQOLに大きく影響します。視力障害があると，糖尿病の自己管理が困難になるだけでなく，社会生活にも支障を来すことが多いので，合併症を予防することが重要です。　　　［大倉瑞代］

糖尿病網膜症　質問 70

【網膜剥離 / 増殖網膜症 / 失明 / 障害受容 / 公的サービス】

網膜剥離で手術を受けます。
見えるようになりますよね？

回答

手術に至るまでにすでに自覚症状を伴い，大きな不安を抱えていることも多いため，「**網膜剥離で手術を受けることになったのですね，いろいろご心配ですよね**」と，まずは不安な気持ちを受け止めます。それから「手術についてどのような説明を聞かれたのかを，覚えていることだけでよいので話していただけますか」と，患者さんがどの程度手術やその後の経過について説明を受け，理解しているかについて情報を得ます。

正しく理解を得られているようであれば，不安に思っていることに耳を傾けます。そのうえで患者さんが術後の回復に対し過度に期待しているようであれば，事実を伝え，それを受け入れられるようフォローしなければならないでしょうし，医師からの説明が受け入れられない状況であれば，心理面のアプローチが必要となります。

➡アプローチのポイント

糖尿病網膜症は，単純網膜症，増殖前網膜症，増殖網膜症と段階を経て進行していきます（質問67参照）。増殖網膜症の段階では，網膜血管の透過性亢進や閉塞が進行すると，それらを補うために**新生血管**が生じますが，この血管は脆弱で容易に破綻（**網膜前出血，硝子体出血**）します。また，網膜上や硝子体中に出血を繰り返してできた新生血管の線維や膜が収縮して網膜が引っ張られれば，網膜剥離が起きます。網膜剥離の際に行われる手術については，視力を回復させるというより，**失明を回避するため**ととらえるほうが正しいといえます。網膜の障害の程度によっても，視力の回復はさまざまですので，過度な期待をもたせるような返答は避けるべきでしょう。

また，手術後に視力回復が望めなければ，個々の**視力障害**の程度に合わせたサポートが必要となります。これまでできていたことができなくなるなど，日常生活を送るうえで支障が出るだけでなく，精神的なダメージを受けたり自暴自棄になるケースもあるということを認識しておきましょう。

サポートパーソンがいない場合は，**社会資源**を活用できるよう情報提供することも重要ですので，それらの制度に関する情報も把握しておきましょう。

➡その理由（根拠）

視力回復が望めない場合，患者さんや家族は精神的にも経済的にも大きな負担を抱えることになります。**中途失明**などの急激な状況の変化を伴う場合には，患者さんやその家族がそれを受け入れるためにはかなりの時間を要することを理解したうえで，**障害受容**をサポートしていきましょう（第Ⅱ章❸疾病受容や行動変容・セルフケアへの援助参照）。現状を受け入れられない状態で社会的サポートを紹介されれば，人の手を借りなければ何もできない自分になってしまったという思いを抱かせるなど，自信を喪失させることにもなりかねませんので，十分に配慮することが大切です。

社会的な支援としては，**障害認定や介護認定**を受けることにより，**公的サービス**を利用できます。ただし障害の程度や介護の必要度によって，利用できるサービスもさまざまですし，それらのサービスを受けるために申請や手続きも必要となりますので，まずは施設のソーシャルワーカーや市区町村の福祉関係の相談窓口を利用することをすすめます。

［水野美華］

糖尿病網膜症

質問 71 【白内障と糖尿病／白内障の手術と合併症／血糖コントロール】

白内障の手術をすることになりました。糖尿病とは関係がありますか？

回答

「手術となり，糖尿病と関係があるか気になられたのですね。どのようなことが…」など，患者さんの不安な気持ちを受け止め，表出できるような言葉をかけます。そして，現在の血糖コントロールや糖尿病網膜症の症状を確認します。

血糖コントロールや全身状態の良好な患者さんの場合は，糖尿病が白内障を起こしやすくしたり，その進展に影響を与えることを説明すればよいでしょう。

血糖コントロールが不良であったり，糖尿病網膜症を併発している患者さんの場合は，眼科医から，麻酔や手術・術後の経過に悪い影響が生じる可能性があることを説明されているはずなので，患者さんがすでに得た情報の整理を助け，術前の血糖コントロールのために何が必要かを話し合います。手術の延期が生じた場合は，患者さんの心理面にも注目します。焦りは禁物なことを伝え，これを機会にその後の長期的な血糖コントロールも積極的に考えていくように促します。

➡アプローチのポイント

糖尿病は白内障を進展させる重要な要因であることを伝えます。血糖コントロールの状態が術後の合併症や視力予後に影響するので，手術にあたりこれを良好にしておく必要性をよく説明し，動機づけを高めます。

血糖コントロールが不良で手術が延期されたような場合でも，患者さんが糖尿病とうまく向き合って，できるだけ良好な状態で手術を迎えられるように，セルフケアの調整と心理面の両方から支援していきます。

➡その理由（根拠）

白内障は水晶体が混濁する疾患です。最も高頻度にみられる加齢性白内障の原因は不明ですが，糖尿病患者には糖尿病のような全身疾患に誘発されて起こる糖尿病白内障と，糖尿病網膜症に加齢性白内障を併発している場合がみられます。いずれも視力障害を来した場合は，手術療法が行われます。

糖尿病があっても，他の全身状態と血糖コントロールが良好ならば白内障手術は可能で，手術により視力の改善が期待できます。しかし，血糖コントロール不良や進行した糖尿病網膜症がある場合は，通常より術中・術後の合併症（手術創の閉鎖不全，眼内炎症，細菌感染など）の危険が増し，手術により糖尿病網膜症が進行しやすく，視力予後不良の可能性があります。そのため，ある程度血糖がコントロールされるまで手術の時期を遅らせることもあります。より適切な食事・運動療法に加え，血糖値によっては新たに経口血糖降下薬やインスリン療法が必要になることもあります。

そのような状況に置かれた患者さんは，「手術の時期が遅れるうえに，インスリンなんて」と，焦ったり落ち込んだりするかもしれません。焦って極端に食事を減らしたり，急に運動を始めるのは禁物です。焦燥から極端なセルフケアに走り，血糖値を短期間に急激に降下させると，糖尿病網膜症を急速に悪化させることがあります。患者さんが，これを機会に長期的な血糖コントロールを見据え，その過程において，少しでも良好なコンディションで手術が受けられるように準備していくことを支援できたら理想的です。

最近は，術前の急激な血糖コントロールが術後の糖尿病網膜症や黄斑症を進行させる可能性が報告されています。さらに術前の血糖コントロール状態と術後合併症との関連が認められないという報告もあることから，術前のHbA_{1c}の目標は以前より緩和され，8％台と考えられています。

［畑中あかね］

糖尿病腎症

質問 72

【腎臓と糖尿病 / 糖尿病腎症 / 糖尿病腎症の病期と特徴 / 定期受診】

糖尿病があると腎臓に気をつけるよう言われました。何に気をつければよいのですか？

回答

「**腎臓**に気をつけるようにと言われたのですね。そのときどのように説明を受けましたか？ そのときの思いを聞かせていただいてもよろしいですか？」と，患者さんから説明内容や不安の思いをまず聞きます。

次に，糖尿病の罹患期間，尿，血液検査の結果，喫煙の有無や生活習慣を確認します。

「腎臓は，食事や飲水などによって体内にたまる余分な水分，酸・電解質，老廃物を尿として排泄するというはたらきをしています。腎臓の中には血液を濾過する糸球体という糸玉のように細かい血管の集まりがあります。糖尿病で血糖が高い状態が長く続くとその糸球体が破壊されてしまいます。最初は，蛋白質の一種である**アルブミン**がわずかに尿から漏れ出している状態で，一般的に行う尿検査ではわかりません。進行すると，常に蛋白尿がみられ，からだがむくんだり，老廃物がたまり，腎臓がはたらかなくなってしまいます。そのため腎不全になると**透析**が必要になります」と，腎臓のしくみや病気の進行について話します。

「気をつけていくことは，**糖尿病腎症の早期**では，症状がないことです。腎臓の状態を知るためには，血圧，尿検査，血液検査などで継続して調べていく必要があります。そのために，体調がよくても**定期的に受診**することが大切です。血糖のコントロールをしていくのはもちろん，腎臓を守るために降圧薬を内服します。高血圧，脂質異常症，肥満，喫煙などが腎臓の機能を低下させる因子になりますので，生活習慣の見直しも必要になります」と，対処法を説明します。

さらに，「**蛋白尿**が持続してみられた場合，蛋白質を摂取することが腎臓を傷める原因になるため，蛋白質を減らす食事に変わります。また**塩分**を制限することも必要になります（質問57参照）。腎臓の状態によって食事も内服薬も運動の程度も変わっていきます。治療は長期にわたって継続が必要です。しかし，きちんと治療を続けていれば腎症はよくなるといわれています。ひとりでがんばるのは大変だとは思いますが，心配なことはいつでも相談に乗りますので長く続けられる方法を一緒に考えていきましょう」と伝えます。

➡アプローチのポイント

糖尿病腎症は糖尿病の三大合併症のひとつです。合併症が出現するのは患者さんにはとても不安なことです。患者さんがどのように糖尿病腎症の説明を受けているか，説明を受けたときにどのような気持ちになったのかを聞いて，糖尿病腎症に対する知識，思いを知ることが大切です。

糖尿病腎症の説明は病期によって異なります。糖尿病の罹患期間，尿検査での微量アルブミンや持続的な尿蛋白の検出により病期を判断します。また患者さんの生活背景，喫煙の有無などを確認することで，長期の治療継続に看護介入する必要があるかどうかをアセスメントします。**腎臓専門医**への紹介，栄養士による**栄養指導**や**禁煙外来**の受診をすすめるなど，他部門との連携も必要です。

糖尿病の進行が腎臓の機能低下を引き起こすことを，わかりやすく説明する必要があります。**自覚症状**が出現しないことがほとんどなので「腎臓といわれてもピンとこない」と思われがちです。現在，からだの中で何が起きているのかを患者さんが理解することによって「このままでは大変だ」と考えられるようになります。そのためにも，医療者と患者さんが同じ目標に向かって治療が継続できるよい関係づくりが必要になります。

表1 糖尿病腎症の病期と特徴

病　期	臨床的特徴 尿蛋白（アルブミン）	臨床的特徴 GFR（Ccr）	病理学的特徴（糸球体病変）		備　考（主な治療法）
第1期（腎症前期）	正常	正常ときに高値	びまん性病変	なし〜軽度	血糖コントロール
第2期（早期腎症期）	微量アルブミン尿	正常ときに高値	びまん性病変 結節性病変	軽度〜中等度 ときに存在	厳格な血糖コントロール 降圧治療
第3期-A（顕性腎症前期）	持続性蛋白尿	ほぼ正常	びまん性病変 結節性病変	中等度 多くは存在	厳格な血糖コントロール・降圧治療 蛋白制限食
第3期-B（顕性腎症後期）	持続性蛋白尿	低下	びまん性病変 結節性病変	高度 多くは存在	厳格な降圧治療・蛋白制限食
第4期（腎不全期）	持続性蛋白尿	著明低下（血清クレアチニン上昇）	荒廃糸球体		厳格な降圧治療 低蛋白食 透析療法導入
第5期（透析療法期）	透析療法中				移植

（厚生省平成3年度糖尿病調査研究報告書　平成13年改訂より転載，一部改変）

→その理由（根拠）

腎症前期や早期腎症期，顕性腎症前期の時期に厳格な血糖コントロールと**アンジオテンシン変換酵素（ACE）阻害薬，アンジオテンシンⅡ受容体拮抗薬（ARB）**の内服を中心とした血圧コントロールを行うことで，糖尿病腎症は緩解します（質問74参照）。また，**顕性腎症後期**以降も上記のコントロールに加え，減塩，低蛋白食で透析に至る時期を遅らせることができます。しかし，透析導入患者の43％が糖尿病腎症患者です。それは糖尿病の未治療，早期診断の遅れ，治療の途中中断が原因にあるといわれています。

糖尿病腎症は早期の場合自覚症状がないため，患者さん自身が治療の必要性を見出せないこともあります。しかし何よりも**受診を継続**し，**病期に合わせた治療**を実施することが重要になります（表1）。そのためには，**糖尿病専門医**に受診し，早期診断を行うことが

表2 糖尿病腎症の早期診断基準

1. 測定対象　　尿蛋白陰性か陽性（＋1程度）の糖尿病患者
2. 必須事項　　尿中アルブミン　30〜299mg/g・Cr　3回測定中2回以上
3. 参考事項　　尿中アルブミン排出率　30〜299mg/24時間または20〜199μg/分
　　　　　　　尿中Ⅳ型コラーゲン値　7〜8μg/g・Cr以上
　　　　　　　腎サイズ　　　　　　腎肥大

（糖尿病性腎症合同委員会/日本糖尿病学会・日本腎臓学会，糖尿病腎症の早期診断基準2005より転載）

大切です（表2）。

尿中アルブミンが300mg/g・Crを超えたら腎臓専門医への相談も重要です（質問73参照）。しかし，各専門医への受診が増したうえにさまざまな治療環境では，治療を継続するのが難しくなることもあります。そのため看護師は日頃から患者さんの声に耳を傾け，長期にわたる療養生活を支えることが重要な役割と考えます。

［森田智子］

糖尿病腎症

質問 73

【尿中アルブミン / アルブミン尿 / 糖尿病腎症の生活指導】

尿にアルブミンが出ていると言われました。何のことですか？

回答

「高血糖により腎臓の機能が障害され，本来は尿に排泄されない蛋白質の一部である**アルブミン**という物質が，尿検査で検出されたということです」と，まずは患者さんが知りたいと思っていることを伝えます（表1）。

そのうえで，医師から具体的にどのような説明を受けているのかを尋ねます。また，カルテなど診療記録から説明内容や，検査結果をもとに病期を確認します。

さらに，「腎臓は細い血管の集合体である**糸球体**という部分で血液を濾過し，不要なものを尿中に排泄して血液をきれいにするはたらきがあります。高血糖が続くと糸球体の細い血管が狭くなり十分に老廃物を濾過できない状態になります」と**糖尿病腎症**について説明し，「尿にアルブミンが出ている状態では，糖尿病腎症の発症が疑われます」と，現状について伝えます。

早期腎症期であれば，「現在の状態から進行させないためには，血糖コントロールだけでなく**血圧のコントロール**も非常に重要です。この時期にしっかりコントロールを続けていれば腎症の改善が期待できるといわれています」と不安を与えないように，またコントロールの大切さについて説明を加えます。さらに，「そのため食事のカロリーだけでなく塩分控えめの食事を心がけましょう」と，療養行動として患者さん自身に取り組んでもらいたいことを伝えます。

➡アプローチのポイント

糖尿病腎症は**病期**によって**治療法**が異なってくるため，患者さん自身が現在腎症のどの段階にいるのかを知り，段階に応じた治療法と目的を正しく理解できるよう伝えることが重要です。

糖尿病腎症はかつて"不治の病"といわれていましたが，さまざまな病期において治療法の進歩がみられています。発症したことで患者さんが療養への目標を見失わないように心理的サポートを行うと同時に，療養行動が継続できるように，実行可能な生活習慣の改善点を話し合うなどの支援が大切です。

➡その理由（根拠）

1型・2型糖尿病における大規模臨床試験[1]において，糖尿病腎症の発症や進展を抑制するうえでは，よりよい**血糖コントロール**が非常に重要であることが証明されています。さらに血圧の厳重なコントロールが重要といわれており，**標準体重の維持，塩分制限，禁煙など生活習慣の改善**が求められます。また腎症の病期に応じては食事療法の変更や活動面で制限が加わるなど，療養行動の変更が生じます（詳細は**質問57の表参照**）。

糖尿病腎症がそれ以上進行しない時点，あるいは可逆性を有している時点を"point of return"，不可逆的に慢性腎不全に進行していく時点を"point of no return"といいます。従来は，糖尿病腎症のpoint of returnは早期腎症期以前と考えられていました。しか

表 | アルブミン尿の判定基準

診断	24時間蓄尿 (mg/24時)	時間尿 (μg/分)	随時尿 (μg/mg・Cr)
正常	<30	<20	<30
微量 アルブミン尿	30〜299	20〜199	30〜299
顕性蛋白尿	≧300	≧200	≧300

感染，発熱，うっ血性心不全，著明な高血糖・高血圧，膿尿，血尿は，アルブミン尿増加の可能性あり。

(American Diabetes Association: Diabetes Care, 26 pp.S94-S98, 2003 より転載，一部改変)

し臨床研究や治療法の進歩によりpoint of no returnは存在しないのではという説も出るなど，point of returnないしはpoint of no returnの時期が今後変化していく可能性もあるといわれています。　　　［菊永恭子］

引用文献
1）四方賢一他：専門医に聞きたいコメディカルのための糖尿病・糖尿病性腎症Q&A101（西沢良記・石村栄治編），p.72-73，医歯薬出版，2005.

患者さんに届いたこのひとこと

15　自分が主治医になったつもりで

　清書したような血糖自己測定ノートを持参するOさんが気になり、「血糖値が高い時と低い時の違いは何が影響しているのでしょう？」と、日常生活との関連を振り返られているか問いかけてみました。「1月分まとめて書くから忘れちゃった」とOさん。なるほど、最近の機種の優秀さがゆえに生じる問題です。「せっかく毎日測っていらっしゃるけど、数日たつと食べた物もどれだけ歩いたかも正しく覚えていないのが人間ですよね。その日のうちに記録したほうが、原因もわかりやすいはずです。糖尿病は、自分が主治医になったつもりで日々のコントロールをするのが大切なんですって」と、いつぞやの全国糖尿病週間の標語を引用しました。

　それからは毎日データや気づきの記載もされるようになり、「低いなと思ったけど、もうインスリンが切れる頃だから補食しないで様子みた」と主体的に行動されるようになりました。「人任せじゃダメね。糖尿病は自分が主治医だから！」と得意げなOさんはとても輝いて見えました。

［古山景子］

糖尿病腎症

質問 74

【多量服薬 / 糸球体高血圧 / 降圧治療 / ACE阻害薬 / ARB / 家庭血圧】

腎臓を守るために血圧の薬を飲むように言われ，薬が膨大に増えました。こんなに飲む必要があるのでしょうか？

回答

「腎臓を守るために必要だとわかっていても，急に薬が増えると不安ですよね。相談してくださってありがとうございます」と，自己判断で内服中止をせずに，相談してくれた患者さんをねぎらい，不安な思いに理解を示します。

そのうえで，患者さんの罹病期間，腎症の病期，降圧薬の種類，血圧の値，身体的状況を確認します。

「腎臓には**糸球体**という細かい血管の集まりがあります。糖尿病になると，この糸球体に圧力がかかります（**糸球体高血圧**，図1）。圧力がかかったままだと糸球体が破壊され，腎臓の機能が低下します。その圧力を軽減してくれる**降圧薬**があります。以前は蛋白尿がみられると腎臓は元には戻らないといわれていましたが，現在はこの降圧薬で糸球体の圧力を下げ，腎臓が元に戻ることもあります（図2）。また，全身の血圧を上げないことも腎臓を守ることになります。蛋白尿が"1＋"までは血圧は130/80mmHg未満を目標に，蛋白尿"2＋"（1g/日以上）になったら125/75mmHg未満をめざすことが腎機能を悪化させないことにつながります。そこで正しい服薬，家での血圧測定，塩分制限がとても大切になります」と，説明します。

➡アプローチのポイント

患者さんの**病期**を知り，それに合った**血圧目標**を確認します。「血圧が大して高くないのに薬ばかり増えて」と思っているかもしれません。なぜ腎臓を守るために降圧薬が必要なのかを患者さんが納得できなければ，長期に正しく内服することはできません。患者さんにも降圧目標を伝え，納得して治療に臨めるように思いを汲み，説明します。

薬の量が増えると，飲み忘れや飲み間違いにつながることになります。薬剤師と協力し，一包化やお薬手帳を使っての服薬指導が大切になります。しかし，**自律神経障害**があると**起立性低血圧**などを引き起こしやすくなり，血圧の差に体調不良を訴えることもあります。血圧の値だけではなく，体調の変化にも注目していきます。

➡その理由（根拠）

糖尿病の患者さんは，高血糖によって**輸入細動脈**が破綻します。そうすると，糸球体内圧が上昇し，糸球体の荒廃を来します。**アンジオテンシン変換酵素（ACE）阻害薬**（以下，ACE阻害薬），**アンジオテンシンⅡ受容体拮抗薬（ARB，以下同）**は，糸球体では輸出細動脈を拡張して糸球体の圧力を下げるため腎臓を保護します。また，全身の血圧を下げること，減塩して体液過剰にならないことも糸球体の前負荷を下げるので，腎臓を守ることにつながります。

以前は顕性腎症になると腎症の緩解は望めないといわれていましたが，このACE阻害薬，ARBの使用によって**腎症の緩解**が認められるようになっています。また，どの病期にもこの**腎保護作用**があるとされていますが，**腎不全期**になると高カリウム血症や急激なクレアチニンの上昇を認めることもあるため，検査データの観察が必要になります。

家庭血圧は，一定の時間に測定することによって測定値が信頼性のあるものになり，また患者さん自身が測定をすることによって，自己管理行動がより能動的なものになります。そのためにも，正しい測定方法の教育が必要になります（表）。

［森田智子］

図1｜糖尿病における糸球体高血圧

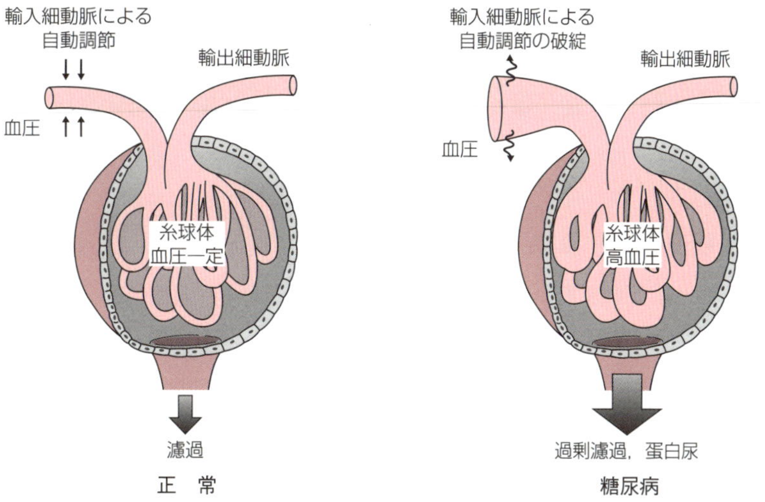

輸入細動脈による
自動調節
輸出細動脈
血圧
糸球体血圧一定
濾過
正常

輸入細動脈による
自動調節の破綻
輸出細動脈
血圧
糸球体高血圧
過剰濾過，蛋白尿
糖尿病

図2｜降圧薬による糸球体高血圧の是正

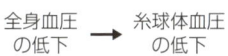

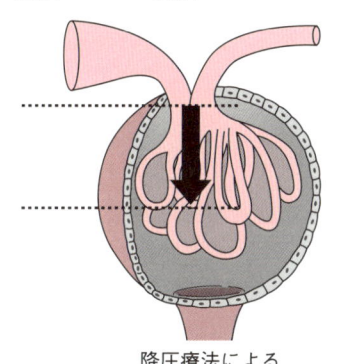

全身血圧の低下 → 糸球体血圧の低下
降圧療法による糸球体高血圧の是正

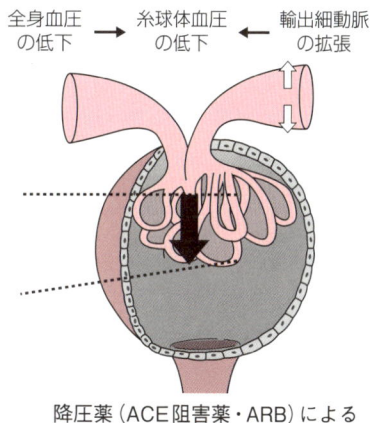

全身血圧の低下 → 糸球体血圧の低下 ← 輸出細動脈の拡張
降圧薬（ACE阻害薬・ARB）による糸球体高血圧の是正

表｜家庭血圧の測定方法

1. 装置	上腕カフ・オシロメトリック法に基づく装置
2. 測定時の条件	
必須条件	
a. 朝	起床後1時間以内，排尿後，朝の服薬前，朝食前 座位1〜2分安静後
b. 晩	就寝前 座位1〜2分安静後
選択条件	
a. 指示により	夕食前，夕の服薬前，入浴前，飲酒前など
b. その他適宜	自覚症状のあるとき，休日昼間など，装置によっては深夜睡眠時測定も可
3. 測定回数	1機会1回以上（1〜3回）※
4. 測定期間	できるかぎり長時間
5. 記録	すべての測定値を記録する

※あまり多くの測定頻度を求めてはならない。
注1：家庭血圧測定に対し不安をもつ者には測定させるべきではない。
注2：測定値に一喜一憂する必要のないことを指導しなければならない。
注3：測定値に基づき勝手に降圧薬を変更してはならない旨を指導しなければならない。

（日本高血圧学会高血圧治療ガイドライン作成委員会編：高血圧治療ガイドライン2009, p.10, ライフサイエンス出版，2009より転載）

糖尿病腎症

質問 75

【透析への不安 / 蛋白尿 / 蛋白質摂取量の調整 / eGFR / 顕性腎症】

尿蛋白が出ていると，透析になる人が多いと聞きました。私も透析になるのでしょうか？

回答

まずは患者さんの，「透析になってしまうのでは」という不安な気持ちを受け止め，話を聞きます。

現在，**蛋白尿**の出ている状態なのか，またどのくらい継続して出ているのかを患者さんに確認します。そして，糖尿病の罹病期間，血圧，血液，尿検査の結果，医師からはどのような病態の説明や治療の説明がされているかを確認し，必要があれば検査データの見方を説明します。

「以前は，蛋白尿がみられると，腎臓は元の正常な状態には戻らないといわれていましたが，**血糖**，**血圧をコントロール**し，蛋白尿を減らすための治療を続けていれば腎臓はよくなります。また，たとえ蛋白尿が消失しなくても，腎臓を守るための食事や生活を続けることで，透析になるまでの期間を延ばすことができます。蛋白質，塩分の過剰摂取，脱水，感染症や解熱鎮痛剤の連用などは，腎臓を傷めることにつながります。蛋白尿の量が多いとからだが**むくみやすく**なるため，急な体重の増加に気をつけ，必要があれば飲む水の量を減らします。そのために医師や栄養士と相談し，減塩，低蛋白食を実施し，規則正しい生活を心がけることが大切になります。腎臓や全身の状態によって食事や生活の注意点が変わっていきます。腎臓の機能が低下すると血糖降下薬などで**低血糖**を起こしやすくなるため，血糖値の変化にも気をつけましょう。難しいと思ったら，いつでも相談してください。無理なく続けられる方法を一緒に考えていきましょう」というように，症状を悪化させる要因や対処法などについて説明します。

➡アプローチのポイント

透析になる不安がありますが，その患者さんの病状，病期により対応の仕方は違ってきます。まずは，ゆっくり患者さんの話を聞いていきます。

病期に合わせて（糖尿病腎症生活指導基準：**質問57の表参照**）現在の治療の意味，日常生活の具体的な方法を説明し，患者さんが納得し自ら主体的に治療ができるように支援します。

蛋白尿が1g/日未満〜1g/日以上の場合は，蛋白質の摂取量を0.8〜1.0g/kg体重/日とします。**高窒素血症**がみられたら蛋白質を0.6〜0.8g/kg体重/日に減らします。**蛋白質を減量**するかわりに摂取エネルギーを増やします。そのため，患者さんは混乱してしまいます。腎臓医，栄養士などと連携をとり，蛋白調整食などを上手に取り入れて，長期にわたって継続できる工夫を患者さんと考えていく必要があります。

➡その理由（根拠）

慢性腎不全で透析導入に至る原疾患の第1位は糖尿病腎症で，43％を占めています[1]。そのほとんどは長期間の糖尿病の無治療と，治療の中断をした患者さんです。治療を適切に行わないと，**顕性腎症**の患者さんの約半数が10年以内に透析導入に至ります。また，血清クレアチニンが2mg/dLを超えると平均2年ぐらいで透析導入に至るといわれています。その予防のためにも，継続した治療が必要になります。

蛋白尿は，健康な人でも運動後や発熱時に検出されることがあります。詳しい検査をするために早朝尿や蓄尿による蛋白尿の定量を行います。また最近は，血清クレアチニン値をもとにした推算式として，**糸球体濾過量を推定（eGFR）**する方法で，簡易的に腎機能の評価が行われています。

腎臓の糸球体基底膜のサイズや電荷異常が生じて**微量アルブミン尿**が出現し，最終的に大きな蛋白質が漏出します。**顕性腎症後期**になると尿蛋白の量が増加し，浮腫がみられ，血清クレアチニンがさほど高値でなくても溢水状態になりやすく，短期留置カテーテルを挿入し，**体外限外濾過法（ECUM）**が必要になる場合もあります。それを防ぐためにも，食事で塩分，蛋白質の摂取を制限し，腎臓を守ることが必要なのです。蛋白質，摂取カロリーを減らすと**エネルギー不足**になり，体内の蛋白質が壊され，老廃物が増加します。したがって，エネルギー含有量が高い低蛋白食の特殊食品を取り入れることも必要です。患者さんが現状維持のための治療法と今後予想される状況を十分理解できるように支援していく必要があります。

腎臓は，筋肉とならんでインスリンを代謝する主要臓器ですから，腎症の進展とともにインスリンの必要量が低下していきます。また，**スルホニル尿素薬**などは腎で排泄されるため，からだに蓄積され，強力に作用することがあります（**質問33参照**）。そのため，**顕性腎症期からはインスリン療法**が中心になります。

［森田智子］

引用文献
1）日本透析医学会統計調査委員会：わが国の慢性透析療法の現状, 2007.

糖尿病看護に関する豆知識

9　新しい腎機能評価指標：シスタチンC

クレアチニンに変わる腎臓機能マーカーとして，シスタチンCという物質が注目されています。これまで腎機能の指標として用いられてきた血清クレアチニンは，筋肉量や精査，年齢などの影響を受けるため，糸球体濾過量（GFR）の低下がある程度進行しないと異常値を呈さないといわれています。また，クレアチニンを用いた24時間クレアチニンクリアランスがGFRを反映する検査として用いられていますが，正確な蓄尿が必要であるなど煩雑でもあり，外来患者などでは測定が困難です。

血清シスタチンCは，性別，年齢，筋肉量などに影響されないなどの特徴をもち，また蓄尿による評価の必要もないため，今後の普及が見込まれています。

［菊永恭子］

糖尿病腎症　質問 76　【透析への拒否感 / 腎代替療法 / 血液透析 / 腹膜透析 / 腎移植 / 透析の医療費 / 腎不全期】

透析をしてまで長生きしたくありません。どうしても透析はしなくてはいけませんか？

回答

「**透析**をしてまで長生きしたくないと考えているのですね。つらいですよね。つらいお気持ちを聞かせてはもらえませんか？」と患者さんの思いを聞く姿勢を示し，気持ちを理解するように努めます。

「透析についてどのようなことを聞いていますか？」「ご家族はどのようにおっしゃっていますか」と，患者さんの透析についての知識，家族の思いを尋ねましょう。

そのうえで，「腎臓の役割である余分な老廃物や水分を尿として体外に排泄すること，体内の酸・アルカリ・電解質の調整，造血ホルモンの分泌という仕事が徐々にできなくなっています。そうなると余分な老廃物がたまり，食欲不振や痒みが出たり，疲れやすくなり，出血しやすくなります。さらに，水分貯留によるむくみ，息苦しさなどが出現します。現在，からだの不調を感じるときはありますか？」というように，血液検査，主訴などから現在からだの中で何が起きているのかをわかりやすく説明し，自覚症状の有無を確認しましょう。

「透析について，嫌なイメージしかないと思います。しかし，現在では**腎不全**になっても治療をすれば健康な人とほぼ同じように社会復帰し，生活することが可能です。また，透析は**保険給付**の手続きをすれば，ほとんど**医療費**はかかりません。このままでは**尿毒症**や**心不全**などの症状が出現し，苦しい思いをする可能性があります。症状が出現する前に今後のことを一緒に考えていきませんか？　ご家族も，苦しむ姿を見るのはつらいと思いますよ」などと話してみましょう。また，患者さんの生きがいや大切にしているものは何かを聞き，**腎代替療法**（腹膜透析，血液透析，腎移植）を選択後も，それが可能かどうか一緒に考えていきます。

患者さんから透析について前向きな言葉が聞かれたら，家族も交えて腎代替療法についてDVDやパンフレットを利用しながら説明します。実際に治療をしている患者さんから話をしてもらうことも効果的です。利点・欠点（表1）を公平に説明し，体質，体調，ライフスタイルなどに合わせて治療方法を患者さん自身に決定してもらいます。

➡アプローチのポイント

透析を拒否したい気持ちは誰もがもっていると思います。患者さんがつらいと思っていることをありのままに受け入れることが，患者さんの思いを引き出すことになります。

患者さんの透析についての印象や知識を確認します。機械によって生かされるなどマイナスのイメージ

糖尿病看護に関する豆知識

10　糖尿病患者の腎移植

腎移植には，健康な血縁者または配偶者などの片方の腎臓を移植する生体腎移植と，脳死者あるいは心停止後の人から腎臓を移植する献腎移植があります。医学的な条件が整えば腎移植が行えることになります。献腎移植を希望する場合は，日本臓器移植ネットワークに登録し，毎年登録を更新して腎提供者を待ちます。

しかし，なかなか移植の機会に恵まれないという現実があります。移植後は拒絶反応を起こさないように免疫抑制剤を生涯飲み続けなければなりません。

［森田智子］

（移植関係学会合同委員会　膵臓移植特別委員会：平成10年4月20日より）

表1｜糖尿病の療法選択（HDとPD）で考慮すべきこと

	長所	短所
血液透析（HD）	・短時間で溢水状態を改善できる ・正確な限外濾過（除水） ・非透析日は病院に拘束されない ・診察回数が多く異常発見が早い ・血糖管理が容易 ・肥満傾向が少ない	・不均衡症候群あり ・体外循環に伴う弊害（fist use症候など） ・抗凝固剤に伴う出血巣悪化 ・透析中の低血圧，不整脈，狭心症発作 ・内シャントトラブル，心機能への負担 ・厳格な水分，塩分，カリウム制限
腹膜透析（PD）	・血圧の管理が容易 ・バスキュラーアクセス，抗凝固剤が不要 ・不均衡症候群がない ・糖尿病網膜症の進展予防に有利 ・水分，塩分，カリウム制限の緩和 ・残存腎機能の温存にきわめて有利 ・通院回数が少なく社会復帰に有利 ・腎移植の拒絶反応が少ない	・自己管理能力，操作に対する理解力が必要 ・腹膜炎，カテーテル出口部，トンネル感染 ・糖負荷による糖尿病悪化，高脂血症，肥満 ・蛋白質，アミノ酸の喪失 ・除水量が一定しにくい ・腹部膨満感，腰痛，腹壁ヘルニア ・入浴に不便，水泳は困難 ・診察回数が少なく異常発見が遅い

（栗山哲, 他：適正な血液浄化療法 適正な治療法の選択, 臨牀透析, 21(1), p.34, 2005より転載）

表2｜糖尿病腎不全に対する長期透析療法の適応基準

保存期療法では改善できない慢性腎機能障害，臨床症状，日常性能の障害を呈し，以下のⅠ～Ⅲ項目の合計点数が原則として60点以上となったときに長期透析療法への導入適応とする。

Ⅰ 腎機能
　持続的に血清クレアチニンが8mg/dL以上（クレアチニン・クリアランス10mL/分以下）の場合を30点，5～8未満（または10～20未満）を20点，3～5未満（または20～30未満）を10点とする。

Ⅱ 臨床症状
　以下のうち3つ以上あるものを高度，2つを中等度，1つを軽度とする。

程度	点数
高度	30
中等度	20
軽度	10

1 体液貯留：高度な全身性浮腫，肺水腫，胸水，腹水など
2 体液異常：管理不能な電解質，酸塩基平衡異常など
3 消化器症状：悪心，嘔吐，食欲不振，下痢など
4 循環器症状：重症高血圧，心不全，心包炎など
5 神経症状：中枢・末梢神経障害，精神障害など
6 血液異常：高度な貧血症状，出血症状など
7 糖尿病網膜症：増殖網膜症

Ⅲ 日常生活障害度
　尿毒症のため起床できないものを高度（30点），日常生活が著しく制限されるものを中等度（20点），通勤，通学あるいは家庭内労働が困難となった場合を軽度（10点）とする。
　ただし，年少者（15歳以下），高年者（60歳以上）あるいは高度な全身性血管障害を合併する場合，全身状態が著しく障害された場合などはそれぞれ10点を加算すること。

（厚生省糖尿病調査研究班・腎不全医療研究班合同委員会：糖尿病腎不全に対する長期透析適応基準，1991より転載）

や，患者さんらしい生き方をあきらめざるを得ないと考えているかもしれません。治療法によっては，解消できることもあるかもしれません。また，腎代替療法は家族の協力が不可欠です。患者さんを支える力があるかどうかも確認してきます。

腎不全期にいる患者さんの中には症状が全くないために，治療について受け入れられなかったり，現在の自分の症状と腎不全が結びつかない場合もあります。腎代替療法を計画的に行うことは**早期の社会復帰**につながり，反対に導入を遅らせることは**重症化**して生命の危機を招くことにつながります。そのため，現在つらい症状はないかを確認し，腎不全ではさまざまな症状が出現すること，からだの中は今どのような状況であるかを，患者さん自身がきちんととらえられるように関わります。

透析医療は，医療費助成制度で治療にかかる**自己負担**が軽減します。しかし，患者さんか家族が手続きをしなければ受けられませんので，ソーシャルワーカーとの連携が必要になります。

最終的に治療の選択をするのは患者さん自身です。

糖尿病看護に関する豆知識

11 膵臓移植の適応

最近では膵臓移植も行われています。適応は，腎不全に陥った糖尿病患者であること，臨床的に腎臓移植の適応があり，かつ内因性インスリン分泌が著しく低下しており，移植医療の十分な効能を得るためには膵腎両臓器の移植が望ましいもの，腎移植をすでに受けたものでもよいとされています。移植を受ける年齢は，原則として60歳以下が望ましいとされ，合併症または併存症による制限が加えられています。また膵臓単独移植の適応は，1型糖尿病の患者で，糖尿病認定医によるインスリンを用いたあらゆる手段によっても血糖値が不安定であり，代謝コントロールがきわめて困難な状態が長期にわたり持続しているものとされています。

移植をすることによってインスリン注射や透析からの離脱が図られることで，患者さんのQOLの向上に大いに役立ちます。

［森田智子］

（移植関係学会合同委員会　膵臓移植特別委員会：平成10年4月20日より）

血液透析，腹膜透析について長所・短所を公平に説明します。治療継続には家族の支えも必要です。家族も含めて説明しましょう。

➜その理由（根拠）

エリザベス・キューブラー・ロスによれば，死にゆく患者の心理過程は，①衝撃，②否認，③怒り，④取り引き，⑤抑うつ，⑥受容の過程をたどるといわれています。腎不全患者さんの**透析受容**もこの過程をたどるといわれています。特に，糖尿病腎症の患者さんは腎不全になったときにはすでに視力低下などもあり，自分のからだがひとつずつなくなるような喪失体験，過去の療養生活への後悔，医療者への不満，怒りなどさまざまな思いがあります。医療者が患者さんのありのままの思いを聞くことは，患者さんが現在どの段階にいるのかを確認するのと同時に，患者さん自身が自分の感情に気づくことにつながります。また，自分のからだも心も理解してくれる人の話なら聞いてみよう，と医療者との信頼関係が生まれます。

透析導入の頃は腎不全期といわれ，貧血，尿毒症，心不全を呈する症状や，全身倦怠感，嘔気，食欲不振，掻痒感，全身浮腫，呼吸苦などが出現しやすくなるため，現在どんな症状が出ているのかを確認します。透析導入は，糖尿病腎症に対する**長期透析療法の適応基準**（表2）を利用します。そのため，この適応にあてはまる頃までに治療方法を自己決定し，準備することが必要になります。

腎代替療法としては，血液透析，腹膜透析，腎移植の3つがあります。血液透析，腹膜透析それぞれに長所・短所があります。わが国では血液透析がほとんどですが，患者さん自身が自分の生活スタイルや生き方に応じた治療法を選択することで，その人らしい生き方を構築することができます。

［森田智子］

糖尿病神経障害

質問 77

【立ちくらみ／糖尿病自律神経障害／起立性低血圧／低血糖／貧血】

最近，立ちくらみがよく起こります。低血糖なのでしょうか，貧血なのでしょうか？

回答

「どのような感じですか？ 怖くなかったですか？」と，恐怖や不安がないかどうか心理状態を確認します。そして，「心配ですね…。一緒にその原因と，どのようにしたらよいのかを考えましょう」と患者さんの気持ちを受け止めながら話を聞きます。

同時に，症状が生じた状況について，「**立ちくらみは，目の前が真っ暗になるとか，フラフラするとか，どのような感じでしたか？ そのときのことを詳しく教えてください**」と尋ねます。そして，「その症状は，どのようなときによく起こりますか？」「そのとき，どのようにしたのですか？（どのようにしたらよくなりましたか？）」と尋ね，症状とその状況，これまでの症状への対処方法について，患者さんなりにどのようにしているかを確認します。このときに，患者さんが行っている方法がよくないと思っても，すぐさま否定をしないように気をつけましょう。

「じっとしていたら治った」などと言う場合には，**起立性低血圧**の可能性があります。「急に起き上がったり，夜中や朝方にトイレに行くときに症状が起こりませんか？」「急に血圧が下がっているかもしれませんね」と伝え，**安静時と起立時**（もしくは座位）で血圧測定を行うことを促します。血圧の測定を行った場合には，患者さんの反応をみながらどのくらいの差があるのかということを伝えます。起立性低血圧の診断についてどのように伝えるかは，患者さんの反応，これまでの糖尿病の受け止め方によって判断します。

また，「**低血糖の場合には，砂糖などを補給しないと症状が治まらず，冷や汗や動悸など他の症状と重なり，症状がますます強くなります**」と，起立性低血圧と低血糖の鑑別方法について説明を行います。

起立性低血圧の場合には，「起き上がるときにはゆっくりと起き上がりましょう」「急に症状が出たら座ったり，しゃがんだりしてくださいね」。特に起床時など，「起き上がる（立ち上がる）前には，手足の曲げ伸ばしをしてから起き上がると症状が起こりにくくなりますよ」と，一緒に動作の練習を行います。

ゆっくり起き上がる動作を習慣化するため，患者さんの外来や病棟での様子もみてみましょう。「○○さんはせっかちだと，家族や友人など周囲の人に言われませんか？」と普段の行動の様子を尋ねてみましょう。せっかちな人は特に，起き上がり動作に気をつけるように伝えましょう。そして，「なかなか難しいかもしれませんが動作をゆっくりすることを心がけてく

糖尿病看護に関する豆知識

12 低血糖に類似した状態との鑑別方法

めまいやふらつき，脱力，眠気などは低血糖や高血糖でも症状が起こるうえに，脳血管障害などでは類似した症状が起こります。血糖値を測ることである程度判断できますが，はっきりしない場合もあります。食事との関係，症状が生じたときの時間や他の疾患を疑う特有な症状の有無を確認することも大切です。糖尿病の患者さんが，意識障害を起こした場合には，①低血糖昏睡，②糖尿病性昏睡（糖尿病ケトアシドーシス・高浸透圧性非ケトン性昏睡），③その他の原因によるものの鑑別を行う必要があります。①，②については血糖測定を行うことでわかります。①，②とも該当しない場合には，③その他の原因によるものと考えられます。意識障害を来す疾患としては，脳血管障害，腎不全，肝性昏睡，アルコール中毒，感染性のショックなどがあります。

［森　小律恵］

図　自律神経障害の症状

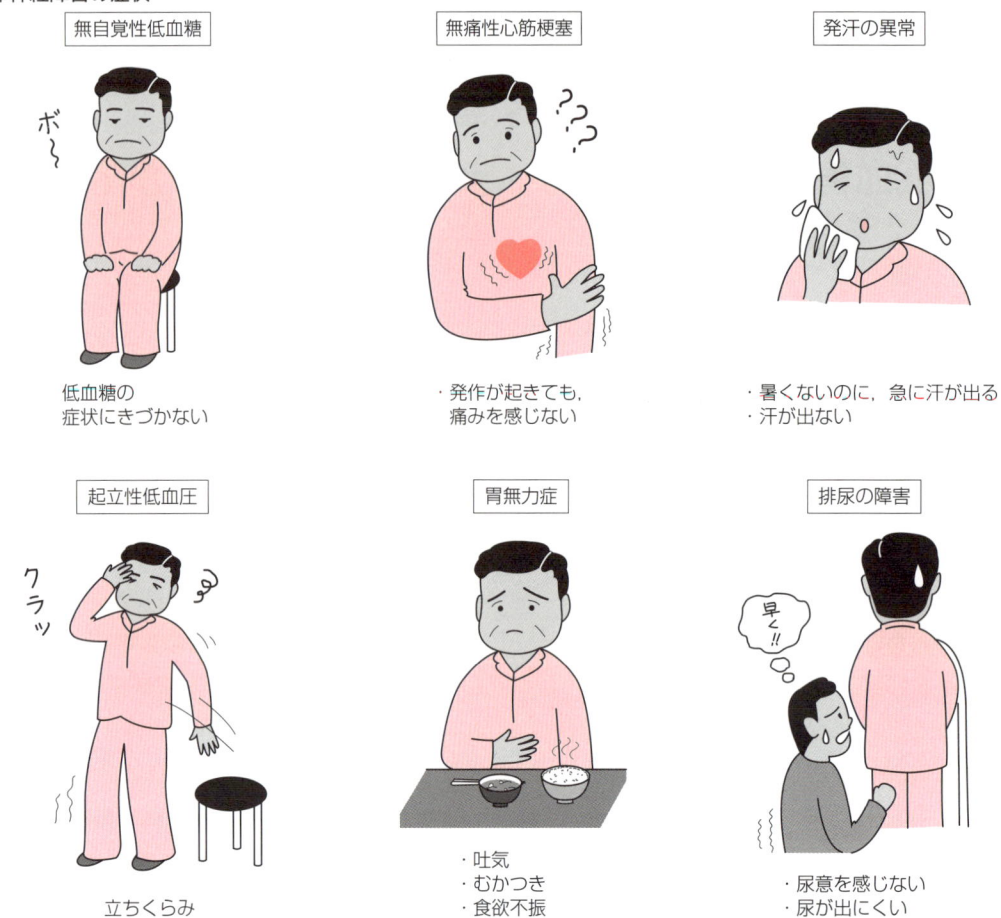

無自覚性低血糖	無痛性心筋梗塞	発汗の異常
低血糖の症状にきづかない	・発作が起きても，痛みを感じない	・暑くないのに，急に汗が出る ・汗が出ない

起立性低血圧	胃無力症	排尿の障害
立ちくらみ	・吐気 ・むかつき ・食欲不振	・尿意を感じない ・尿が出にくい

（福井トシ子監修，瀬戸奈津子・森小律恵編：心にとどく糖尿病看護，中央法規出版，p.61, 2008を参考に作成）

ださいね」と伝えます。

→アプローチのポイント

　どのような症状が，どのようなときに生じるのか，どのようにしたらよくなったかを手がかりに，血糖コントロールの状態や検査データの結果とあわせ，**低血糖**（質問25参照）なのか**起立性低血圧**なのか，何が原因なのかを鑑別していきます。

　立ちくらみのことを患者さんが，「**貧血**」と表現することはめずらしくありません。糖尿病患者さんの場合には，起立性低血圧や低血糖，脳梗塞や不整脈による**一過性の脳虚血**，**脱水**による症状などいろいろな可能性があるため，訴えを詳細に尋ね，検査データとあわせて確認をしていきます。

　自律神経障害による症状は多岐にわたり，重複して生じていることが多いため，患者さんは生活に支障を来していることが少なくありません。例えば，立ちくらみの症状を怖がり，外出や入浴を控えたり，患者さんなりに制限していることがないかを具体的に尋ね，対処方法を患者さんと探っていくことがとても大切です。

　安静臥床時と立位の差が30mmHg以上の場合には，起立性低血圧と診断されます。症状の原因が明らかになると，「また悪いところが見つかった」と患者さんが不安になることが考えられます。患者さんの気持ちを十分に確認し，診断結果をどのタイミングでどのように伝えるのかも大切になります。

　利尿薬や**降圧薬**を内服している場合には，服用量の調整，コントロールについて主治医と相談を行います。

　ベッドで頭が上げられる場合には，少し頭を上げて臥床するようにすることも効果がありますが，腰痛がある場合には，痛みが強くなることがあるため注意が必要です。また，**弾性包帯**や**ストッキング**の使用の効果がある場合もありますが，適切に装着できないと効果がないうえに高価なため，経済的な問題がある場合には難しいでしょう。

➡その根拠

　糖尿病自律神経障害は，図に示すとおり，全身に及び多彩な症状を引き起こします。QOLを著しく低下させるだけではなく，心血管系の自律神経障害は，生命予後に大きく影響します。

　起立性低血圧は，自律神経障害の中でもよくみられる症状のひとつです。からだは，起立すると重力の影響で血液が下半身に貯留したままとなることを防ぐために，交感神経の作用によって心拍数の増加と末梢血管の収縮を起こし血圧を維持します。しかし，この調節機能が障害され血圧が低下し，立ちくらみやめまい，失神などの症状が引き起こされます。糖尿病神経障害の臨床的分類と主な症状は表に示すとおりです。

［森　小律恵］

表 | 糖尿病神経障害の臨床的分類と主な症状

広汎性左右対称性神経障害（代謝異常が主因）	多発性神経障害（感覚・運動神経障害）	異常感覚（しびれなど），自発痛，こむらがえり
	自律神経障害	起立性低血圧，胃無力症，便通異常，膀胱障害，勃起不全，無自覚性低血糖など
単発性神経障害（血管障害が主因）	脳神経障害	顔面神経障害など
	体幹・四肢	尺骨神経麻痺など
	糖尿病筋萎縮	

（福井トシ子監修，瀬戸奈津子・森小律恵編著：心にとどく糖尿病看護，中央法規出版，p.58, 2008より転載）

糖尿病神経障害

質問78

【無痛性心筋梗塞 / 心筋梗塞のサイン / 冠危険因子 / 突然死】

糖尿病患者は，心筋梗塞の発作が起こっても痛みを感じないそうですが，なぜですか？

回答

「たしかにそのようなことがありますが，何か気がかりなことがありますか？」と，なぜそのような質問をしたのかを尋ねます。

患者さんが強い恐怖心を抱いていないことを確認したうえで，「糖尿病歴が長く，合併症である神経障害が起こっている場合には，**心筋梗塞を起しても痛みがはっきりとわからないことがあります**」と話します。

「心筋梗塞で痛みを感じないのも，**糖尿病神経障害**のうちの**自律神経障害**（質問77参照）のひとつです。自律神経は，内臓の動きをコントロールしている神経です。心筋梗塞の発作が起こった場合，本来ならば胸の痛みなどの症状が起こるのですが，自律神経障害のために神経の伝達が悪くなり，症状を感じにくくなっている状態です」と話します。神経障害によって症状が伝わりにくくなっている状態であることを，丁寧に，恐怖感を与えず，また脅しにならないように，患者さんの反応をよく見ながら伝えます。

そして，「痛みとしては感じなくても，**ムカムカする，胃が気持ち悪い**などのような症状ですと食あたりと勘違いしてしまうことがよくあります。ほかにも，**のどがつまった感じがする，左手や肩が変な感じがする**など，いつもと違う症状が，**心筋梗塞の発作のサイン**のことがあります。わからないとか，年のせいと決めつけないで，このような症状がある場合には早く病院を受診したほうがよいです」と，サインを見逃さないことが早期対応につながることを説明します。

そして，患者さんが，今後のことについて関心を示す様子がある場合には，「動脈硬化を予防するためには，心電図など定期的な検査を受けることが大切です。また，血糖や脂質，血圧のコントロール，肥満の改善，禁煙がとても大切です。何か改善する必要がある場合には，一緒に考えていきましょう」と伝えます。

➡アプローチのポイント

心筋梗塞の発作が起こっているにもかかわらず，症状に気づかないということは，**突然死の危険性がある**ため，患者さんなりに恐怖感をもって尋ねていることが多いと思われます。どのようなことがきっかけで疑問に思い，質問をしているのかを確認する必要があります。

患者さんに説明を行う場合には，恐怖感を与えないような配慮をし，その一方で，丁寧にわかりやすく，患者さんが自分のからだを気づかうことへとつながるようなはたらきかけが大切です。

糖尿病の患者さん自身が，症状がわかりにくいと決めつけてしまうことにつながらないように，小さなサインを普段から意識できるようになることが重要です。早期発見，早期対応ができるためには，血糖値だけではなく，普段から自分のからだに関心をもってもらえるよう，患者さんのセルフモニタリング力が高まるような関わりがととても重要です。

もともと循環器科を受診している患者さんの場合には，このような疑問をきっかけに心臓の状態を確認したり，定期的に心電図などの検査を受けたりする大切さを伝える機会となります。

そして，心筋梗塞を予防するためには，**血糖・脂質・血圧のコントロール，肥満の改善，禁煙**が重要であることをくり返し伝えていきます。

➡その理由（根拠）

糖尿病の患者さんが心筋梗塞を起こす頻度は，健常者の3倍以上といわれています。

糖尿病で自律神経障害が生じている場合には，急性心筋梗塞の自覚症状である典型的な**胸痛**が起こりにくくなります。発作時には**冠動脈**に**多枝病変**をもっていることも多く，心不全などで呼吸困難が起こって心筋梗塞がわかることもめずらしくありません。対処の遅れから生命予後の悪化を招いたり，突然死してしまうこともあります。

［森　小律恵］

患者さんに届いたこのひとこと

16　変化していくのを見ていて，怖かったでしょうね

　糖尿病足壊疽で入院中のPさん（54歳男性）。治療に対して文句ばかりで，枕元にはお菓子の食べかけが置いてあると，病棟ナースから相談がありました。初めて私が訪床した際に，Pさんは数週間前から足壊疽を疑って毎日自己流で消毒していたことを話されました。「足が日に日に黒く変化していくのを見ていて，怖かったでしょうね」と伝えると，Pさんはうなずいたあとに，「ほんま怖かった，病院に行くことも怖かった。もっと早く病院に来たらよかった，足を切りたくない」と涙を流されました。「Pさんの気持ちを大事にしたいし，Pさんが納得して治療が受けられるように，先生も私たち看護師も皆でベストを尽くします！」と伝えたところ，Pさんは足の処置後に「ありがとう」と言われるようになり，徐々に治療への参加姿勢がみられるようになりました。

　「あまりにも怖いからこそ否認したいし，行動できない」。患者の心理と行動を知っておくことも重要だと思いました。

［中山法子］

糖尿病神経障害

質問 79

【冷感 / 低温やけど / 知覚鈍麻 / 知覚低下 / 暖房器具】

母が，からだが冷えて仕方がないと，腰に湯たんぽを当てていたら，水ぶくれができてしまいました。でも，本人は何も感じていないようです。

回答

「ご心配ですね。皮膚の状態（やけどの部位）がどのようになっているか見せていただけますか？」とやけどの部位，程度について確認を行います。

同時に，「いつも，湯たんぽを使用しているのですか？」「からだが冷えて，夜眠れないなどありますか？」「からだが冷えるのはつらいですね」と，患者さんが湯たんぽを使用している理由とつらい気持ちを受け止めるように話を聞きます。

「湯たんぽに入れるお湯の温度は，どのくらいですか？」「どのような状態で腰に当てていますか？」と，患者さんが自分なりに対処，**工夫**していることを尋ねます。

そして，「やけどをしたとき，痛みや何か変な感じはなかったですか？ また，今はどうですか？」と，痛みやしびれなど，**知覚鈍麻**の程度と範囲を，患者さんや家族と一緒に確認します。「水ぶくれができたにもかかわらず，痛みを感じないということは，皮膚の感覚が鈍くなっているということですね」と，患者さんに意識してもらえるよう，反応をみながら伝えます。

同時に，「**糖尿病神経障害**についてどのようなことをご存知ですか？」「自分の神経障害の状態についてどのようなことをご存知ですか？」また，「医師からどのようにお聞きになっていらっしゃいますか？」と尋ねます。

そして，「糖尿病神経障害のために，かなり知覚が低下している状態ですね。このように，"熱い"と感じる感覚が鈍くなっているので，自分では取り外す必要を感じません。また，最初は"温かい"と感じる程度の湯たんぽや**カイロ**でも，**長時間同一部位**で使用しているうちに**低温やけど**をしてしまいます」などと，湯たんぽやカイロなどを使用する危険性について説明します。

「でも，からだが冷えるのはつらいので，他のものでなにか工夫できないか一緒に考えてみましょうね」と，からだの冷えを防止する対策について患者さん，家族と話し合います。

➡アプローチのポイント

血糖コントロールが悪い場合には，感染を起こしやすいため，やけどの状態によっては**皮膚科**や**形成外科**など受診の調整を早急に行います。

糖尿病の患者さんは，糖尿病神経障害のためにからだや足が冷えるので，**湯たんぽ，アンカ，カイロ，ストーブ，コタツ，温風ヒーター**などをよく使用しています。また，冬場になると**トイレの便座**の温度を上げてしまうこともあります。そのうえ，やけどをして気づかないことはめずらしくありません。からだが冷えるため患者さんなりに行っている対策について，どのような工夫をしているのかを尋ねましょう。しかし，一方的に注意をしてしまうことにならないようにすることが大切です。患者さんの思いや考えを十分に聞きながら，患者さん自身が納得できる防止対策を具体的に検討しなければ，再度同じような状況が生じることが考えられます。

糖尿病神経障害の状態を本人や家族がどのように認識しているかによって，対策を継続できるかどうかに影響を及ぼします。皮膚の状態を一緒に見たり，触ったり，糖尿病神経障害の状態について具体的に尋ね，それがどのような状態なのかということをわかりやすく説明したり，知覚が低下しているからだの状態を，本人や家族が十分に認識できるように，はたらきかけることが大切です。

➡ その根拠

糖尿病神経障害が進行すると，足先の知覚低下だけではなく，大腿部や殿部，腰部の知覚低下が起こります。また，自律神経障害による「からだが温まらない」という訴えをする患者さんもめずらしくありません。特に，冬場は冷えを強く感じ，訴えも多くなります。

暖房器具の使用によるやけどは冬場に多くなります。低温であっても直接肌に触れるものは，低温やけどを起こす可能性があります。表面の温度が40℃以上になるとやけどを起こす危険があります。神経障害があると，通常の使用温度より高く設定したり，長時間使用したりすることが増え，やけどを起こしてしまいます(表)。

糖尿病の患者さんは，直接皮膚に当てるものではなく，エアコンなどで部屋全体を温めることをすすめます。また，電気毛布などは布団を温めるために使用し，温度設定は高くしないなどの対応が大切です。しかし，これまでの習慣や家屋構造，経済的な問題などもあり，なかなか改善できないこともあります。患者さんや家族とともに，衣類や布団など，さまざまな工夫をあわせて行うことが重要です。

[森　小律恵]

表｜患者さんがよく行うやけどを起こしやすい暖房器具の使い方

暖房器具	取り扱い例
湯たんぽ	お湯を入れるタイプ：指定温度より高い温度(熱湯100℃)を入れる レンジで温めるタイプ：指定温度より，長くレンジで温め，温度を上げる 湯たんぽの上にからだを直接のせてしまう
カイロ	下着に直接貼りつける 靴や靴下の中に貼りつける
電気アンカ	温度を上げて，直接足をのせる
電気毛布	温度を高温にする
コタツ	温風や熱源に直接からだを近づける(その状態で眠ってしまう)
温風ヒーター	熱風に直接足やからだを近づける(その状態で眠ってしまう)
ホットカーペット	温度を高温にしたまま，座りっぱなしになる
トイレの便座	温度を高温にして使用する

糖尿病神経障害　質問80

【低血糖への不安／自律神経障害と低血糖／無自覚性低血糖】

低血糖で救急車を呼ぶことがときどきあります。症状がわかるようになることは，ないのでしょうか？

回答

「心配ですね，低血糖は怖くないですか？ 救急車で運ばれたりすることをどのように思っていますか？」と，患者さんが低血糖についてどのように思っているのかをまず確認します。

次に，「どのようなときに，低血糖が起こりましたか？ そのときの様子について詳しく教えていただけますか？」と，低血糖が生じたときの様子（低血糖が起こる前からの様子）について尋ねます。

そして，「いつもどのようなときに低血糖が起こるのですか？」「倒れる前に自分なりに何かしていることがありますか？」「低血糖が起こる前に，何か感じたり，変わったことはないですか？」と，**低血糖時に感じるなんらかのサイン**や自分なりの**対処**について詳細に尋ねます。しかし，「症状はわからない」と，患者さんがすぐに答えてしまうことも少なくありません。起こる前の出来事を話しているうちに思い出したり，「何だか変な感じ」などと自分なりに感じたり対処していることがありますので，「覚えていないはずはないでしょう」などと否定しないように詳しく話を聞きます。

患者さんの話から，なんらかの低血糖のサインを感じ，自分なりに対処をしていたり，見逃していたりすることを感じた場合には，「○○さんの低血糖の起こり始めは，今話してくれた△△かもしれないですね。一緒にいろいろ考えてみませんか？」と問いかけます。そして，血糖自己測定を行っている場合には，データを確認しながら低血糖が起こる前のエピソードについて尋ね，**低血糖の原因が何かを患者さんと一緒に探りましょう**。

「低血糖は，何度もくり返したり，症状を感じているのにそのままにしてしまうと，低血糖を感じるからだの感度が下がってしまいます。低血糖を感じたときにはできるだけ早く対処することが大切です。そして，低血糖が**予測**できる場合には，事前に対応して低血糖が起こらないようにしていくことがより大切です。からだの低血糖のサインを探したり，低血糖が**予防**できるように，どうしたらよいか一緒に考えていきましょう」と説明を行います。

➡アプローチのポイント

多くの患者さんは**低血糖で倒れてしまうことに対して恐怖感**をもっていることが多く，経験者の場合は特に，低血糖の**症状の現れ方**によって，恐怖感が変わるようです。いきなり意識がなくなる場合もありますが，意識がだんだん薄れて対処できなくなっていく自分を自覚することもあります。倒れてしまうときには意識がないため，大変だとは思うものの自覚していないこともありますので，低血糖をどのように思っているのかを確認することがまずは大切です。

「全然わからない」との答えもよくありますが，低血糖が生じる前のエピソードを詳細に尋ねると，「変な感じがしたけど…」など低血糖のサインを感じていることも少なくありません。

血糖自己測定を頻回に行ってもらうと同時に，血糖値が低い場合には，そのときのからだのサインを意識してもらうようにはたらきかけます。患者さんとともに，低血糖の原因について，**インスリン量（内服量）**および**内容，食事，活動**，からだの状態とをあわせて話し合い，そして，どのように対処したらよいのかを一緒に考えます。

高齢者や**脳梗塞**の既往がある場合には，低血糖の症状に気づきにくいため，家族などから見て，**元気がな**

図1 | 低血糖の症状

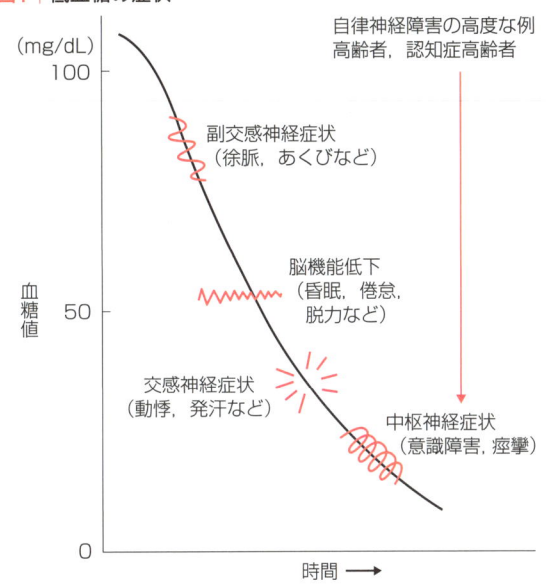

(mg/dL)
100
血糖値
50
0
時間 →

副交感神経症状（徐脈，あくびなど）
自律神経障害の高度な例　高齢者，認知症高齢者
脳機能低下（昏眠，倦怠，脱力など）
交感神経症状（動悸，発汗など）
中枢神経症状（意識障害，痙攣）

(北村信一：低血糖症状，糖尿病診療Q&Aマニュアル第3版（馬場茂明，他編），医歯薬出版，p.354，1999より転載)

図2 | 低血糖の反復による無自覚性低血糖

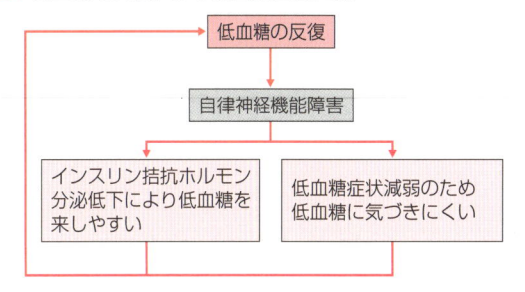

低血糖の反復
↓
自律神経機能障害
↓
インスリン拮抗ホルモン分泌低下により低血糖を来しやすい／低血糖症状減弱のため低血糖に気づきにくい

(山田研太郎：低血糖に随伴する自律神経障害，プラクティス，17(3)，p.262，2000より転載)

経口血糖降下薬では特に，スルホニル尿素薬にて低血糖を起こすことがあります。特に高齢者では，シックデイなどに食事摂取が十分にできていないにもかかわらず，内服は習慣でそのままにしてしまうために，低血糖を起こしてしまうこともあります。高齢者の場合，低血糖が**遷延**してしまうこともあります。

[森　小律恵]

くボーっとしているなど，いつもと違う様子があるときには低血糖の可能性があるため，血糖測定を行ってみるなど，家族も血糖測定が行えるようにしておくことも大切です。

➡その根拠

無自覚性低血糖は，低血糖に対しての感受性の低下から起こります。自律神経障害がある場合には，低血糖を起こしたときのアドレナリン，ノルアドレナリンの分泌が弱く，低血糖の症状が自覚できないまま意識が消失してしまいます（図1，2）。

無自覚性低血糖になりやすい状況は次のような状態です。

- 低血糖を頻回に起こしている
- 1型糖尿病や，インスリン分泌が低下しインスリン強化療法を行っている場合には，インスリン拮抗ホルモン（グルカゴン）の分泌低下も生じている
- 高齢であったり，脳梗塞による認知力の低下があり症状に気づきにくい
- 自律神経障害による，**胃麻痺**，下痢のために消化吸収が変動し低血糖を起こす

> **糖尿病看護に関する豆知識**
>
> **13　自覚症状がなくても血糖値が低い場合の対処**
>
> 食事の摂取がすぐにできる場合には，食事を摂ります。ただし，糖質の多い炭水化物を先に摂取するようにしたほうがよいでしょう。また，無自覚性低血糖や胃無力症などで消化吸収が遅い場合には，意識障害を生じることがありますので，食事がすぐに摂取できる状況でもブドウ糖や砂糖などを先に摂取してから食事を摂ります。食事まで時間があったり，寝る前に低血糖を起こした場合には，補食を行い血糖値が再度低下することを防止します。
>
> 低血糖を起こした場合には，糖質などを含む食品を100〜200kcal程度摂取します。パンやおにぎり，ビスケット，カステラ，バランス栄養食，バナナ，牛乳やチーズなど活用します。どのくらいの量を摂取したらよいかは，血糖値の変動，食生活や嗜好を考慮して手軽に摂れるものを提案していきます。　[森　小律恵]

動脈硬化症

質問81 【動脈硬化／動脈硬化のリスクファクター／動脈硬化と糖尿病】

動脈硬化は，なぜ起こるのですか？

回答

患者さんが，なぜ動脈硬化に関心を抱いたのか，何を自分自身の問題として感じているのかについて，「動脈硬化に関して何か気になることがあるのですか？ どのようなことをご存知ですか？」と，患者さんが話しやすいような質問をします。

そのうえでまず，動脈硬化の病態について，「動脈硬化とは，動脈の壁が肥厚・硬化して弾力性を失って脆くなり，血管の内腔が狭くなったり（血流障害），血の塊がつまり（血栓形成）血液の流れが悪くなった状態です。狭心症や心筋梗塞，脳梗塞や脳出血，下肢の閉塞性動脈硬化症，腎硬化症を引き起こします」と説明します。

次に，「動脈硬化は，血管の内皮細胞（血管壁の内側の細胞）が傷つき，血栓やコレステロールが蓄積し，血管壁にアテローム（粥腫）といわれるドロドロのお粥状になったものができます（図1）。血管の狭窄や閉塞を引き起こすと考えられています（図2）」と成因を説明します。

そして，糖尿病の他にリスクファクターがあること，コントロールできる可能性があることを説明します。

図1 | アテロームのできる過程

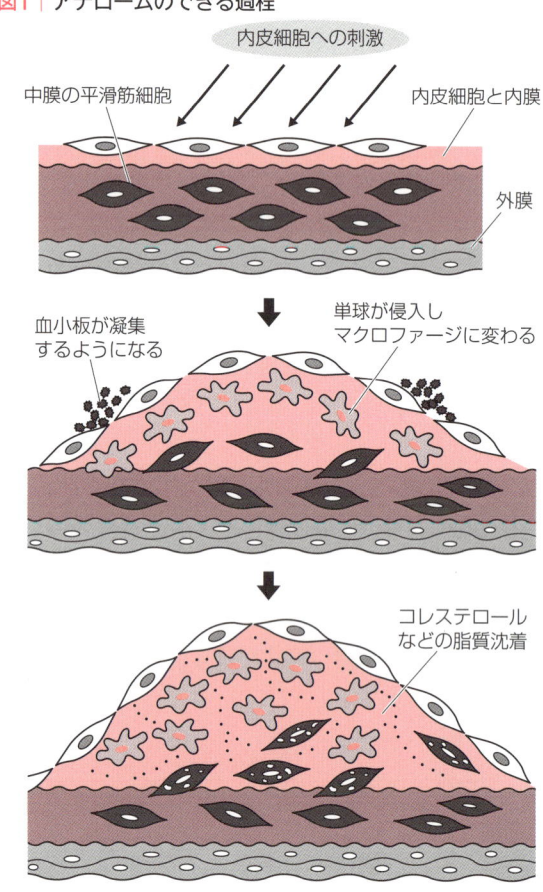

（国立循環器病センター　循環器病情報サービス：動脈硬化知っておきたい循環器病あれこれより転載 http://www.ncvc.go.jp/cvdinfo/pamph/pamph_21/panfu21_07.html）

図2 | 動脈硬化血管の断面

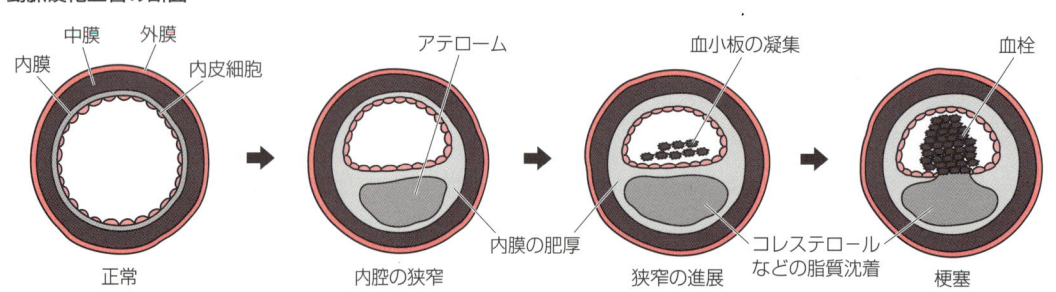

正常 → 内腔の狭窄 → 狭窄の進展 → 梗塞

（国立循環器病センター　循環器病情報サービス：動脈硬化知っておきたい循環器病あれこれより転載 http://www.ncvc.go.jp/cvdinfo/pamph/pamph_21/panfu21_07.html）

「動脈硬化のリスクファクターは，**高血糖**，血管壁へ強い圧が加わる**高血圧**，**喫煙**，血中のコレステロールが高値である**脂質異常症**があります。他に，**加齢**や**性別**（**男性**），**遺伝**（**家族歴**）も影響します。糖尿病予備軍の段階から進行するといわれており，予防のために，血糖コントロールのみでなく，他の危険因子のコントロールも大切です」のように話します。最後に，**定期的**に**検査**し，進行を予防することが重要であることを説明します。検査を**表**に示します。

➡アプローチのポイント

患者さんが質問してきたときは，自分の身体状況を理解するよいチャンスです。患者さん自身で問題点に気づき，具体的な自己管理を考えることができるようにサポートします。すでに**動脈硬化性の疾患を合併**している場合は，疾患への脅威が大きくなりすぎないように説明内容に注意し，進行予防が重要であることを強調します。

検査結果や理解しやすい教材を使用し，患者さんが自分の身体状態をイメージできるように説明しましょう。専門用語でなく，「**ドロドロ血**」などわかりやすい表現で説明します。血圧・体重など，実際に測定し，数値を示すこともひとつの方法です。

患者さんと一緒に日常生活を振り返り，動脈硬化予防のための自己管理を考えます。達成可能な具体的な内容が実践につながります。「通勤時に歩き，活動量を増やしたことが体重の減量に効果がありましたね」と自己管理が継続できるように，効果的に検査結果を患者さんにフィードバックするとよいでしょう。

➡その理由（根拠）

動脈硬化性の疾患は，世界的にも糖尿病患者の主な死因といわれています。動脈硬化の発端である血管の内皮細胞の傷害には，高血糖状態が持続することによる**活性酸素**や**酸化ストレス**が関係するといわれています。活性酸素の産生が亢進し，酸化ストレスが増大すると，ポリオール経路の活性亢進と蛋白糖化反応であるグリケーションが亢進し細胞傷害を起こすと考えられています。

糖尿病患者の動脈硬化の特徴は，末梢の血管にびまん性の変化を起こしやすく治療が困難となることです。心臓の冠状動脈の病変はびまん性で多枝病変が多く，糖尿病神経障害のため**無症候性**であることが多く，**脳動脈**では多発性脳梗塞の頻度が高く，**下肢の動脈**は末梢で広範囲にびまん性の狭窄・閉塞を発症する傾向があります。カテーテル治療や外科治療が困難なことが多く，治療後も再発することが多い傾向なので，定期的に検査をして早期発見・対処につなげることが重要です。

［大倉瑞代］

表｜動脈硬化の状態を調べる主な検査

検査	内容	その他
眼底検査	眼底の動脈の状態で脳の動脈硬化の程度を診断する	
IMT（頸動脈内膜中膜肥厚度）・頸動脈エコー	頸部の血管を超音波で検査し，血管壁の肥厚・血栓・アテローム・石灰化の程度を判定する	加齢による影響があるが，1.1mm以上は異常肥厚
心電図	心臓の虚血の状態を調べる	患者さんの状態に応じ，負荷心電図を行うことも多い
ABI（足関節収縮期血圧／上腕収縮期血圧比）	上肢と下肢の血圧を同時に測定し，血圧の差を調べる。下肢の血流障害の程度を判定する	0.9以下は下肢の閉塞性動脈病変があり，1.3以上は動脈硬化性病変が強い
PWV（脈波伝搬速度）	上肢と下肢の血圧を同時に測定し，血流の速さを検査し，動脈壁の硬化度を判定する	ABIと同時に調べることができる。年齢により，基準値は異なる

動脈硬化症

質問 82

【血圧管理／血圧目標値／高血圧と糖尿病／虚血性心疾患／脳卒中／閉塞性動脈硬化症】

糖尿病患者は，特に血圧の管理が大切と聞いています。なぜですか？

回答

「大切なことに気づきましたね」と，患者さんの自分のからだへの積極的な姿勢に看護師も関心をもっていることを伝えます。

「糖尿病をもっている人には血圧の高い人が多く，糖尿病と高血圧を合併した場合，動脈硬化が進みやすい状態になります」と，糖尿病と高血圧を合併する患者さんが多いこと，合併した際の影響などについて説明をします。

さらに，「動脈硬化は全身の血管で起こるのですが，心臓や脳，足の太い動脈で起こることが多く，**心筋梗塞や脳梗塞**，**閉塞性動脈硬化症**を引き起こしたり悪化させたりすることがあります」というように，具体的に患者さんがイメージしやすい病名を伝え，**血圧管理への関心**を高められるように話します。

心筋梗塞や脳梗塞は大変な病気，というイメージをもっている人もいるため，「血圧の管理を適正な値で維持することで，心筋梗塞や脳梗塞の予防ができます。血圧は130/80mmHg以下でコントロールするようにしましょう」と，血圧コントロールの意義を伝え，恐怖感を抱かせないよう配慮した説明を加えます。

➡アプローチのポイント

動脈硬化のリスクファクターに糖尿病，高血圧があり，特に合併していると動脈硬化が促進しやすくなることを説明します（質問81参照）。さらに，動脈硬化によって虚血性心疾患，脳卒中，閉塞性動脈硬化症が発症しやすくなることを患者さんがわかるように説明します。

血糖コントロールと同様に血圧管理の重要性を伝えますが，双方のコントロールを行うことで（脂質コントロールも含む）予防ができることも説明します。

血圧コントロールも長期に行っていく必要があるため，降圧薬を内服している患者さんには，血圧が下がったからといって内服を中断しないように説明することも必要です。

➡その理由（根拠）

高血糖状態が長期にわたると，さまざまな代謝異常が生じます。糖尿病に脂質代謝異常や高血圧，メタボリックシンドロームなどを重複していた場合，動脈硬化が進展，発症しやすくなります。コレステロールを主体とする脂質が血管壁に過剰に沈着し，そこにLDLやコラーゲン，血小板などがたまり，プラークが増大します。最終的にはプラークが破裂し，そこに血栓が付着し動脈の閉塞が起こります。この**病変が発生した部位**によって，**虚血性心疾患**（心筋梗塞，狭心症），**脳卒中**（脳梗塞，一過性脳虚血発作），**閉塞性動脈硬化症**と呼ばれます。

糖尿病に高血圧を合併している人は，非糖尿病の人と比較して約2倍多く，高血圧で糖尿病を合併している人も非高血圧患者と比較して2〜3倍多く動脈硬化症を発症します。そして，実際に糖尿病患者の50〜60％が**高血圧を合併しています**[1]。糖尿病と高血圧の成因の関連も指摘されています。**インスリン抵抗性**を基盤とし，血液中に大量に分泌されたインスリンが交感神経を刺激して血管を収縮させ，その一方で腎臓からのナトリウムの再吸収が増加して全身の循環血液量を増やし，血圧を上昇させてしまうからです（表）。

虚血性心疾患（心筋梗塞，狭心症）は，冠動脈の動脈硬化と血管の攣縮が引き起こされることにより，心筋への血流量が不足して心筋が虚血の状態になり，胸痛などの発作を起こします。糖尿病患者は非糖尿病患者

表 | (診察室) 血圧に基づいた脳心血管リスク層別化

リスク層 (血圧以外のリスク要因)	正常高値高血圧 130～139/ 85～89mmHg	I度高血圧 140～159/ 90～99mmHg	II度高血圧 160～179/ 100～ 109mmHg	III度高血圧 ≧180/ ≧110mmHg
リスク第1層 (危険因子がない)	付加リスクなし	低リスク	中等リスク	高リスク
リスク第2層 (糖尿病以外の1～2個の危険因子,メタボリックシンドロームがある)	中等リスク	中等リスク	高リスク	高リスク
リスク第3層 (糖尿病, CKD, 臓器障害/心血管病, 個以上の危険因子のいずれかがある)	高リスク	高リスク	高リスク	高リスク

(日本高血圧学会高血圧治療ガイドライン作成委員会編：高血圧治療ガイドライン2009, p.16, ライフサイエンス出版, 2009より転載)

と比較して3倍以上心筋梗塞を起こすリスクが高くなります。

UKPDS39 (United Kingdom Prospective Diabetes Study) というイギリスでの9年間の追跡調査研究では, 2型糖尿病患者が厳格な血圧コントロールを行ったことで, 血圧が10mmHg下がるごとに心筋梗塞のリスクが11%減少したことが明らかになっています[2]。また, 厳格に血圧コントロールを行った群は行わなかった群と比較して, 心筋梗塞や脳卒中などの大血管障害と細小血管障害の合併のリスクが34%と有意に減少しています。わが国の調査の, 端野・壮瞥町研究で18年間耐糖能障害をもつ人の血圧コントロールと心血管疾患(心筋梗塞, 脳梗塞など)死亡リスクを追跡調査した結果, 耐糖能障害をもつ人は130～139/80～84mmHgで, リスクの上昇が明らかにされています[3]。これらの大規模調査の結果より, 糖尿病患者は長期にわたって厳格に血圧コントロールを行うことで, 心筋梗塞や脳卒中発症のリスクを減らすことができることがわかります。

具体的な血圧コントロールの方法は, 塩分を1日6g未満とし, 適正な摂取エネルギー量を維持することで体重を増加させないことなどの食事療法や, 心疾患や整形外科的疾患などがなければ有酸素運動を行う, といった血糖コントロールと同様となります。UKPDS39では, アンジオテンシン変換酵素 (ACE) 阻害薬 (以下, ACE阻害薬) やβ遮断薬, その他の調査研究であるHOT (Hypertension Optimal Treatment) やSyst-EurではCa拮抗薬がそれぞれ降圧効果のあることが明らかにされています。またLIFEという調査研究では, アンジオテンシンII受容体拮抗薬 (ARB, 以下同) がβ遮断薬より有意に心血管イベントを抑制することを明らかにしています[4]。これらの大規模調査研究の結果を受け, 比較的早期の段階からACE阻害薬, β遮断薬, Ca拮抗薬, ARBが糖尿病患者の血圧管理の薬物療法として処方されることが多いという現状があります。

[竹山聡美]

引用文献
1) 日本高血圧学会高血圧治療ガイドライン作成委員会編：高血圧治療ガイドライン2009, p.60, ライフサイエンス出版, 2009.
2) 前掲書1) p.60.
3) 前掲書1) p.60.
4) 前掲書1) p.61.

動脈硬化症

質問 83

[脂質異常症と糖尿病／内臓脂肪型肥満／インスリン抵抗性／メタボリックシンドローム／脂質管理目標値]

コレステロールが高くて通院していましたが，糖尿病があると言われました。コレステロールと血糖は関係がありますか？

回答

「コレステロールで通院していたのに，糖尿病と言われて驚きましたね」とまずは戸惑っている患者さんの気持ちに理解を示します。

「コレステロールが高い人の場合，内臓に脂肪がたくさんついていることがあります。その場合，見た目では特に太っているように見えないことがあります」と，**脂質異常症の人では内臓脂肪型肥満**があることを伝えます。「内臓脂肪型肥満では糖や脂質の代謝に異常が起きやすく，特にインスリンのはたらきがうまくいかないことがわかっています」と，内臓脂肪型肥満と糖代謝の関係について伝えます。

「内臓脂肪型肥満になると，インスリンのはたらきがうまくいかなくなります。インスリンのはたらきが悪いと脂肪が分解されるようになり，中性脂肪が増えて筋肉にたまり，筋肉での糖の取り込みが悪くなります。そのため，インスリンのはたらきを悪くし，その結果血糖が高くなるという悪循環に陥ります。そのため最初は脂質異常症だけだった人も，長年その状態が続くと糖尿病になることも少なくないのです」というように，**脂質異常症と糖尿病の関連**について説明をします。

➡アプローチのポイント

糖尿病患者さんは脂質異常症を合併することが多く，その場合，心血管疾患のリスクがさらに高まります。動脈硬化性疾患は，耐糖能異常，脂質代謝異常，高血圧，肥満の合併で相乗的に発症のリスクが高まることは，多くの疫学研究から明らかになっています。そのため脂質異常症，糖尿病，高血圧とバラバラに考えるのではなく，これらの因子が重なり合うことで動脈硬化性疾患のリスクが高まることをわかりやすく患者さんに伝え，理解を得ることが必要です。

見た目がそれほど太っていない患者さんは，内臓脂肪型肥満と言われてもピンとこないかもしれません。ウエスト周囲径の測定をして患者さんに動機づけを行いましょう。内臓脂肪はウエスト周囲径が男性85cm以上，女性90cm以上で蓄積していると判断できます。

インスリン抵抗性は脂肪，とりわけ内臓脂肪が原因です。脂肪細胞には食欲を抑制したり，動脈硬化を抑制する**アディポネクチン**という物質が低下するはたらきがあることがわかっています。患者さんには，肥満を解消することが必要であることを伝えましょう。

➡その理由（根拠）

脂質の代謝も糖代謝と同様に，**インスリン**によって調整されています。**インスリン抵抗性**とは，血中のインスリン濃度に見合ったインスリン作用が得られない状態のことをいいます。これは，内臓脂肪型肥満，高血圧，脂質異常症に合併することが多いことがわかっています。また，内臓脂肪型肥満がある人で耐糖能異常，高中性脂肪血症，低HDL-コレステロール血症，高血圧のうち2項目以上該当する場合を**メタボリックシンドローム**といいます。これは動脈硬化を促進する原因で，糖尿病の人は複数その因子をもっていることが多いため，血糖値，脂質代謝の状態，血圧，体重を総合的にコントロールしていくことが必要となります。

脂質異常症と糖尿病の関係ですが，インスリン抵抗性がありインスリンの血中濃度に応じたインスリンのはたらきが得られなくなります。脂肪組織においては脂肪が少しずつ分解され，分解されてできた脂肪酸が肝臓に運ばれます。肝臓では脂肪酸が中性脂肪に再合

表 | リスク別脂質管理目標値

治療法の原則	カテゴリー	LDL-コレステロール以外の主要危険因子*	脂質管理目標値(mg/dL) LDL-コレステロール	HDL-コレステロール	TG
一次予防 まず生活習慣の改善を行った後，薬物治療の適応を考慮する	Ⅰ（低リスク群）	0	<160	≧40	<150
	Ⅱ（中リスク群）	1〜2	<140	≧40	<150
	Ⅲ（高リスク群）	3以上	<120	≧40	<150
二次予防 生活習慣の改善とともに薬物療法を考慮する	冠動脈疾患の既往		<100	≧40	<150

*LDL-コレステロール値以外の主要危険因子
- 加齢（男性≧45歳，女性≧55歳），高血圧，糖尿病（耐糖能異常を含む），喫煙，冠動脈疾患の家族歴，低HDL-コレステロール血症（<40mg/dL）
- 糖尿病，脳梗塞，閉塞性動脈硬化症の合併はカテゴリーⅢとする
- 家族性高コレステロール血症については別途動脈硬化性疾患予防ガイドライン2007年版を参照のこと

（日本動脈硬化学会編：動脈硬化性疾患予防ガイドライン2007年版，日本動脈硬化学会，p.8，2007より転載）

成され，再び血液中に流れ出した結果，血液中の中性脂肪の増加となります．中性脂肪はブドウ糖からもつくられることがありますので，糖尿病の人で血糖値が高い場合は過剰な中性脂肪がつくられるということになります．インスリン抵抗性があるとHDL-コレステロールは減少し，中性脂肪の増加とあいまって脂質異常症となります．

コレステロールのコントロールは食事，運動療法といった生活習慣の改善が基本です．特に，**LDL-コレステロール**が高い人は，食事で摂取するコレステロールを抑えることが重要となります．**中性脂肪**が高い人は，摂取カロリーを適正にすることが必要です．脂質異常症と血糖値は相関があることから，薬物療法が行われていることが多く，高コレステロール血症の場合はスタチン，高中性脂肪血症の場合はフィブラート系の薬剤を使用します．

［竹山聡美］

動脈硬化症

質問 84

【禁煙／喫煙と糖尿病／大血管症／ニコチン依存症管理料】

医師にたばこをやめるように言われていますが、なかなかやめられません。喫煙と糖尿病とはどんな関係があるのでしょうか？

回答

「禁煙しようと思ってるんですか？　すごいですね」と、なかなかやめることができないでいながらも、禁煙をしたいと感じている患者さんの気持ちに焦点を当てます。そして、「どうして禁煙をしようと思ったのですか？」と、この患者さん自身の動機を聞きます。

「喫煙は糖尿病のコントロールを悪化させ、また、動脈硬化も進めます。心疾患の起こりやすさを考えると普通の人の6倍にもなります。ただし、血糖コントロールをよくし、禁煙をすることで合併症が進むリスクを下げることができます。禁煙は本当に大変なことですが、決意されたのであれば大きなチャンスです。実行しやすい方法を一緒に考えましょう」と伝えます。

➡アプローチのポイント

一般的な知識として、"禁煙は大切"と誰もが思っているのでしょうが、患者さんが看護師に質問をしてきたのは、何かのきっかけがあってのこと、あるいは自分の中での思いが高まってのことでしょう。動機をよく聴き、強化していくことが自然な介入方法だと思います。個人の動機は、「家族に健康を心配されて」と家族の支援がきっかけの人、「会社で喫煙する場所がなくなって」「会議中は禁煙になって」と社会一般の潮流がきっかけの人、「テレビで喫煙が動脈硬化を悪くすると聞いたので」とメディアからの知識による自分の健康への不安がきっかけの人、経済的なこと、「友人が禁煙に成功したので」と、理由はさまざまです。

「禁煙したい」という気持ちになったときに、タイミングを逃さず、開始する時期を決めてもらいます。さらに、どんなときに喫煙したくなるか、どんなときに喫煙しているかを振り返り、その対策も考えてもらうことが大切です。

継続支援をしていくうえで、患者さんが禁煙をしたメリットを実感することが行動の強化になります。禁煙を開始したことによる"よい変化"を会話の中から抽出し、くり返して伝えることで、さらに実感してもらいます。先ほどの動機に関連づけると、「家族が喜ばれているのではないですか？」「会社での居心地がよくなったのではないですか？」「もちろん血管へのダメージは減っていますよ」などになります。

禁煙して実感する自分自身の生理的な変化、「朝の歯みがきのとき、吐き気がしなくなった」「咳、痰が減った」も継続の強化になります。「よくがんばっておられますよね」と純粋に賞賛することはもちろんのことです。

禁煙では"気持ちの問題"と一般的には思われているかもしれませんが、それだけではなく、ニコチンへの依存が重要な問題です。できるだけ楽に継続できる具体的な方法を後に示します。

➡その理由（根拠）

①糖尿病そのものへの影響

喫煙が血糖値を一時的に上昇させることは、臨床研究によって明らかにされています。また、HbA_{1c}は禁煙者は非喫煙者よりも高く、喫煙量が多くなるに従って高くなることもわかってきました[1]（図1）。なぜ喫煙は血糖値を上昇させるのかという結論は未だはっきりとは出ていませんが、喫煙はインスリン抵抗性を高めるのではないかといわれています。禁煙をすることで、「いらいら感」や「口さびしさ」から過剰に食事を摂取するという二次的な弊害は課題ですが、単純に考えれば、禁煙をすれば血糖値が下がる可能性が高いといえます。

図1 | 喫煙習慣とHbA1cの関係

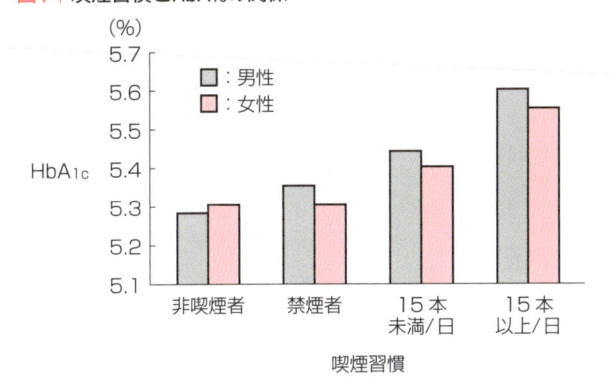

(Sargeant, L.A., Khaw, K.T. et al.: Cigarette smoking and glycaemia: the EPIC-Norfolk Study. *Int. J. Epidemiol.*, 30: 547-554, 2001 より転載, 一部改変)

図2 | 日本人男性の脳梗塞死亡に対する喫煙の相対危険度

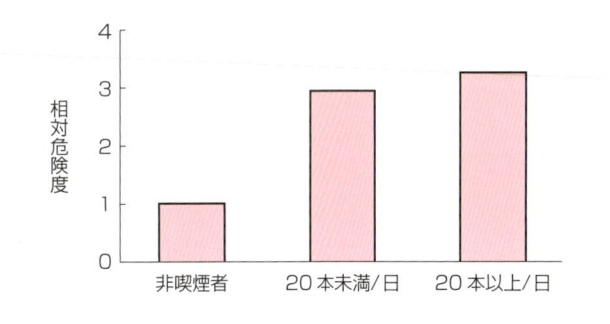

(Ueshima, H., Choudhury, S.R. et al.: Cigarette smoking as a risk factor for stroke death in Japan: NIPPON DATA 80. *Stroke*, 35: 1836-1841, 2004 より転載, 一部改変)

②合併症に与える影響

喫煙がなぜ動脈硬化を引き起こすかについても十分には解明されていませんが、たばこのCOやニコチンが血管にダメージを与え、さらに酸化ストレスの亢進によって酸化されたLDL-コレステロールが血管内に蓄積し、加えてHDL-コレステロールが喫煙により減少することから、動脈硬化性の疾患(**大血管症**)の進展を助長するといわれています。これまでの研究から、**2型糖尿病**による虚血性心疾患発症の危険性は、糖尿病ではない人の3～4倍のリスクがあるといわれています。さらに、糖尿病患者で1日15本以上の喫煙習慣をもつ人の虚血性心疾患の発症は、2つのリスクをもたない人の約6倍といわれています。喜多ら[2]の研究では「男性の場合、非喫煙者の脳梗塞による死亡の危険度を1としたとき、1日20本未満の喫煙者で3倍、20本以上の喫煙者で3.3倍と脳梗塞死亡の危険度が増加する」ことが認められていますので、喫煙が大血管症に与える影響は非常に大きいものです(図2)。

③禁煙指導

禁煙を決意した患者さんに対して、どのように支援するのかは医療機関によって変わってきます。**禁煙外来**をもち、**標準禁煙治療プログラム**に則り、「**ニコチン依存症管理料**」を算定して支援している施設が増えてきています。このような施設に患者さんを紹介することもひとつの方法です。しかし、禁煙外来をもたない医療機関でも、禁煙の支援ができないわけではありません。「アプローチのポイント」で述べたことに気をつけながらサポートすれば、支援は可能だと考えます。"ニコチン依存"を考慮し治療に臨むとき、ニコチン依存症管理料を算定できない施設での**ニコチンパッチ**の処方は、保険の適用でなく**自費**になりますが、処方はできます。また**ニコチンガム**、ニコチンパッチは薬局でも購入できます。

禁煙外来をもちニコチン依存症管理料を算定できる施設での支援は**図3**のようになります。

ニコチン依存症管理料は禁煙をする人の支援を目的として算定されるものであり、施設基準を満たした医療機関が算定要件に則り、対象患者に対して行うものです(**表**)[3]。

禁煙の支援は、慢性疾患をもつ患者への支援と非常によく似ています。禁煙に失敗したとしてもやり直すチャンスは何度でもあります。禁煙できていた期間がもしあれば、それを自信にしてもらい、気長に支援を続けることが大切です。

[肥後直子]

引用文献
1) 喜多義邦:糖尿病患者における喫煙の害 とくに血管合併症の視点から、プラクティス, 22(2), p.151, 2005.
2) 喜多義邦:糖尿病患者における喫煙の害 とくに血管合併症の視点から、プラクティス, 22(2), p.153, 2005.
3) 日本循環器学会 日本肺癌学会 日本癌学会:禁煙治療のための標準手順書 第3版, p.4-5, 2008.

図3 禁煙治療の流れ

```
┌─────────────────────────────────────────┐
│      一般診療における対象者のスクリーニング      │
├─────────────────────────────────────────┤
│ 問診・診察項目                              │
│ ①喫煙状況の問診                             │
│ ②禁煙の準備性に関する問診                     │
│ ③ニコチン依存症のスクリーニングテスト（TDS）の実施 │
│ ④喫煙に伴う症状や身体所見の問診および診察        │
└─────────────────────────────────────────┘
```

ただちに禁煙しようとは考えていない喫煙者
ニコチン依存症ではない喫煙者

①自由診療による禁煙治療
②簡易な禁煙アドバイス
③セルフヘルプ教材などの資料の提供

下記条件を満たす喫煙者に対して禁煙治療プログラムを提供
①ただちに禁煙しようと考えていること
②TDSによりニコチン依存症と診断（TDS5点以上）されていること
③ブリンクマン指数が200以上であること
④禁煙治療を受けることを文書により同意していること

標準禁煙治療プログラム（保険適用）

1. 初回診察

禁煙治療
①喫煙状況，禁煙の準備性，TDSによる評価結果の確認
②喫煙状況とニコチン摂取量の客観的評価と結果説明（呼気一酸化炭素濃度測定など）
③禁煙開始日の決定
④禁煙にあたっての問題点の把握とアドバイス
⑤禁煙補助薬（ニコチン製剤またはバレニクリン）の選択と説明

2. 再診　初回診察から2, 4, 8, 12週間後（計4回）

禁煙治療
①喫煙（禁煙）状況や離脱症状に関する問診
②喫煙状況とニコチン摂取量の客観的なモニタリングと結果説明（呼気一酸化炭素濃度測定など）
③禁煙継続にあたっての問題点の把握とアドバイス
④禁煙補助薬（ニコチン製剤またはバレニクリン）の選択と説明

（日本循環器学会・日本肺癌学会・日本癌学会：禁煙治療のための標準手順書 第3版, p.5, 2008 より転載）

表 ニコチン依存症管理料の算定要件等

項　目	内　容
施設基準	・禁煙治療を行っている旨を医療機関内に掲示していること ・禁煙治療の経験を有する医師が1名以上勤務していること ・禁煙治療に係る専任の看護職員を1名以上配置していること ・呼気一酸化炭素濃度測定器を備えていること ・医療機関の構内が禁煙であること
算定要件	・「禁煙治療のための標準手順書」（日本循環器学会，日本肺癌学会及び日本癌学会により作成）に則った禁煙治療を行うこと ・本管理料を算定した患者について，禁煙の成功率を地方社会保険事務局長へ報告すること ・初回算定日より1年を超えた日からでなければ，再度算定することはできないこととする
対象患者	・ニコチン依存症に係るスクリーニングテスト（TDS）でニコチン依存症と診断された者であること ・ブリンクマン指数（＝1日の喫煙本数×喫煙年数）が200以上のものであること ・直ちに禁煙することを希望し，「禁煙治療のための標準手順書」（日本循環器学会，日本肺癌学会及び日本癌学会により作成）に則った禁煙治療プログラム（12週間にわたり計5回の禁煙治療を行うプログラム）について説明を受け，当該プログラムへの参加について文書により同意している者であること
算定点数	初回：230点 2回目，3回目および4回目（2週目，4週目および8週目）：184点 5回目（最終回；12週目）：180点

（中央社会保険医療協議会：平成18年度診療報酬改訂における主要項目について，2006より）

動脈硬化症

質問85

【脳梗塞 / 血糖・血圧・脂質のコントロール / ラクナ梗塞】

小さい脳梗塞がたくさんあるので，さまざまなコントロールをしないといけないと言われました。何を，どこまでコントロールしたらよいのですか？

回答

「脳梗塞がたくさんあると言われて心配になりますね」と患者さんの不安な気持ちにまず理解を示します。その後「脳梗塞は**動脈硬化**によって起こる病気なので，**血糖コントロール**と一緒に**血圧，脂質のコントロール**をする必要があります」と，動脈硬化を促進する因子のコントロールが必要となることを説明します。加えて患者さんに肥満があったり喫煙をしているようであれば，動脈硬化を促進させないために**体重コントロール**と**禁煙**の必要性を説明します。

血糖，血圧，脂質の具体的な**目標値**（質問42の表，質問82，質問83の表参照）を患者さんに説明し，現在どの程度逸脱しているのかを一緒に確認します。

→アプローチのポイント

動脈硬化を促進しないために**血糖，血圧，脂質**のコントロールが重要なことを説明し，患者さん自身が日々継続できるように方法などを一緒に確認します。

具体的な対処法としては，食事療法，運動療法を生活に取り入れていく方法を，患者さんと生活を振り返りながら考えていきます。**食事療法**では適切な摂取エネルギーを守り，特に血液をドロドロにしてしまう中性脂肪を下げるために動物性脂肪の摂取は控え，腸でのコレステロールの吸収を抑制するために食物繊維を豊富に摂取することをすすめます。**運動療法**はLDL-コレステロールを減らし，インスリン抵抗性を改善するのですすめますが，脳梗塞の部位や程度，心疾患の合併の有無，整形外科的疾患の有無によって内容や強度に個人差があります。主治医に確認をしましょう。

→その理由（根拠）

糖尿病の場合，特に高血糖に伴う内皮細胞傷害物質である**サイトカイン類**，LDL（糖化低比重リポ蛋白）や内臓脂肪の増加による**高インスリン血症**，アディポネクチンの低下などが動脈硬化に影響していることがわかっています。

糖尿病患者さんの脳卒中は，脳出血よりも脳梗塞が多く，非糖尿病の2〜4倍と高頻度です。特に，高血圧の合併が多いため，穿通枝領域の**ラクナ梗塞**（無症候性脳血管障害）が多くなります。全体に小さな**梗塞が多発**する傾向にあり，一過性脳虚血発作や軽い麻痺を繰り返し，徐々に脳血管性認知症に至るのが糖尿病の人の特徴です。症状がないか，軽いことが多いのですが，そのようなラクナ梗塞は後の**症候性脳梗塞再発**のリスクファクターとなることがわかっています。

ラクナ梗塞は，小さく自覚症状が少ないため気づかれにくいことがあります。早期発見には頸動脈エコーが有用です。50歳代の糖尿病患者でIMT（肥厚度）が1.1%以上の場合，約50%以上にMRIでラクナ梗塞がみられます。一度ラクナ梗塞を起こしている場合も，再発作や梗塞層の拡大を起こさないために，**薬物療法**を併用し動脈硬化因子のコントロールを行います。血圧コントロールは早朝高血圧を予防することが重要で，積極的にアンジオテンシンⅡ受容体拮抗薬（ARB）やアンジオテンシン変換酵素（ACE）阻害薬，持続性のあるCa拮抗薬を使用します。血流をよくするために抗血小板薬も使用しますが，国際標準率（INR）が2.5〜4.0で脳梗塞の再発率が有意に低下したという報告もあります。

［竹山聡美］

動脈硬化症

質問 86

【動脈硬化性疾患をもつ家族歴への不安／境界型糖尿病／IGT／インスリン抵抗性】

境界型糖尿病と言われています。糖尿病で高血圧だった父を心筋梗塞で亡くしましたが，私もそうなる可能性があるのでしょうか？

回答

「お父さんが亡くなった原因と，ご自分の病名とが関係があるのか心配になったのですね」と，心配になった患者さんの気持ちを汲み取ります。そのうえで，リスクとしては高いが予防できることを伝え，意欲を高めるように話します。

具体的には「残念ながら，普通の人よりもそのリスクは高くなります。**境界型糖尿病**の困った点の1つは糖尿病に移行しやすいこと，2つめは境界型糖尿病の段階でも動脈硬化が進みやすいことです。食後の軽い**高血糖**や**肥満**，**高血圧**，**脂質異常症**（以前は高脂血症とよばれていました）が**動脈硬化**を進みやすくする原因といわれています。ただ，重要な点は予防できるということです。境界型糖尿病と言われた今から治療が開始できるということは非常に大きなチャンスだと思います。今から気をつけて予防に努めませんか？」と説明し，意欲を引き出していきます。

患者さんに**肥満**がある場合は，「太っていると脂肪がインスリンのはたらきを邪魔する物質を出します。インスリンがたくさん出ているのに効き目がない状態（**インスリン抵抗性**といいます）を引き起こしてしまいます。脂肪が減るとインスリンのはたらきを邪魔する物質も減るので，インスリンの効き目もよくなります。つまり，少しでも瘦せるとインスリンの効き目がよくなって，血糖コントロールがよくなるのです。また，瘦せると高血圧，脂質異常症もよくなりますよ」と伝えます。

➡アプローチのポイント

家族歴に心筋梗塞があったことはこの患者さんの脅威になっており，今回，境界型糖尿病と診断されたこととあいまって動機づけになります。率直に，境界型糖尿病は糖尿病への移行率が高いこと，**大血管疾患のリスクは非糖尿病患者よりも高くなることを伝えておくことは重要です**。ただ，自覚症状はなく，数値だけの評価になるので，患者さんのモチベーションを維持しづらい状態，療養行動を起こしづらい状態といえます。定期的に通院し，数値の推移をみておくことを「一病息災」と思ってもらえるように支援することが重要です。

この患者さんが，境界型糖尿病を危険信号ととらえ，何か実行しようと思っている状態だとすれば，生活の流れを聞く中で何が血糖値を悪化させているのかを考え，一緒に目標を設定します。心配には感じていても，何がどう悪影響を与えるのかがわからない場合には，まずは知識の提供ということになります。そのうえで患者さんがどうしたいのか，どうなりたいのかを聞いていく必要があります。最初の段階としては，定期的な通院を続けていくことが非常に重要です。

定期通院をしている境界型糖尿病患者さんを迎える医療者の心構えとしては，「データがよいことは当然のこと」としてとらえるのではなく，「データがよくて安心なこと」「実行している療養行動があれば，きちんと口に出して賞賛すること」が大切になります。定期通院していても，患者さんがメリットを感じなければ通院は中断されてしまいます。「よい値で安心ですね」「○○を実行しているから，こんなによい値なのですね」と，きちんと声をかけることは非常に重要なアプローチのポイントです。

➡その理由（根拠）

境界型糖尿病は，まだ糖尿病とは診断されていないが糖尿病になりやすい状態で，なおかつ動脈硬化への

図1 空腹時血糖値および75g OGTTによる判定区分

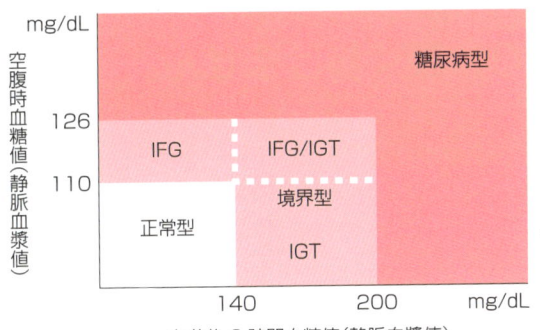

(日本糖尿病学会編：糖尿病治療ガイド2008-2009, p.18, 文光堂, 2008より転載)

図2 DECODE studyにおける空腹時血糖値と食後2時間血糖値からみた総死亡率の相対危険度

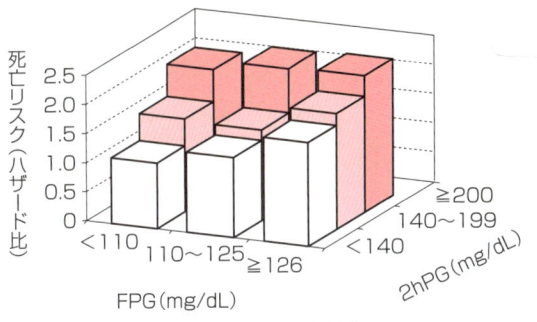

FPG：空腹時血糖値, 2hPG：食後2時間血糖値

(DECODE study group：Glucose tolerance and mortality；comparison of WHO and American Diabetic Association diagnostic criteria. The DECODE study group. *Lancet*, 354：617-621, 1999より転載, 一部改変)

リスクとなります。75gOGTTによる境界型はWHO分類[1]でIGT（impaired glucose tolerance：**耐糖能異常**）とIFG（impaired fasting glycaemia〔glucose〕：**空腹時血糖異常**）に分けられます（**図1**）。DECODE Study（ヨーロッパ人を対象に平均7.3年の追跡調査をしたメタ解析）によれば，空腹時の血糖が高いIFGの心疾患のリスクが正常域と変わらないのに対して，IGTは心疾患のリスクが高いという結果[2]が得られています（**図2**）。日本のFunagata Studyでも同様の結果が出ています。

さらに日本では，**2型糖尿病患者**の診療の現状を調査し，病態の特徴や合併症の発症・増悪因子を解明する目的でJapan Diabetes Complications Study（JDCS）が1996（平成8）年から実施されており，虚血性心疾患における有意な危険因子として，中性脂肪，年齢，LDL-コレステロールをあげています。加えて血糖，血圧，脂質に統合的に介入して大血管疾患の発症を抑える新たな研究J-DOIT3が現在行われています。つまり，心筋梗塞や脳梗塞などの動脈硬化性疾患を抑えるためには，血糖だけでなく，**血圧，脂質のコントロール**が重要であることが明らかになっているのです。

境界型にみられる食後高血糖による糖毒性を介した**インスリン分泌低下・抵抗性や肥満によるインスリン抵抗性の増強**は，境界型から糖尿病の発症へと進展させる要因となります。すなわち，IGTの時期からの介入は糖尿病の発症抑制，動脈硬化疾患の発症抑制に非常に重要といえます。

［肥後直子］

引用文献

1) 日本糖尿病学会編：糖尿病治療ガイド2008-2009, p.18, 文光堂, 2008.
2) 五十嵐雅彦：糖尿病と虚血性疾患 疫学的調査成績から, プラクティス, 22(6), p.652-653, 2005.

糖尿病足病変 質問 87

【間欠性跛行 / 閉塞性動脈硬化症 / Fontaine分類 / 糖尿病合併症管理料】

歩くとふくらはぎが痛くなり，長く歩けません。どうしてですか？

回答

「日頃，足の痛みやしびれはありませんか？　どちらの足のふくらはぎで，どのくらい歩くとふくらはぎが痛みますか？」「どのくらい休むと痛みはなくなりますか？」「いつからその症状はありますか？」と，足の自覚症状について具体的に話を聞き，**足関節収縮期血圧／上腕収縮期血圧比（ankle brachial pressure index：ABI，以下同）**の検査値，糖尿病歴，喫煙歴を確認します。

そのうえで，「糖尿病の合併症で，足の血管が細くなり，血液の流れが悪くなる病気があります。"**閉塞性動脈硬化症**"という病気です。症状の特徴は，歩き始めると血液の流れが悪くなるため，足やふくらはぎが痛くなりますが，休むと血液の流れが戻るために痛みが和らぎます」と，原因として考えられる閉塞性動脈硬化症の自覚症状を説明します。

「足の血管がつまっていると，足の脈が触れにくくなります。足を見せていただけますか？」と，了解を得て足背動脈を触診します。足の冷感の有無や足の色を観察し，患者さんにその結果を伝えます。

「今の症状が，糖尿病の合併症が原因で起きているのか，医師と相談してみましょう」と話し，患者さんの自覚症状と観察結果を報告して診察を受けてもらいます。

検査結果や治療方針を確認し，必要に応じて**フットケア**（質問91参照）や**禁煙指導**（質問84参照）を行います。血糖のコントロールが悪い場合は，改善に向けて患者さんと話し合います。

➡アプローチのポイント

閉塞性動脈硬化症は糖尿病の慢性合併症のひとつです。その予防や治療には，糖尿病の治療も大切です。血糖コントロールを良好に保つ必要性があります。

閉塞性動脈硬化症の自覚症状や**間欠性跛行**（歩いていると下肢に疼痛が出現し，休息すると痛みが取れ，また歩けるようになる状態。閉塞性動脈硬化症などで**下肢の血行障害**があるときに起こる）があるか，リスクファクターの有無を確認します。以前から気になっていたが，糖尿病の合併症とは知らずに放置していて症状が強くなったので相談に来た患者さんや，無理に運動療法を行っている患者さんもいます。

閉塞性動脈硬化症の自覚症状が考えられますので，足背動脈が触知できるか，左右差の有無，足の冷感の有無，血色不良の有無を観察します。これは**脊柱管狭窄症**による症状との鑑別にも重要です。

閉塞性動脈硬化症であれば，心臓血管外科で治療することになります。**足壊疽**の危険性が高くなるため，血糖コントロールの改善だけでなく，フットケアも重要です。

➡その理由（根拠）

糖尿病は**動脈硬化**を進行させるため，心臓の血管に起これば狭心症や心筋梗塞，脳の血管に起これば脳梗塞，足の血管に起これば閉塞性動脈硬化症が合併症となります。

間欠性跛行は下肢動脈の血流障害だけでなく，脊柱管狭窄症の場合でも認めます。ABIが0.9以下，足背動脈や後脛骨動脈の触知不良・消失・左右差を認める場合は，閉塞性動脈硬化症が疑われます。

閉塞性動脈硬化症は糖尿病症例に特有ではありませんが，糖尿病患者の10～15％と高頻度に合併します[1]。病期分類には，**Fontaine分類**（表1）があり，軽症の場合は**薬物療法**ですが，重症の場合は手術が適応

表1 | Fontaine分類

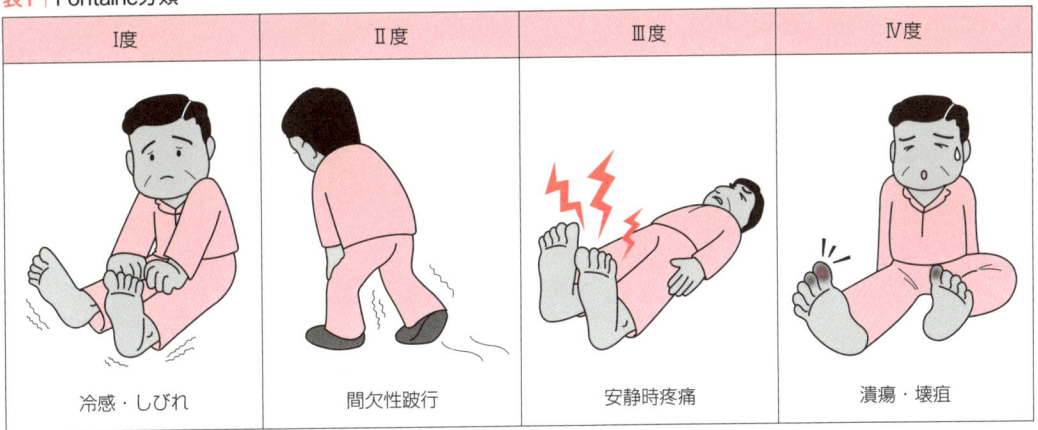

Ⅰ度	Ⅱ度	Ⅲ度	Ⅳ度
冷感・しびれ	間欠性跛行	安静時疼痛	潰瘍・壊疽

となります（表2）。

平成20年の診療報酬改定で，医師がその必要性を認めた閉塞性動脈硬化症がある患者さんに，糖尿病足病変の指導の研修を修了した看護師が30分以上のフットケアや指導を行った場合は，**糖尿病合併症管理料（170点）が算定できるようになりました。足の壊疽**は，糖尿病神経障害，血流障害，高血糖，易感染性，外傷などが複雑に関連して起こります。閉塞性動脈硬化症による血管閉塞を主因とする壊疽は半数以下ですが[2]，広範囲の壊疽を起こす危険性があります。血流障害があると足の傷が治りにくく，壊疽へ急激に進行する場合もあり，フットケアが重要となります。

［林　弥江］

表2 | Fontaine分類に基づいた治療

Fontaine分類			治療法
Ⅰ度			薬物療法
Ⅱ度	500m以上の歩行	可	薬物療法 歩行訓練
		不可	血行再建術*
Ⅲ度・Ⅳ度	末梢の側副血行路形成	良好	血行再建術*
		不良	薬物療法 交感神経節遮断 患肢切断

＊経皮的血管形成術（PTA），バイパス術など．
(医療情報科学研究所編：病気がみえるvol.2，循環器 第2版，p.244，メディックメディア，2008より転載)

引用文献
1）日本糖尿病学会編：糖尿病治療ガイド2008-2009，p.76，文光堂，2008.
2）前掲書1），p.73-74.

糖尿病足病変

質問 88

[足の違和感 / 糖尿病神経障害 / 糖尿病足病変 / 閉塞性動脈硬化症]

足の裏に違和感があります。これって糖尿病のせいなのですか？

回答

「それは心配ですね。**足の裏にいつからどのような違和感があるのですか？ 両方の足ですか？**」と，患者さんの思いに寄り添いながら具体的な症状を尋ねます。

そのうえで，「糖尿病があり血糖値が高い状態が続くと，両方の足の先がじんじんしたり，ぴりぴりしたり，足の裏に何かが貼りついたような違和感などの**自覚症状**を感じることがあります。また，熱い物に触れても熱いと感じにくくなったり，痛みを感じにくくなることもあります。これらは，全身の神経細胞に栄養を送る血液にブドウ糖が過剰になることで，神経細胞が障害されて起こる糖尿病神経障害の症状です。しかし，糖尿病の患者さん誰にでも起こるわけではありません」と，**糖尿病神経障害の主な症状とその原因**を説明します。

また，「どちらか片方の足だけに違和感があったり，安静にすると症状が和らぐのであれば，糖尿病の神経障害ではないことが考えられます。腰や首の障害から起こっていたり，動脈硬化で足の血管が細くなったこと（**閉塞性動脈硬化症**）によって起こっている場合があります」と，糖尿病以外の疾患が原因となる場合もあることを説明します。

さらに，「糖尿病から起こっている症状の場合，血糖値を常によい状態にしておくことで症状が和らぎ，進行を抑えることができます。そのことについても一緒に考えましょう」と，**血糖コントロール**が治療の最も重要な方法であることと症状が軽快することを説明します。

➡アプローチのポイント

足の違和感だけでは糖尿病神経障害の診断には至りませんが，その可能性はあります。まず患者さんの自覚症状を尋ね，さらに糖尿病と神経障害の関連をわかりやすく伝える必要があります。その際には，不安を過度に抱かせないように配慮します。そして，患者さんに診察時には必ず医師に症状を報告するようにすすめます。

糖尿病神経障害の症状は全身に及び多彩ですが，患者さんが日常生活上で注意するべき事柄には，血糖コントロールの他に血圧やコレステロール値，体重の管理があります。また飲酒や喫煙も症状を悪化させる要因になるので注意が必要です。さらに，毎日，足を観察し清潔を保ち，**知覚鈍麻**などにより**傷**をつくったり，それが悪化して**壊疽**につながったりしないよう自己管理をする必要があります。

➡その理由（根拠）

糖尿病神経障害は糖尿病三大合併症のひとつです。その他の**糖尿病網膜症**や**糖尿病腎症**に比べて軽視されがちで，発見も遅れることが多い合併症ですが，最も高頻度にみられ，かつ早期から起こります。また，その症状は多岐にわたり，血糖コントロールが不良なほど，また長く経過するほど重症化し，罹病期間が長期にわたると患者の苦痛が大きくなりQOLは著しく低下します。しかし，速効性の治療法はなく，**対症療法**が中心となります。そのため，血糖値が高いまま放置しないように患者さんに伝えることは重要です。

糖尿病神経障害の原因は，高血糖による代謝障害が引き起こす細胞傷害や血管のつまりなどの**血液循環障害**と考えられています。最も高頻度にみられるのは四肢末端から左右対称に起こる**末梢神経障害**で，感覚神

経や運動神経が障害されます。**初期症状**は**足先のしびれ**で，進行すると**知覚低下**や**異常知覚**などを伴います。そして，それが創や熱傷につながり，血管障害や易感染性が加わって**糖尿病足病変**を起こします。また，内臓の動きやホルモンの分泌を調節している自律神経が障害される**自律神経障害**も多発し，進行すると**起立性低血圧**や**下痢**などの多彩な症状が出現します。比較的軽症の糖尿病でも発症するのが**単神経障害**で，顔面神経麻痺などが代表的です。

動脈硬化が下肢の動脈を狭窄・閉塞させる**閉塞性動脈硬化症**も糖尿病患者には多く，初期症状は**下肢の冷感**やしびれ，**間欠性跛行**で，進行すると安静時にも痛みを感じるようになり，足の潰瘍や壊疽につながります（質問87参照）。日常生活上の注意点は糖尿病神経障害と同様で，異常の早期発見が重要になります。

［大道直美］

患者さんに届いたこのひとこと

17 バリバリ，ハツラツ大変なお仕事。でも，数値は心配です。

Qさんは会社社長。「仕事が忙しく，血糖コントロールなんてできないと話している」との面接記録が残され，HbA₁cが9〜10％が続いていました。

そこである日，私はQさんに率直に伝えました。「もし違っていたら申し訳ないですが，Qさんはバリバリと仕事をこなし，リーダーシップをとってハツラツとしている印象がありますが，大変なお仕事ですよね。ご自分のからだのことを気づかう余裕がないかもしれませんが，今の数値が続くことは心配です」。するとQさんの表情が変化し，「そんなことない，本当は社長なんてやりたくないよ。経営のことを考えると，言いたくないけど部下にいやなことも言わなきゃならんし，楽になりたいと思うよ」と話されました。

その日以来，面接では会話がはずみ，療養生活についても話が及ぶようになりました。今では好きなお酒を半分に減らし，HbA₁cが低下。「ここに来ると本音が出るね。血糖値がよくなるようにもう少しがんばるよ」とQさんは話しています。

［大道直美］

糖尿病足病変

質問89

[切断への不安／壊疽／糖尿病足病変の発生機序／糖尿病足病変の予防・改善]

糖尿病は足を切ると聞きました。本当ですか？

回答

「どこかで，そうお聞きになったのですね。それは，ご心配でしたね。よく来てくださいました」と，不安な気持ちを認めて，思い切って聞きに来られた勇気をまずは賞賛します。

「このことに関して，気になっていることがありますか？」と，現在足の変化が起きているのか，心配事の内容を確認し，まず，それに対処していくことを伝え，安心感をもってもらいます。

そのうえで，「**壊疽**は誰にでも起こるわけではありません」と，はっきり伝えます。そして，「糖尿病では，しびれや感じにくさが起こる**糖尿病神経障害**という症状があります。これになると，足に傷ができても痛みを感じられず，治療をせずに放置してしまうことがあります。もともと，動脈硬化で血行が悪く，抵抗力がないので，傷にばい菌が入ってしまうと化膿しやすくなっています。それが悪化すると壊疽となり，**切断**が必要となる場合があります」と，わかりやすく説明します。

また，**閉塞性動脈硬化症**が悪化すると，そのまま**壊死**してしまい，少数ながら切断に至るケースが，あることも話します。直接的な原因になる"足の傷"を"フットケア"によって防ぐことで，大部分の壊疽や切断に至ることは防げると説明します。

足の傷には，糖尿病腎症による**低栄養**，細胞の活性低下，糖尿病網膜症による視力障害のため足が見えない，足に手が届かない，手伝ってくれる人がいないことなども関係することを話し，そういう人はフットケアに工夫が必要であることを話します。

最後に，日頃のフットケアの自己管理の必要性を話します。次回の，具体的な足のアセスメントとフットケアの話し合いにつなげる（質問91参照）ため，患者さんの糖尿病やフットケアへの思いを聞いておきましょう。

➡アプローチのポイント

足の傷を防ぐことで，足潰瘍の80％を防ぐことができます。足の傷には，外傷や熱傷の他に，足や爪の変形，靴ずれや靴下による傷などがあり，フットケアを適切に行うことが重要であることを強調します。

しかし同時に，手や足の感覚障害や血行障害をもつ患者さんが足の傷を防ぐのはいかに難しいことかも理解していることを話し，看護師も一緒に考えていくことを伝えましょう。

媒体には，足壊疽の写真がそのまま載っているものなどがありますが，状況によっては患者さんが追いつめられることになるので，患者さんに適したもので指導します。

これからフットケアの動機づけをし，確実に実践してもらいたい患者さんです。「ケアをしないと，足潰瘍になりますよ」ではなく，「ケアをすれば，糖尿病足病変が**予防・改善**できますよ」という肯定的な表現方法を心がけましょう。

➡その理由（根拠）

インターナショナル・コンセンサス[1]では，糖尿病性の下肢切断の85％は，足潰瘍によるものとしています。その要因は，末梢神経障害と小さな足の外傷と足の変形であるとされています。足切断に至ると，生命が脅かされる危険があると同時に，生活の支障から**QOL**が低下します。**糖尿病神経障害，閉塞性動脈硬化症，易感染性**が基礎にあり，それらがからみ合って，足の傷が加わると足潰瘍を発症し，容易に感染して切

図 | 糖尿病足病変の発生機序

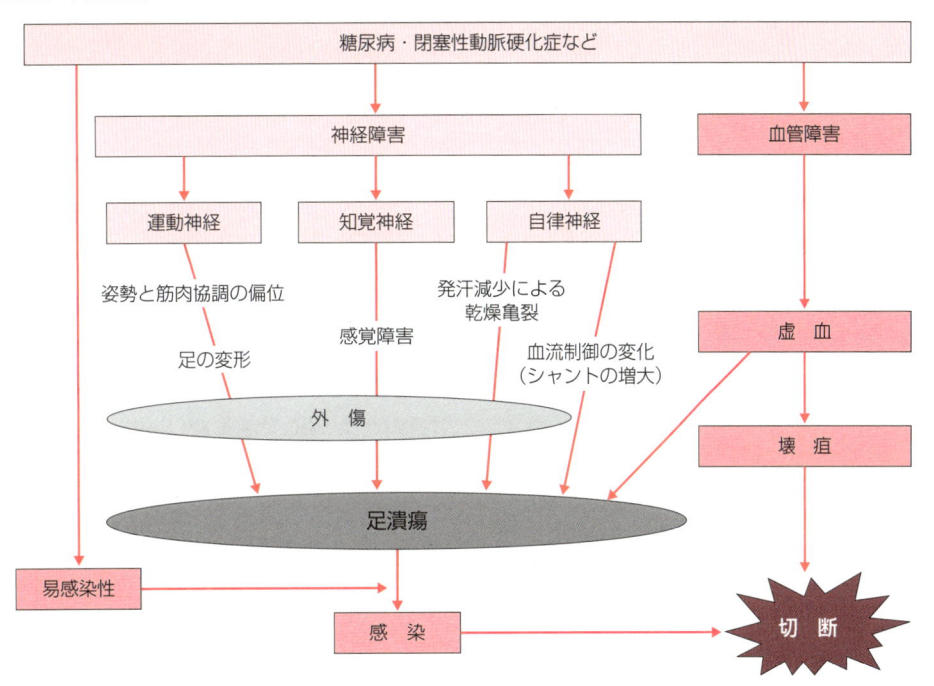

```
糖尿病・閉塞性動脈硬化症など
   ├── 神経障害
   │    ├── 運動神経 → 姿勢と筋肉協調の偏位 → 足の変形 → 外傷
   │    ├── 知覚神経 → 感覚障害 → 外傷
   │    └── 自律神経 → 発汗減少による乾燥亀裂 → 外傷
   │                 → 血流制御の変化（シャントの増大） → 足潰瘍
   │    → 易感染性 → 感染
   └── 血管障害 → 虚血 → 壊疽 → 切断
                外傷 → 足潰瘍 → 感染 → 切断
```

断に至ります（図）。

糖尿病足病変は，先述した足の状況に加え，血糖値や栄養状態，視力障害などの全身の状態，足のケアをしようと思ってもできない生活の状況，ケア方法がわからない，必要性を知らない，やりたくないなどのセルフケアの状況が複雑に影響しています。まさに，糖尿病足病変は生活のうえに成り立っており，フットケアは生活そのものを全体的にケアするものであることが要求されます。　　　　　　　　　　　［畑中あかね］

引用文献
1）糖尿病足病変に関する国際ワーキンググループ編，内村功・渥美義仁監訳，糖尿病足病変研究会訳：インターナショナル・コンセンサス糖尿病足病変，p.22-43，医歯薬出版，2001．

糖尿病足病変

質問 90

【切断への不安 / 壊疽 / マゴットセラピー / ウジ治療 / 感染症 / 骨髄炎】

家族が，壊疽で足を切断するかもしれないと言われました。ウジ治療で切断を免れると聞きましたが，本当ですか？

回答

「さぞかし驚かれ，大切な足をなんとか残せるようにしてあげたいとお考えですよね」と，切断宣告を受けた患者さんやご家族の苦悩を理解した態度で接します。

壊疽から**骨髄炎**など深刻な状態に進展していないかなど，下肢の状態の把握に努めながら（後述するマゴットセラピーの適応か否かを左右します），**マゴットセラピー**（Maggot debridement therapy：MDT）についてわかりやすく説明します。

「マゴットセラピーでは，ヒロズキンバエというハエの卵を無菌状態にし，孵化してから約2週間の幼虫を創傷部に置き，ガーゼと包帯で覆って2日後に取り除きます。**ウジ**が出す分泌物が壊死した組織を溶かし，さらに**多剤耐性菌**を攻撃し，生理活性物質の刺激で傷が治るのに必要な血管が新しくできる，という仕組みです。これを2～3回くり返すと壊死組織のみが除去され，新しい肉芽が増殖します」

また，すべての**糖尿病性壊疽**の患者さんにマゴットセラピーが適応できるわけではありません（**表1，2**）。患者さんやご家族が希望する場合，主治医と相談しながら適応があれば専門の医療機関に紹介できるよう手続きを進めます。

➡アプローチのポイント

切断の危機に瀕した患者さんやその家族は，ワラをもすがる気持ちで治療に臨まれます。従来であれば**下肢大切断**と宣告されていた患者さんが，自力歩行が可能となるなど，筆者の施設では現在までに30症例の成功をおさめています。現状では**保険適用はなく自費診療**で行っており，また開始から数年と歴史が浅く，さまざまな問題を抱えているのも事実です（**表3**）。それらを理解したうえで，治療に臨めるよう正しい情報提供がなされることが大切です[1]。

➡その理由（根拠）

マゴットセラピーは，無菌化した医療用ウジを用いて糖尿病，PAD（peripheral arterial disease：末梢動脈疾患）などによる難治性潰瘍・壊疽に対して行うデブリードマン治療です（**写真**）。近年，多剤耐性菌が臨床上重要な問題となり，ウジ治療が注目され，わが国においては2004年に初の治療が行われています。

マゴットセラピーの作用特性として，①抗菌ペプチ

表1｜マゴットセラピーの適応症例

① 糖尿病性潰瘍・壊疽
② 下腿潰瘍（虚血性疾患，うっ血性疾患，神経疾患など）
③ 褥瘡
④ 難治性感染創（MRSA，MDRP 感染など）
⑤ その他の難治性創傷（術後創，外傷，熱傷など）

表2｜マゴットセラピーの禁忌・慎重使用例

① 患部感染が急速に進み外科的切除の早期施行が必要とされる場合
② 出血性疾患を合併する場合や抗凝固薬を服用中の場合
③ 太い血管または消化管が露出している創傷
④ 体内深部に通じる創傷
⑤ 著しい血管障害を伴う場合

表3｜マゴットセラピーの利点と欠点

利点	欠点
1. 多剤耐性菌でも有効 2. 患者のQOL向上 3. 禁忌症例が少ない 4. 疼痛以外の副作用が少ない（炎症増悪）	1. 疼痛コントロールが容易でない 2. 重症例では在院日数が長期化 3. 時間的・経済的ゆとりがない患者は実施困難 4. 医師・看護師の精神的負担が大きい

写真 マゴットセラピーを用いた治療での患部の変化例（57歳，女性　壊疽，2回実施）

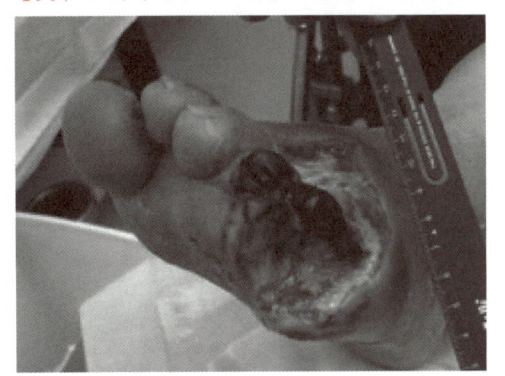

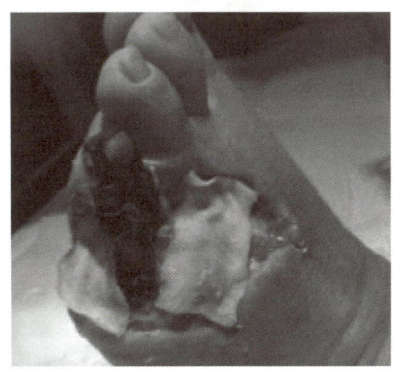

マゴットセラピー実施前の患部

マゴットセラピー実施当日の患部

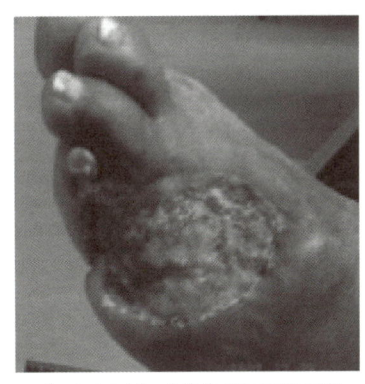

マゴットセラピー実施後40日目の患部
（外科的デブリードメント後14日目）

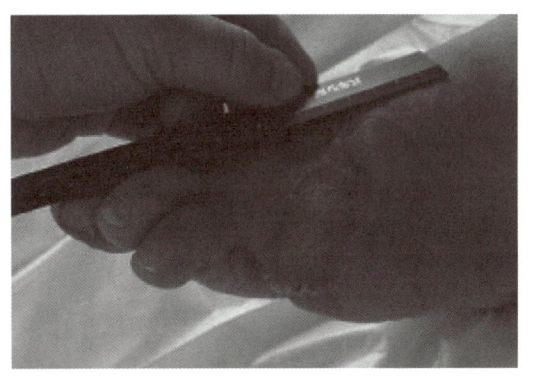

マゴットセラピー実施後80目の患部
（植皮術後20日目）

ド産生による抗菌作用，②ウジ腸管より産生される蛋白分解酵素による壊死組織の融解作用，抗菌作用，③サイトカインであるEGF（上皮細胞成長因子）およびErbBレセプター刺激による血管新生作用，④IL-6による線維芽細胞刺激とそれに伴う線維芽促進作用があり，創傷治癒に大きな影響を与えています。

［古山景子］

引用文献
1）バイオセラピーメディカルHP：http://www.btmcl.com/

糖尿病足病変 質問91

【足のセルフケアの注意点 / 足のアセスメント / フットケア / 足のリスク分類】

足に気をつけるように言われました。具体的に何をすればよいですか？

回答

「足に気をつけるよう言われたのですね。では足を見せていただきながら、ケアについてお話ししましょう」と、プライバシーが保てる個室に案内します。

まず、患者さんが相談室に入ったときから座るまでの姿勢や歩行状態、靴や靴下の脱ぎ方や靴の状態、落屑の様子、足全体の観察を行います。話しやすい、足を見せやすい環境をつくります。

そして、「足先が見えますか？」「足にさわれますか？」「足を見たりさわったりしたことがありますか？」と問いかけながら、患者さんとともに足に触れ、**足の甲、趾間、趾、足底、踵部**を、**皮膚の色、爪の色・形状、冷たさ、痛み、皮膚の発赤や熱感、腫脹、水疱、変形、乾燥や亀裂、胼胝（たこ）や鶏眼（うおのめ）**などがないかを**観察**します。そして患者さんに結果を伝えながら、必要なときは、鏡を用いて、明るい場所で、毎日自分で観察します。異常があるときは、すぐに相談しましょう」と話します。

血流障害について、自覚症状の有無（冷感、間欠性跛行）を尋ね、脱毛、皮膚の光沢の観察、動脈触知（足背動脈、後脛骨動脈）、ABI測定（足関節収縮期血圧/上腕収縮期血圧比、正常値は1.0以上）を行い、評価します（質問87参照）。**糖尿病神経障害**についても、自覚症状の有無（しびれ、知覚鈍麻、痛み）、圧覚検査（5.07モノフィラメント）、振動覚検査（128Hz音叉）、アキレス腱反射などを行い、さらに評価します。

観察と検査の結果に基づき、糖尿病足病変のリスクを判断し、必要なケアを患者さんにわかりやすい言葉で説明します。例えば、「**足の清潔を保つために、足は柔らかい素材のタオルやスポンジで毎日丁寧に洗いましょう。熱傷への注意**としては、入浴、暖房器具、砂浜やプールサイド、携帯カイロなどによるやけどに気をつけます。**外傷の予防**には、普段から靴の内部を観察することを心がけます。また、家の中でも靴下をはき、環境整備に心がけましょう。**靴や靴下選び**が必要な場合は、足全体を覆い、足に合った靴を選びます（質問93参照）。靴下は、素材は木綿かウールで、縫い目が足趾の変形部や関節に当たらないものを選びましょう」などと伝えます。**禁煙**については質問84を参照して下さい。

必要時は、**直接ケア**（足浴、角質除去、爪切り、爪やすり、胼胝や鶏眼の処置、外用剤の塗布、マッサージ）を行い、爪切りや靴の履き方、胼胝、白癬や乾燥などのケアを知ってもらい、実際に一緒に行ってみます。そのうえで、患者さんが自宅でできる内容や方法を検討しましょう。皮膚と爪のケアが必要な場合は、「胼胝と鶏眼は、自分で削らないようにします。乾燥や亀裂がある場合は、十分にクリームで保湿し、爪は、深爪にならないよう正しく切ります（図）。痛みや爪周囲の発赤、腫れがある陥入爪・巻き爪は、皮膚科を受診しましょう」などと伝えます。**白癬のケア**については質問94を参照してください。

患者さんとともにケア計画を立てるにあたり、高血糖や低栄養などの"全身の状態"、足への影響をまぬがれない"生活状況"、視力障害や認知症がありフットケアができない、フットケアの方法を十分に習得していないなどの"セルフケア状況"を十分アセスメントすることが必要とされています[1]。さらに、①何ができて何ができないか、②どのような方法であれば自己管理できるのか、③誰に何を頼めるか、④患者さん自身がフットケアをこれからどうしようと思っているかなど、社会的環境やフットケアへの認識・糖尿病への思いも含めて考慮する必要があるとされます。

図 | ツメの切り方

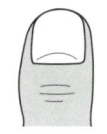

適切な切り方：指の形に合わせて，形をやや中高に整える。

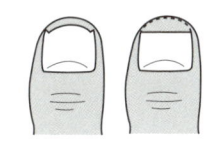

不適切な切り方：深爪をしたり，爪の端を残して切ると，歩行に影響し，陥入爪や爪周囲炎の原因になる。

表 | 足潰瘍発症リスク分類別フットケア介入頻度

分類	危険因子	ケア介入頻度
0	知覚神経障害なし	1年ごと
1	知覚神経障害	6カ月ごと
2	知覚神経障害，末梢血流障害の徴候とノまたは足変形	3～4カ月ごと
3	潰瘍の既往	1～2カ月ごと

足の状態，フットケアの実施状況，患者さんの意識や行動の変化については，定期的に評価していきます。また，問題の解決ができるよう，必要時，他診療科や他職種との連携を図っていきます。

➡アプローチのポイント

患者さんと一緒に足を見て触れて観察することで，患者さんの**観察ポイントの学習**となると同時に，「自分の足は冷たかったんだ」というような気づきとなり，自己管理につながります。足の観察の結果を患者さんと共有することで，まず糖尿病足病変があることに気づいてもらいます。そして，なぜ糖尿病足病変ができるのかをわかりやすく説明し，患者さんが日常生活を振り返ることを支援します。そのうえで，家庭での対処法をいくつか提案し，患者さん自らが実行可能な自己管理方法を選択できるように話していきます。

足のアセスメントは，施設によっては，「フットケアアセスメント用紙」を作成し，医療チームで共有する方法をとっています。

フットケアについて，いつもはどのようなことに注意しているのかを尋ね，そのうえで実践可能な日常の予防的ケアについて話し合います。

看護師による**直接ケア**は，患者さんにとっては足の洗い方や爪切り，胼胝・白癬・乾燥などの軽い足病変の処置の方法を実際に体験して学ぶ機会となり，実践につながります。また，看護師と時間を共有し，看護者が"よい聴き手"になることで，快の刺激の中で今までを振り返り，糖尿病に向き合う時間となります。

大徳ら[2]は，インターナショナル・コンセンサスの，知覚神経障害，末梢血管障害や潰瘍の既往などによる足潰瘍発症のリスク分類をもとに，ケア介入について，リスクに見合ったケア内容（情報提供，直接ケア，日常生活指導）と頻度を提案しています。これらを参考に，足潰瘍発症リスク分類別のフットケア介入頻度をまとめたものが**表**です。フットケア指導の継続基準を設け，継続したケア計画を立てましょう。

➡その理由（根拠）

糖尿病足病変は，糖尿病における最も重要な皮膚合併症であり，閉塞性動脈硬化症が基本にあると，広範囲に下腿壊疽を生じる危険性があります。知覚，運動，自律神経障害が関連し，足の筋肉の萎縮による足趾の屈曲性変形と歩行パターンの異常をもたらします。そして，荷重の変化によって胼胝が形成され，さらに外傷や内的圧力の増大によって皮下出血となり，最終的に**潰瘍**に進んでいきます。

神経障害は，まず最初に起こる糖尿病の合併症です。両側遠位対称性を特徴とし，ストッキンググローブパターン（一皮かぶった感じ）として現れます。

自律神経障害は，血流や皮膚の水分，足の骨組成をコントロールする神経に影響し，皮膚のヒビ割れや裂傷を起こし，病原菌の侵入経路となります。また，血管を拡張させてシャントを形成し，炎症反応の出現を遅延させたり，局所の虚血を起こし，創傷治癒不全や免疫力の低下をもたらします。その後，骨のミネラル喪失や骨溶解を引き起こし，足の形状変化を引き起こすともいわれます。骨変形と潰瘍形成から始まり，足関節骨の高度な構造変化を来すシャルコー関節症はその典型例です。

糖尿病足病変は，さまざまな診療科が関係する学際的な領域です。足病変にチームで関わる効果には高いエビデンスが出ています。医師，看護師だけでなく，多職種を含めたチーム医療が重要になります。看護師は，風通しのよいチームを形成する鍵を握っているのです。

［畑中あかね］

引用文献
1）日本糖尿病教育・看護学会編：糖尿病フットケア技術，p.2-3，日本看護協会出版会，2005．
2）大徳真珠子・江川隆子他：糖尿病患者のセルフケア行動に対するフットケア介入の検討，糖尿病，50(2)，p.163-172，2007．

糖尿病足病変　質問92

【足のセルフケア / 冷感 / 血流障害 / 低温やけど / バージャー体操】

タクシーの運転手です。からだは熱いのに，足だけ冷たいので，車のヒーターで足を温めていますが，よいですか？

回答

「足が冷たいのでお困りなのですね」と，最初に患者さんが一番困っていることに共感します。

「だけど，『ヒーターで温めるのはいけないことかな』と思われたのですね？」と，何かの知識から単純に温めることがいけないのではないかと疑問をもった患者さんの発言の意味を尋ねます。

そのうえで，「"足が冷たい"原因としては，動脈硬化によって血液の流れが悪くなっていることや，末梢の神経障害による感覚の障害があること，まれにバージャー病という足の動脈が狭くなる病気などの可能性が考えられます。タクシーの運転をなさっているので，1日中座っていることが多くて血液の循環も悪くなりやすいのでしょうね。冷たいのはつらいですよね。糖尿病の神経障害で足の感覚が鈍っていれば，普通の人が熱いと感じることも感じにくくなります。そうなってくれば，車のヒーターの熱さも感じにくく，低温やけどの可能性もあるので心配です。ヒーターを直接足に当てて温めないほうがいいですね。まずは足の状態を調べてから"冷たい"ことを改善する方法を考えましょうか」と伝えます。

➡アプローチのポイント

患者さんが一番苦痛に感じている症状は足の冷感です。まず，足の状態を正しく評価します。血流障害の有無を，足背動脈，後脛骨動脈の触知と冷感，色調，ABI（足関節収縮期血圧／上腕収縮期血圧比），TBI（第一趾／上腕血圧比）あるいはMRA（血管撮影）で評価をします。末梢神経障害の有無はしびれの自覚，アキレス腱反射，タッチテスト，音叉で評価します。しかし，検査結果とあわせて上記の説明で状況は理解できたとしても，"足の冷感を緩和したい"という肝心な問題が解決しません。「低温やけどのリスクは高いのかもしれないが，今まで何もなかったのだから気をつけてヒーターをつけていればよいだろう」と，元の行動に戻る可能性は高いといえます。そのため，比較的安全で苦痛を緩和できる代替策を提案できなければなりません。

患者さんの日常での冷感対策を聞きながら，低温やけどのリスクが少なく実際に行えそうなものを一緒に選択します。「これならやってみよう」と患者さんが思わなければ，知識の提供だけにとどまり，糖尿病足病変の発症予防の行動にはつながらないからです。血流障害がみつかれば，その程度によって治療が選択されます。内服だけでなく，バルーン拡張術，バイパス術の適応にもなるため，医師にきちんと評価してもらいます。

➡その理由（根拠）

運転中の足の冷感を改善する方法としては，保温性の高い靴下の着用と休憩中のマッサージ，軽い運動が提案できます。最近は各スポーツメーカーから不感蒸泄を吸収し，その際に発する熱で保温効果を高めるような，よい素材の靴下が安価で出ていますので，そのようなものの利用もよいと考えます。休憩中にはマッサージをして，足の疲れと血流の改善を行います。窮屈な靴の圧迫は血流を妨げるので，自分の足に合った靴，スニーカーなどを選ぶとよいでしょう。休憩中や自宅で，下肢の循環不全を改善するバージャー体操を取り入れるとよいでしょう（図）。

低温やけどの発生は，同一部位に直接当たる温度が60℃で1分，50℃で3分といわれています。車の暖房も直接当たっていれば，十分低温やけどのリスクにな

図 | バージャー体操

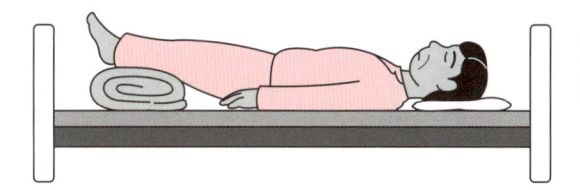

①仰臥位になり，下肢を上げた状態（30度前後）で2分間くらい保つ。これによって末梢の浅在・深在静脈のすべての静脈血を体幹に戻す。

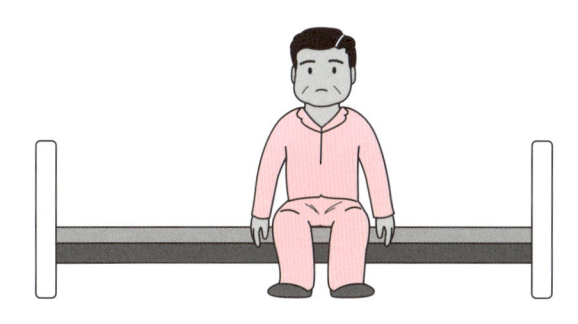

②ベッドに腰をかけるなどをして，3分間下腿を下げたままの状態とする。これによって静脈には重力の作用で血液が満たされる。浅在静脈が怒張し，痛みを訴える場合もある。痛みがある場合は①に戻り，5分ほど休憩をとる。

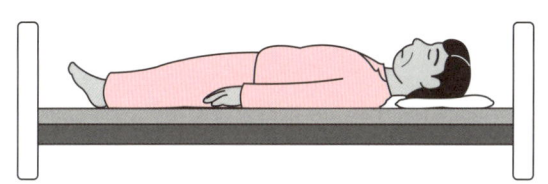

③再び仰臥位になり，足を水平にして5分間その位置を保つ。

①〜③の計10分を1サイクルとして，3回繰り返し，これを1日3回行う。

（伊波早苗：血流障害の足のケア，看護技術，47(6)，p.42，2001より転載，一部改変）

ります。さらに，自宅での実際の保温状況も聞いていきます。入眠時の**電気毛布**は，下に敷くよりも上に掛けるほうが直接の圧迫を避けることができます。布団を温めて寝るときには，電気を切ればリスクを下げることができます。**やけどを起こしやすい器具について**は**質問79の表を参照**して下さい。

患者さんが自分の足のリスクを認識し，回避する方法としては，"今実行している方法を自分で選択している"という自覚をもって行動することが，糖尿病足病変予防にも一番大切なことだと思います。　［肥後直子］

| 糖尿病足病変 | 質問 93 | 【足のセルフケア / 靴の選び方 / 靴ずれ / 足趾の形状 / 靴の爪先の形状】|

営業で歩くことが多く，自分に合った靴を選ぶように言われました。どんなことに気をつけたらよいのでしょうか？

回答

「靴の選び方まで具体的に気づいて，行動が始まりましたね」などと，患者さんの気持ちに沿いながら，積極的に**セルフケア**をしようとする意欲を受け止めましょう。

そのうえで，靴の形などを説明する前に，現在どのような足の問題があるのかを聞いてみます。「**靴ずれ**を起こすことはありますか？」と質問し，靴ずれを起こしやすいのが足趾，足背，足底，内外足縁，踵などの，どの部位なのかを確認します。そして，「紳士靴や婦人靴で靴ずれを起こすケースが多いのですが，どんな靴を履いているときに靴ずれになりましたか？」と，靴ずれの原因となった靴の種類を聞いてみます。

さらに，その靴が足の大部分にフィットするようなサイズだったか，履き慣れた靴だったか，どのくらいの距離を歩いて靴ずれを起こしたかなどを聞きます。

患者さんの現在履いている靴そのものを，一緒に観察してみます。まず靴の上から見て，変形や踵の破損状態がどうなっているかを観察します。靴のひだの角度を測ってみます。また，靴底の磨耗状態の左右差や，偏在性の有無と程度を見ます。靴の中も見てみます。

「いつも靴を履く前に，中に石などの異物や破れがないかをチェックしましょうね」と，日常の注意を促します。また，外観や流行にとらわれずに**履き心地のよい靴を選ぶこと**，目的に応じて何種類かの靴を履き分けること，新しい靴は履き慣らしに十分な時間をかけることなどを伝えます。

よい靴の条件について知ってもらいましょう。「5本の足趾を締めつけず，つま先部分に適当な捨て寸が5〜10mmあることが大切です。そして，踵や甲の支えがしっかりしていて，足の形に合ったインソールであることも大切です。ヒールの高さは3cmくらいにしましょう」というように伝え，足に合わせられるように加工できる空間が靴の内部にあることも大切であるとつけ加えます。

市販の靴の加工方法についても説明してください。皮を柔らかくする薬品を使用したり，簡易拡張機を用いて皮を伸ばしたりできることを話し，「市販の靴にベルトをつけたり，足趾に潰瘍がある場合はその部位をカットして圧迫を避けることも可能です。さらに，ロッカーソールや足底部を広く**フレアー状**にして免荷を図ることも可能です」と伝えます。これらは，図を示して説明するとわかりやすいでしょう。市販の靴で不十分な場合は，**靴型装具**をすすめます。

➡アプローチのポイント

フットケアを行っている患者さんは少なく，看護師も十分な説明やケアができているとは言い難いのが現状です。患者さんがこのような関心を示したら，セルフケアへの積極性を支持し，評価しましょう。

患者さんに過去の靴のトラブルについて問診をすることで，自身の足の特徴を知ってもらい，専門家への相談を促すために，観察の仕方を説明します。

糖尿病足病変の予防と悪化防止のために，患者さんがフットケアや履き物に関心をもち，セルフケアを実行・維持できるように，看護師からの**定期的な評価**が必要になります。

➡その理由（根拠）

靴ずれは，靴と足の形が不適合の場合や，皮膚の脆弱性と知覚障害があり，連続歩行した際の慢性的な機械的刺激によるもの，糖尿病神経障害による足の変形によって足底の圧力分布異常が生じた場合がありま

す．その結果，潰瘍が発生するケースも多くみられます．

正しい靴の選び方として，JIS規格による足長と足囲に応じて決定された寸法がありますが，これに靴のつま先の形状やつま先の高さなどを合わせて検討することが大切であることを伝えます．**足趾と靴のつま先の形状については，図1,2を参照して判断しましょう．**糖尿病の患者さんには，**ラウンドタイプかオブリックタイプ**をすすめてください．ただし，比較的非対称性で，先端のとがった足の形の人は避けたほうがよいでしょう．最近は，個人の足形の木型を作製して，靴をつくる専門店もあります．3日間の講習で資格がとれるシューフィッターと呼ばれる人もいますが，全員が十分な判断や加工ができるわけではないので，皮膚科医，整形外科医や義肢装具士，シューマイスターなどの専門家に，足の診断と靴選びを相談してください．

［金子美恵］

図1 | 足趾の形状

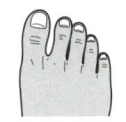

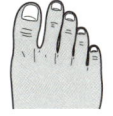

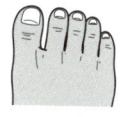

エジプト型　ギリシャ型　正方形型

図2 | 靴の爪先の形状

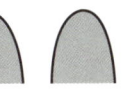

スクエアトゥ　オブリックトゥ　ラウンドトゥ（太丸）　プレーントゥ　ラウンドトゥ（中丸）　ポインテッドトゥ

糖尿病足病変　質問94

【足のセルフケア / 水虫 / 足の乾燥 / 白癬 / 白癬の治療】

足が乾燥しているだけなのに水虫だと言われました。痒くもありません。本当に水虫なんでしょうか？

回答

「それは驚きましたね。よく来て下さいました。詳しいことを教えてください」と，足が水虫だと言われたエピソードと皮膚科受診の有無について話してもらいます。

「足を見せていただけますか？」と，足の趾，爪，趾間，足底，踵を患者とともに観察し，所見を一緒に確認します。「確かに乾燥していますが，この原因が水虫である可能性もあります。詳しいことをご説明しますね」と話し，患者の了解を得たうえで，次の内容を説明します。

白癬は糖尿病にとって重要な病気の1つでいろいろなタイプがあること，乾燥による亀裂や水疱がつぶれて傷になるなどの原因で化膿して足潰瘍や壊疽になる可能性もあること，薬物療法やフットケアが必要なことについて説明します。

また，症状によって，皮膚科受診を勧め，鏡検の結果，菌の種類に合った処方をしてもらうよう皮膚科と連携します。

次に，パンフレットなどの媒体を用いるなどして，日常生活での白癬の管理について説明します。①室内の床をまめに掃除したり，履物の共用を避ける，②1日1回石鹸で丁寧に足を洗う，③趾間をよく拭き乾燥させる，④靴下は通気性のよいものにし，汗をかいたら履き替える，について説明し，⑤外用薬の用い方，内服薬の服用法について伝達します。

→アプローチのポイント

患者さんとともに足を確認し，「これが○○です」と所見を伝え，どの症状が白癬なのかを知ってもらいます。そして，自宅でも自分で観察ができるようにします。

白癬の管理は，①感染源の除去，②清潔，③乾燥・通気性を保つ，④確実な薬物療法，です。患者さんの可能な方法で，この4つの原則が実行できるよう話し合います。

外用薬にはいろいろな形態があります。表のようにそれぞれの長所を活かした薬を用います。真皮は28日周期でターンオーバーを繰り返しますので，最低1カ月以上は外用薬を塗り続ける必要があります。必ず前の外用薬を落としてから塗布するようにします。足浴や外用薬の塗布について，実際に患者さんと一緒に行ってみると，わかりやすく，在宅での実践につながります。

→その理由（根拠）

白癬症は，白癬菌という真菌の1種が皮膚や爪に感染して起こります。足に関する白癬には，①趾間型，②水疱型，③角質増殖型（足底の角質が厚くなる），④爪白癬があります。白癬菌は，爪や皮膚の角質の成分であるケラチンという蛋白質を栄養源にし，角質の

表｜白癬の外用薬の特徴・使用方法

クリーム	・皮膚へよく浸透するため，最もよく使用される
液剤（ローションを含む）	・アルコールを含む液剤は，乾きやすくすっきりとした使用感が好まれ，爪母に吸収させるため，爪白癬には最適 ・プッシュ型になっているので，爪の切り口に当てて押し，爪の下にしみ込ませる ・水疱型でジクジクしていたり，傷がある皮膚には刺激があるので適さない
軟膏	・クリームよりもべたべたするので使用感がよくない ・刺激が少なく皮膚に傷があり痛みがある場合などに適す
スプレー	・皮膚や爪の爪母までの浸透を考えると，あまり適さないが，使用時の爽快感があり好まれる

中に存在し垢となって落ちるので，私たちの生活の場の至るところ（風呂マット，じゅうたん，畳，寝具，共用スリッパ，銭湯，温泉，プール，スポーツジム，ボウリング場，スキー場などの貸し靴など）に存在します。足に菌が付着してから，高温多湿の条件下では24〜48時間で増殖します。症状はきわめて多彩であり，軽症なら鱗屑を伴い，角質が薄く円形に剝離した状態となり，痒いときもあれば，全く無症状のときもあります。診断には，掌蹠膿疱症などの他の疾患との鑑別が必要であり，また，皮膚表面の角質を苛性カリ溶液で処理して顕微鏡で観察し（鏡検），白癬菌の種類を確認する必要があります。治療は菌の種類に合った外用薬を使用します。

爪に感染すると，爪が白や黄色に濁り，もろくなり，陥入爪になったり，肥厚します。また，爪に白癬菌が常に存在するので，皮膚へも広がりやすく，できるだけ治療していくことが必要です。**爪白癬の治療**には，**内服薬と外用薬**の方法があります。内服薬は肝臓への負担がありますので，定期的に血液検査を行います。

[畑中あかね]

文献
1）瀬戸奈津子編：糖尿病フットケア完全マスター，p.23-31，メディカ出版，2009.

患者さんに届いたこのひとこと

18　ハンカチにいつもアイロンがあたってる。すごいね

「Rさんのハンカチって，いつもアイロンがあたってるんですね。すごいね」と言ったのは，阪神大震災で自営の店が全壊してから借金を返す日々の中，気がつくと2型糖尿病で神経障害，網膜症の進行期であったことがわかり，自暴自棄であったRさんに受診日ごとに関わっていたときのことです。神経障害が手にも著明に現れ，コップも落としてしまうようなRさんがアイロンをあてていることに感動し，その気持ちがそのまま口を突いて出たのです。

その後，糖尿病をもつ生活を受け入れ，自分ができる範囲で静かに生活されるようになり，食道がんが見つかり亡くなりました。亡くなる前に「あんたが言うてくれたやろ。ハンカチにアイロンあたってるいうて。あのときに自分もまっとうに生きとると思た。自分を見直した。ありがとう」と，言われました。意図的な言葉でなく，同じようにできない私が素直に心を動かされた言葉でした。Rさんの言葉に，私も自分がひとりの人間として接することの大切さを学び，看護は相互作用であることに感動しました。

[畑中あかね]

【糖尿病足病変への不安 / 糖尿病神経障害 / 足の乾燥 / 足のセルフケア / フットケア】

糖尿病足病変　質問95

足の乾燥がひどく，ヒビ割れてきました。これって糖尿病のせいでしょうか？

回答

「足がひどくヒビ割れて心配されているのですね」と，まずは患者さんの不安な気持ちを受け止めます。また，糖尿病足病変に関する不安も抱いている様子がうかがえるので，「糖尿病があると足のことは心配ですね。心配していることについて，もう少しお話を聞かせていただいてもよろしいですか？」と，患者さんの話に耳を傾けます。

患者さんの訴えを十分聞いたうえで，不安を軽減できる情報提供に加え，足の乾燥やヒビ割れと糖尿病の関係について説明します。

「糖尿病神経障害により，感覚が鈍くなり足の異常に気づきづらくなるため，患者さん自身が日頃から足を観察することが重要です。また，汗が出にくくなったり，血糖値が高い状態であるとからだが乾燥しやすくなることがあります」

「血糖値が高い状態では，白癬菌などの細菌感染にかかりやすく，感染が悪化しやすくなります」

さらに，乾燥やヒビ割れに対するケア方法については，入浴直後に保湿クリームを塗ること，毎日足を観察し，出血や腫れなど皮膚異常に変化があれば早めに受診すること，摩擦やずれを防ぐために，靴下を履く習慣がなければ履くようにすること，また靴が足に合ったものでなければ皮膚状態が悪化する可能性があることを説明します。

→アプローチのポイント

糖尿病患者さんに限らず，足底は皮脂腺がないことや常に加重がかかっていることなどから，皮膚異常を起こしやすい状況にあります。さらに足に合っていない靴を履くことや靴下を履かないことなどにより，摩擦やずれ応力により皮膚がダメージを受けます。それらに糖尿病神経障害というリスクが加われば，皮膚の乾燥や足の変形，知覚鈍麻などにより，フットケアの重要性が高まります。誤ったケアで足の状況を悪化させることも多いので，まずは足を毎日観察することが必要とされます。フットケアについて考える際には，①足の状況，②全身状態，③セルフケア状況，④生活状況という4つの側面から，患者さんの足についてアセスメントします。

→その理由（根拠）

フットケアは，患者さん自身が足に関心をもつことから始まります。糖尿病神経障害は自覚症状のないまま進行していることも多く，患者さんだけでなく医療者にとっても気づきにくい部分でもあります。患者さんが足に関心をもちセルフケアできるよう教育していくことも必要ですが，定期的に医療者の目で観察することも心がけましょう。特に，視力低下や糖尿病足病変の既往があるなど，ハイリスクの患者さんについては注意が必要であり，優先かつ継続的にサポートしていかなければなりません。

自分で管理ができる患者さんについては，実行可能な内容のセルフケア方法の提案ができるよう，足に関するアセスメントが重要となります。

足のヒビ割れは単純に乾燥による場合や白癬による角質増殖，あるいは白癬菌以外の感染症などが原因である場合は，誤ったケアによって状況を悪化させてしまうこともあるため，まずは皮膚科で診断を受けるとよいでしょう。そのうえでそれぞれの患者さんの状況に合った日々の足のケアについて検討し，提案していきましょう。

［水野美華］

感染症 質問96

【清潔保持 / 感染予防 / 入浴 / ADL / 尿路感染 / 白癬 / 高齢者 / 麻痺】

お風呂は週2回の入浴サービスの日にしか入れません。清潔を保つように言われていますが，どうしたらよいでしょう？

回答

「普段から清潔について気にかけているのですね」と，まずは患者さんが清潔を保つことの必要性を理解していることを賞讃します。

さらに，「週2回の入浴サービス以外の，清潔を保つ方法について，一緒に考えていきましょう」と，患者さんの清潔に対する積極的な姿勢を評価します。そして，清潔保持の方法について患者さんと一緒に考える際には，「どなたかお手伝いをお願いできそうな方はいらっしゃいますか」と，周囲に協力が得られる人がいるかどうかについても尋ね，可能であればサポートパーソンも交え環境を整えていくことが理想です。

➡アプローチのポイント

患者さんのADLの状態を十分把握する必要があります。その際にはサポートパーソンの存在や協力体制などについても情報を得ます。それらの情報を参考にしながら，入浴サービスの日以外の清潔保持の方法について検討します。

特に，尿路感染や白癬などの予防に努めるためにも，陰部や足などの部分的な洗浄や拭き取りのみでも行うことが望ましく，その方法についてはさまざまな工夫が可能です。陰部であれば蒸しタオルを使用したり，洋式トイレやポータブルトイレを使って，食器用洗剤の空き容器を利用してぬるま湯で洗い流すのもひとつの方法です。蒸しタオルも，ラップやジップ式の袋などに水を浸したタオルを入れて電子レンジで温めるなど，手軽にできる方法についても提案します。また，足を清潔にすることについては，靴下を履く習慣がない患者さんであれば，靴下を履くようにすすめたり，靴下を毎日交換するなどのちょっとした工夫が清潔保持に役立つ場合があります。

➡その理由（根拠）

高齢や麻痺などの理由により，十分に清潔を保つことが困難なケースについてはさまざまな工夫が必要となります。安全で手間のかからない方法でなければ続けることができず，感染を起こしやすい状況になりかねません。個々の患者さんによって清潔観念やこれまでの習慣に違いがあり，それらも清潔保持の状況に影響します。

その他にも，高齢者などは風呂場で転ぶことや湯冷めをして体調を崩すことを心配する，あるいは汗をかいていないから，外に出ていないので汚れていないからなど，入浴に対し積極的になれない理由から清潔保持が困難な場合があります。

それらを解決する方法を一緒に考える際には，血液の循環がよくなることや，感染予防となることなど，入浴の効果などについても説明します。また，排泄後の拭き取りを後ろから前ではなく，前から後ろに拭くということを伝えるだけでも，尿路感染の予防効果があります。

また，手先の巧緻な動作が困難であったり，視力低下により汚れに気づきにくいことから，特に趾間や陰部の清潔保持には工夫が必要です。

血糖値が250mg/dL以上になると，好中球貪食能が急速に低下し，感染しやすい状況になるため，血糖コントロールが不十分な患者さんについての感染予防は特に重要です。

［水野美華］

感染症　質問97

【痒み / 発疹 / 皮膚の変化と糖尿病 / 皮膚搔痒症 / スキンケア / 直接デルマドローム / 間接デルマドローム】

皮膚が痒く赤くなり，発疹もできています。これは，糖尿病と関係がありますか？何か治療が必要でしょうか？

回答

「血糖コントロールには気をつけても，なかなか皮膚の変化と糖尿病を関係させて考える患者さんは少ないのに，よく気がつきましたね」と，まずは十分に評価する姿勢を示します。

そのうえで，具体的な情報を聞き出します。いつから発疹が出現したのか，消えたり変化することがあるか，原因として思いあたることがあるか，透析中かどうかなどを確認します。

例えば，**蕁麻疹**であれば大小さまざまな形をとる膨疹（虫刺されに似た発疹）の状態で，出没をくり返します。**接触皮膚炎**（いわゆる"かぶれ"）であれば，なんらかの物質が直接触れた部分に一致して紅斑や痒みがみられます。

発疹の形，配列，分布，色調など，また，こすると皮膚の落屑があるかどうかなども観察します。

糖尿病があり，**腎機能悪化**の状態や**透析**を受けている患者さんには，皮膚の乾燥が高率に認められます。紅斑などの発疹がみられないのに痒みの訴えがある場合を**皮膚搔痒症**といい，内服薬や外用薬で深刻な痒みへの対処を検討することが必要となります。診断・治療のために**皮膚科専門医**への受診をすすめます。

→アプローチのポイント

糖尿病と皮膚の変化の関連を説明し，患者の気づきを十分に支持し，評価してください。

そして，行動変容における準備段階が整っていると判断したら，糖尿病におけるスキンケアの重要性と日々の具体的ケアについての説明を行います。

スキンケアの第一義は乾燥対策です。乾燥を強める原因は，糖尿病などの疾患以外に，加齢や入浴などによる皮脂欠乏，室内の乾燥などが考えられます。保湿剤を使用したり，室内の湿度を整えたりすることで対処するとよいでしょう。

入浴時は石鹸の泡で優しく洗い，決してゴシゴシこすらないようにします。石鹸はごく普通のものでよく，強い洗浄力のものは必要ないでしょう。高温の湯に入浴すると血管拡張が強くなり痒みも増すため，40℃程度を上限とします。ぬるめの湯にセラミドなど保湿成分が配合された入浴剤を入れると効果的です。硫黄成分配合のものは乾燥させやすいので注意を要します。

→その理由（根拠）

糖尿病，腎不全状態などにおいて皮膚搔痒症が現れる機序はいまだ明らかにはなっていません。これらの状態における代謝物質の影響，汗腺・脂腺の機能異常なども指摘され，諸説論じられている状態です。以下，症状の分類を示します。

① **直接デルマドローム**　代謝障害由来の糖尿病性浮腫性硬化症，脂質代謝障害由来の糖尿病性黄色腫，血管障害由来のリポイド類壊死症，糖尿病性壊疽，糖尿病性水疱などがあります。

② **間接デルマドローム**　反応性皮膚疾患として皮膚搔痒症，湿疹，皮膚炎などがあり，皮膚感染症として，真菌症，膿皮症などがあります。

皮膚搔痒症の初期は皮膚症状がなく強い痒みだけの状態でも，搔破をくり返すことによって二次的に湿疹が起こることが少なくありません。痒みのコントロールが重要になります。

痒みの遠因として内服薬剤，食物・嗜好品，衣服などの影響も考えられます。きめ細かい生活への働きかけが必要になります。

［金子美恵・金児玉青］

感染症 質問98

【日和見感染／結核と糖尿病／多剤耐性結核／集団感染】

結核で入院しました。結核の原因は，糖尿病をそのままにしていたからだと医師に言われました。どういうことでしょうか？

回答

「結核で入院されていたのですね。糖尿病をそのままにしていたことが原因と言われて，どうして？ と疑問に思いますよね」と，患者さんの気持ちを受け止める言葉をかけます。

次に，患者さんの気持ちに配慮しながら，「2つの病気には関連性があります。結核は結核菌によって引き起こされる**感染症**のひとつです。糖尿病で**高血糖**が続くと，からだの免疫力が低下し，結核菌などの細菌に非常に感染しやすくなります。これを**日和見感染**といいます。肺結核は糖尿病に合併する代表的な感染症です」と，**結核と糖尿病の関係**を説明します。

さらに，「肺結核の自覚症状としては，咳痰，微熱，倦怠感，血痰などがあげられますが，高血糖で免疫力が低下している場合は，感染しても咳や熱が出にくいため，初期にはほとんど自覚症状が現れにくく，進行も早いといわれています。さらに，**治療後の再発率が高いのも糖尿病患者の特徴**なのです」と説明し，結核の早期発見・再発防止のために，定期的なレントゲン検査や喀痰検査を促しましょう。「結核と診断されたら，結核菌を完全に退治するまで，中断せずしっかりと治療を続けることが大切です。なぜかというと，糖尿病をもっている場合は，通常の治療を終了した後でも再発することが多いからです」と説明し，このことから結核の治療と並行して**血糖コントロールを良好に保つ**ことが大変重要であると必ずつけ加えましょう。

➡アプローチのポイント

患者さんが糖尿病と感染症との関係を理解したうえで，結核との関連性を把握できるよう伝えます。それによって日常生活での留意点を理解し，症状の発現に早く気づけるようにすることが大切です。

結核は，1950年まで死亡率第1位の疾患でしたが，その後は減少，再度1997年に増加したため，1999年に「結核緊急事態宣言」が出されました。現在患者数は減少していますが，70歳以上の高齢者の割合が半数近くを占め，その割合は増加しています。また，**糖尿病は結核の最大リスクファクター**といわれます。糖尿病患者が増加しているため，結核の合併も増しています。結核菌は感染後，数十年もからだの中で生き続け，抵抗力の低下や高齢になって再び活動を始めることがあります。また，従来の抗結核薬の効かない**多剤耐性結核**の増加，学校や病院，老人保健施設などでの**集団感染**を受け，再び脚光を浴びています。さらに，糖尿病合併例では，血糖コントロール状態，栄養状態，糖尿病腎症が悪化している症例ほど早期に再発するといわれています。その状況を医療者として認識したうえで，決して侮ってはいけない病気であり，血糖コントロールが重要であることを患者さんに伝えます。

特に，高齢者や，肝疾患，がんなどの余病，ステロイド治療中や人工透析を受けている場合は，ハイリスク群として必ず定期的な検査を受けるよう伝えます。

➡その理由（根拠）

糖尿病が**易感染性**を呈するのは，**インスリン欠乏状態**が糖質・脂質・蛋白質の代謝を低下させ，血液中の貪食細胞や好中球の貪食作用が阻害され**免疫力が低下**することによります。また，血管障害による組織の**微小循環障害**は，酸素供給の低下，栄養障害，薬剤が組織に届きにくくなることで治癒過程を遅くします。感染した場合，**インスリン抵抗性**が増し，グルコースが円滑に細胞内へ取り込まれなくなり，さらに血糖値を上昇させ，病状の悪化に拍車がかかります。［金子佳世］

感染症　質問99

【虫歯／歯周病／歯と糖尿病／口腔ケア／歯根膜疾患／定期受診】

糖尿病と診断されましたが，虫歯と歯周病が進んだのは，糖尿病との関係が大きいと言われました。糖尿病と歯の関係について教えてください。

回答

まず，糖尿病をもつ人の**口腔ケア**について，セルフケアへの積極的な姿勢を評価しましょう。

そのうえで，「たしかに，糖尿病患者は**虫歯や歯周病**にかかりやすいようです。糖尿病でない人と比べると，2.5倍の発症率という報告もあります。虫歯の原因は歯に付着した歯垢中の細菌ですが，血糖値が高いと歯垢の形成を促進し，歯垢中の細菌の栄養源となるからです」と，糖尿病と虫歯は関係があることを説明します。

虫歯や歯周炎は，糖尿病において最も一般的な**口腔合併症**であることを説明し，放置しておくと**全身の感染症**を惹起すること，しかし，治療を行えば血糖値の改善にもつながることを説明します。定期受診をしていない患者さんには**歯科の受診**をすすめましょう。

口腔ケアについては，まず患者さんがどのように行っているかを確認し，足りない部分について説明します。

例えば，**歯の磨き方**について，「糖尿病の場合，歯の根元が虫歯になりやすく，歯周病にもかかりやすいので，歯と歯肉の境目や，歯と歯ぐきの間の溝，歯と歯肉との間の歯周ポケットおよび歯間の歯垢を十分に取り除くようにしましょう。歯間ブラシ，デンタルフロス，1歯用ブラシなどの補助清掃用具を使って，歯間部や歯の根元を磨きます。歯垢染色液で歯を染めると歯垢だけが染まるので，磨き残しを確認してみるとよいでしょう」と説明します。

歯によい食生活の注意としては，「できれば，砂糖の摂取量を1日15g以下にしましょう。また，食物繊維の多い食品や，硬い食品は，歯を動かして咀しゃくすることにより歯に汚れを付着しにくくします。しかし，歯周病がある場合は，外傷の原因となることもあるので歯科医と相談しましょう」と伝えます。

歯ブラシは，ナイロン製の柔らかい毛先が丸く処理された，柄がまっすぐなものをすすめましょう。

義歯をしている場合は，「口内炎を予防するために，毎食後，取り外して，義歯用ブラシで表と裏を流水下で十分に洗ってください。そして，就寝時には必ず外しましょう」と説明します。

「歯を健康に保つことは，糖尿病治療にも大切なことです」と伝え，特に問題がなくても，年に数回の定期検診を受けることと，歯石を除去してもらうことの必要性を理解してもらいます。

➡アプローチのポイント

患者さんが現在，どのように歯のケアを行っているかを確認することが大切です。

歯周病を**感染症**として認識し，歯周病と糖尿病は相互に影響していることを理解できるように説明します。さらに，効果的なデンタルケアの実施方法の説明と，定期的に受診することが大切であると伝えます。

➡その理由（根拠）

歯肉炎や**歯周炎**を生じさせる主な原因は**歯垢**であり，特に歯肉溝や歯周ポケット内の歯垢中に存在する細菌です。歯垢中に生息する細菌は，単糖類を分解して乳酸などの有機酸を発生し，歯を脱灰し虫歯にします。糖尿病では，唾液や歯肉溝液中の**グルコース量の増加**と，**唾液分泌量の減少**により，歯垢形成や酸産生が助長され，**歯の自浄性を低下**させるのです。

さらに糖尿病では，歯周病において防御的役割を行う**多核白血球**の機能が低下しており，また，**微小循環の障害**は血行不良を生じ，歯周組織の抵抗性を減弱し

ます。さらに，**コラーゲン合成阻害**は，歯周組織の修復を遅らせます。このような糖尿病における特徴的な病態によって，歯周病の重症化が進むのです。歯周病の炎症巣は，口腔内全体で手のひらサイズになるといわれています。

歯周組織には，種々のグラム陰性菌が常在しており，感染症が惹起されると炎症性のサイトカインが過剰に産生され，インスリンの標的細胞である脂肪組織や骨格筋に作用して**インスリン抵抗性**をもたらし，その結果，血糖コントロールが悪化します。一方，糖尿病患者では歯周病原性菌に対する抗体価が高いことがわかっています。そこで，抗菌薬を局所投与すると炎症性サイトカインの産生が抑制され，インスリン抵抗性が取り除かれ，血糖値の改善につながります。

歯根膜疾患は，しばしば無症候性であるうえに，あまり歯についての知識がない人が多いので，治療が遅れるというケースが多くみられます。

その他，参考として，口腔外科手術前の血糖コントロール基準としては，空腹時血糖値は150mg/dL以下，尿ケトン体（−），1日尿糖量10g以下で，重症合併症がないことです。HbA_{1c} 7％以下ならば，良好な治癒経過をたどるといわれています。

［金子美恵・小澤靖弘］

患者さんに届いたこのひとこと

⑲ ご主人も，きっとおつらいはずですよ

統合失調症のSさんに対し，「食べさせていないわけじゃないのに，さらに隠れて食べて注意しても『食べてない』って言うだけで…（涙），好きにしたらいいって思って何も言わなくしました」といつも付き添われるご主人。確かに最近データが悪化しており，ご主人の気持ちももっともで，いつも嫌な役をさせているなと胸が痛くなりました。

「Sさんも好きな物を食べたいし注意されるのも嫌な気分ですよね。でも奥さんのことを思って食べることを注意されるご主人も，きっとおつらいはずですよ。お口に入れる物についてご主人に隠すのはやめませんか？」と，どちらの味方でもない言葉が口から出ました。話すうちに涙を流すSさんと，沈黙されるご主人。

次の受診時には間食の回数が減り，データの改善がみられていました。精神疾患をもつ患者さんの支援は容易ではありませんが，やはり患者さんとご家族と双方に寄り添うことから始まるのかもしれません。

［古山景子］

小児・学童期

質問 100

[いじめへの不安 / 学校生活 / 患児への家族の接し方 / 1型糖尿病]

8歳の子どもが突然，1型糖尿病になりました。親として，糖尿病をもつ子どもとどう付き合っていけばよいのでしょうか？いじめにあったりしませんか？

回答

「突然のことで驚かれたことでしょう」と，まずは親の気持ちを受け止めます。そして，「親御さんとしては，学校のこと，将来のことなどいろいろ心配があるかと思います。お子さんは1型糖尿病なのでインスリン注射が欠かせなくなりますが，食事も遊びも，学校も普通の子どもと同じように考えていただいて結構です。ただ，血糖値とインスリンの関係について，お子さんと一緒に親御さんにも徐々に学習していただけるとよいでしょう」と伝えましょう。もし患児にきょうだいがいる場合には，「他のきょうだいと基本的には同じように接してください。インスリン注射や低血糖の対処を除き，特別扱いは不要です」と話してください。

学校生活については，親から担任の先生を通して，学校側に次のことについて説明してもらい，理解と協力を求めましょう。

- インスリン注射が不可欠な糖尿病であること
- インスリン注射ができる場所や時間の確保をしてもらうこと
- 低血糖のときの症状を知っていてもらうこと
- 低血糖のときのための補食の携帯を認めること
- 体育の前の補食や低血糖時の補食を認めること
- 他のクラスメイトと同じように，給食や体育や遊びをさせてもらうこと
- クラスメイトにもできればインスリンのことや補食の必要性について理解してもらうこと

いじめのことが心配のようですが，病気のことをクラスの子どもたちなりに理解できれば，糖尿病が原因でいじめにあうということはないようです。しかし，クラスの雰囲気もあるので，担任の先生にどのように進めていったらよいのかを相談してみましょう。

インスリン注射は絶対必要なのですが，患児の気持ちからすると，すぐには受け入れがたいものがあります。親も，どのように接してよいか困るかもしれません。そのときには，「お子さんも『なんで病気になったんだろう』と混乱したり，『インスリン注射しなければいけないなんて』と思ったり，お子さんなりに受け止めるまでに時間を要します。しかし，やがて時間とともにインスリン注射も血糖自己測定もできるようになります。お子さんが混乱しているときや，自分ではなかなかできないといったときには親御さんも一緒にするという姿勢をもっていただけると，お子さんも心強いと思います」と話してみてください。そして患児が自分でできるようになったら，「遠くから見守って，『おかしいな』と思うときに声をかけ，アドバイスをしてあげてください」と，患児が独り立ちできるように，あまり口うるさくなく，だからといって無関心でもない，という距離感をとってもらえるとよいと思います。

親には，将来のことについての心配もあると思います。「進学・就職については，糖尿病だからといってできないことはありません」と説明しましょう。現に1型糖尿病の人で，スポーツ選手や医師などいろいろな職業に就いている方もいます。

➡アプローチのポイント

親は子どもの発症で，「なぜうちの子が…」と衝撃を受けます。「育て方が悪かったのか」と自分を責める人もいます。そのときには，「1型糖尿病の発症の原因はまだ明らかではなく，親の育て方のせいではない」と伝えることも必要です。親の混乱する気持ちを受け止め，気持ちが落ち着くのを待ちます。インスリ

ン注射というのは，一般的には重症のように受け止められがちです。インスリンの作用を理解してもらい，インスリン注射をしていれば，**全く普通に生活し，成長できる**ことを説明します。親の気持ちが落ち着いてきたら，食事や運動や血糖値とインスリンの関係について学習してもらいます。そうすると，どのタイミングでインスリンを注射したらよいのか，わかりやすくなりますし，低血糖の防止にもなります。インスリン注射の方法や血糖自己測定の方法についても覚えてもらい，患児が独り立ちするまでは一緒に取り組んでもらうようにします。

患児との接し方は，基本は「**つかず離れず**」がよいと思います。診断された直後は患児本人もショックを受けているので，それを乗り切り，自分でインスリン注射をしたり，血糖自己測定ができるようになるまでは，親の支援が必要です。ただし，親自身も子どもが糖尿病であることやインスリンが必要なことを理解し受け入れないと，患児も受け入れにくいと思われます。

糖尿病だからといって，**特別扱いや制限はしないこと**が重要です。**食事**は普通にしても全く問題ありませんし，**遊びや運動**も同じです。

➡その理由（根拠）

患児が自立してきたと見受けられたら，親にはつかず離れずのほどよい距離感をもちつつ見守る姿勢がよいと思います。困ったときには相談にのってもらえる，学校でいやなことがあったりしたら，愚痴が言えるなどが親子の間でできるようになるとよいですね。もともとの親子の性格や相性のようなものもあるかと思いますが，**親が無関心**であったり，**過干渉**であったりする場合，**患児はストレスを感じ**たり，**自信を喪失**したりします。また，自立を阻害するかもしれません。やがて患児は大人になっていくのですから，病気もインスリンも自分のこととして引き受けていけるように，親がサポートしていけるとよいと思います。医療者は患児だけでなく，親の相談にものれるようにしましょう。

きょうだいがいる場合には，一方を特別扱いすることが，通常のきょうだいの関係（けんかしたり，支え合ったり）といったことに影響し，病気である負い目や負担感を強くしかねません。患児にとって家族は自分の支えであり，居場所です。安心できる家族や家庭の存在は，患児の力になります。

［岡崎優子］

小児・学童期

質問 101

【学童期の血糖コントロール / 患児の自己管理 / 発達課題 / 1型糖尿病】

1型糖尿病をもつ10歳の娘がいます。学校行事や友達の集まり，塾の後の飲み食いなどで，血糖値が一定しません。どうしたらよいのでしょうか？

回答

「娘さんの血糖値が安定しないのは，ご心配でしょうね。学校や塾を通じていろいろなお付き合いが始まり，血糖のコントロールが難しくなる年頃なのですね」と，まず子どもに対する親の思いを受け止め，学童期の子どもの血糖コントロールの難しさに共感します。

そのうえで現在，血糖コントロールをどのように実践しているかや血糖コントロールの状態を確認しながら，「1型糖尿病は，食事・活動・インスリン（量と注射時間）のバランスが大切です。10歳にもなると活動範囲が広がり，生活のリズムも変わってきます。小さな頃のように親がすべてをコントロールすることは難しくなります」というように説明します。

「お友達とのお付き合いはとても大切なものですし，肥満がなければ極端に食事制限をする必要はありません。生活に合わせてインスリン量を調節していけばよいと思います。塾のために食事時間が変わることも，血糖コントロールを変動させる原因になっているかもしれません。けれども，糖尿病があるからといって，血糖コントロールを優先して生活を制限してしまうことは好ましくありません。インスリンの調節とともに，適切に補食を摂ることでコントロールの改善が期待できます。これから娘さんがよい血糖コントロールを維持するためには，自分のからだの状態について理解し，食事量や活動量に応じたインスリン量を予測できるようになることが重要です。今は，そのための基礎的な体験を積む大切な時期です。もちろん，今までと同様に，ご両親の協力は必要です。娘さんの成長に合わせて協力の方法を変えながら，一緒に支えていきましょう」というように話します。

そして，「まずは，娘さんと一緒に毎日の生活や血糖値を振り返り，血糖値の上がった原因は何か，どこでどのようにインスリンを使ったらよかったかなどを考えてみるとよいと思います。このような振り返りをくり返すことで，血糖値の予測が可能になりますし，どんな食べ物が血糖値を上げるかを実感することになり，娘さん自身が意識して食べ物を選んだり，食べてよいかどうかを判断できるようになります」と提案します。

「娘さんの理解が深まり十分に判断できるようになれば，間食をとるときの超速効型インスリンの使用なども，細やかな血糖コントロールのためには有効だと思われます。主治医とよく相談してみましょう」と，今後の展望を伝えます。

➡アプローチのポイント

1型糖尿病をもつ子どもの親としての思いに理解を示します。子どもの食事やインスリンを管理することはとても大変なことです。親としての責任を感じ，常に気持ちを張りつめている人も少なくありません。このケースでは，血糖値が一定しなくなっているのですから，その心配のほどは計り知れません。まずは，そのような親としての思いに理解を示すことが大切です。

そして，実際の血糖コントロールの方法と，コントロール状態を把握します。現在どのような血糖コントロールをしているかを，親子の知識の状態を含めて把握することで，改善点が明確になります。このとき，誰が中心になってコントロールをしているのかも大切なポイントです。

さらに，子どもの成長に合わせた管理のあり方について，理解を促します。まずは，子ども自身が成長に合わせて自己管理を習得していく必要があることを理

解してもらいます。いつまでも親がすべてを管理することは，子どもの成長の妨げになるからです。ただし，親の協力が必要でなくなるのではなく，協力の仕方が変わっていくのだということを認識してもらうことが大切です。自己管理において，子どもが孤独を感じないようにしていくことが重要なのです。ここでは，毎日一緒に過ごす親として，血糖値と生活の振り返りを子どもとともに行うように説明していますが，親自身が食事・活動・インスリンと血糖値の関係について十分に理解できていない場合もあります。そのようなときには，看護師が親子と一緒に生活の振り返りを行い，その意義や方法について理解してもらえるように援助する必要があります。

　子ども自身と親の理解に応じて，**インスリンの調節方法**について説明します。ただし，インスリンの調節に関しては医師と十分に相談することが必要です。

➡その理由（根拠）

　たとえ糖尿病をもっていても，子どもにとってはそれぞれの時期の発達課題を達成していくことが大切です。**学童期の発達課題**には，近隣や学校の中で同年代の子どもと密接な友情を育むことも含まれます。糖尿病をもっていることを理由に，安易に食事や運動を制限してしまったり，親の監視下に置いてしまったりすると，この発達課題の達成が難しくなります。友達同士の集まりでの**間食**は，よくない行動のようにとらえられがちですが，子どもにとっては集団での大切なコミュニケーションのひとつなのです。血糖コントロールが重要であることはもちろんですが，一時的な血糖コントロールの乱れに過敏にならずに，子どもの成長・発達を促しながら長期的に血糖コントロールの改善をめざすことが必要です。血糖コントロールの目標は，それぞれの病態や子どもの生活の状態，発達の段階によって異なりますので，医師，両親，そして本人を交えて十分に相談し，同じ目標をもてるようにしましょう。

　子ども自身が生活の振り返りを行うことによって，血糖値とインスリン・活動・食事の関係を理解するとともに，**自分でコントロールしていくという自覚**をもつことにつながります。また，子どもなりに試行錯誤していく中で，その方法が明確になってきます。子どもの成長に合わせ，親子で管理の役割やそのバランスを変えていくことが必要です。

［木内恵子］

糖尿病看護に関する豆知識

14　子どものライフステージに合わせた支援を

　糖尿病をもつ子どもに対しては，血糖コントロールだけに眼を向けず，それぞれの発達段階を健全に達成していけるよう支援していく必要があります。このことは看護師だけでなく，生活の中で子どもを支え続ける家族にも理解してもらうことが大切です。

　また，各ライフステージにおける自己管理や血糖コントロールの難しさについても認識して，支援していくことが必要です。例えば，思春期は，一般的にも今までとは違うからだの変化に戸惑い，精神的にも不安定になることが多い時期です。加えて，第二次性徴による生理的変化に伴い，血糖コントロールが乱れやすい時期でもあります。それまでと同じように調整しても，血糖コントロールが不良になることで，不安になったり自信をなくしたりすることがあります。子どもの変化を見逃さず，適切なタイミングで相談の場面をつくり，自分自身のからだの変化に対応できるよう支援していくことが必要です。

［木内恵子］

小児・学童期

質問 102

【小学校入学時の注意点／学校での低血糖時の対処／1型糖尿病】

1型糖尿病の息子が，来春小学校に入学します。それまでに親として，息子にどんなことを教えたらよいのでしょうか？

回答

「小学校に行くにあたって，どのようなことが心配ですか？」と聞いてみましょう。そして，保育所や幼稚園では，どのようにインスリン注射や血糖測定を行い，低血糖時に対処しているのかを確認します。

「学校では，他の子どもたちと一緒に何でもできます。**インスリン注射や血糖測定**を学校で行わなければならないのと，**低血糖**のときにはグルコースサプライなどの**補食**が必要なのは，他の子どもとは異なりますが，**体育の授業や外遊びも同じようにできますし，給食も同じものを食べてよいのです**」と説明します。

「インスリン注射や血糖測定は，今は自分でできなくても，そのうちできるようになるので，あわてて無理に教えなくてもよいと思います。まずは，**低血糖時の対処**について，少し準備しましょう」と話し，「低血糖のときには，例えばボーッとしている，顔色が悪いなど，何か特徴的なものがありますか？」と聞いてみます。親としてそうした特徴を把握しておき，学校に伝えられるようにしておくことは重要であると説明します。

また，「息子さんは，自分の**低血糖症状を自覚**できていますか？」と尋ねて，子どもが自分自身の低血糖症状をまだはっきり自覚できていない場合は，低血糖出現時に親が子どもと一緒に自覚症状を確認することをすすめます。「同じような感じになったときは，"低血糖だ"と思って，まず，まわりの大人に伝えるのよ」と子どもに教えてみることを提案します。

➡アプローチのポイント

小学校に行くということは子どもにとっては，新しい環境に飛び込むことです。糖尿病の子どもをもつ親としては心配なことも多いと思いますが，看護師としては，親も子も，学校に行くことを楽しみにできるように接することが大切です。糖尿病だからといって他の子どもと区別する必要はないということをわかってもらいましょう。

低血糖時の子どもの症状を今のうちから把握しておき，学校の先生に「**こんな様子のときは低血糖です**」と親から説明できることが望まれます。また，保育所や幼稚園ではどのようなときに低血糖を起こしやすいのかも把握しましょう。

低血糖時に子ども自身からの訴えがあるかどうかを確認し，できるだけ子ども自身が低血糖を自覚して周囲に訴えることができるように，親として関わっていくことが大切であると伝えましょう。

インスリン注射や血糖自己測定のやり方は，子どもの成長に合わせながら教えていくことが大切です。

入学間近になったら，インスリン注射や血糖自己測定，補食の必要性などを親が学校に伝え，場所や時間などについて相談するように話します（質問100参照）。

➡その理由（根拠）

個人差はありますが，**小学校低学年**のうちは，自分でインスリン注射や血糖測定ができなかったり，低血糖をうまく表現できない場合もあります。いつかは自分でできるようになるので，親がタイミングをみて少しずつ自立させていけるように支援することが大切です。低血糖時に子どもが自分で周囲に訴えられるようにすることは，その後の対処を早くするためにも大切です。場合によっては，インスリン注射については担当医師と相談して，学校のスケジュールに合わせた注射の種類や時間を検討することが必要かもしれません。

［岡崎優子］

小児・学童期

質問 103 【学校でのインスリン注射への拒否感／患児の注射拒否への対処】

13歳の男子です。学校で，インスリン注射をしたくありません。何とかならないのでしょうか？

回答

「学校でインスリン注射をするのは大変だね。何かいい方法を見つけたいね」と，インスリン注射をしたくないという患児の思いにまず理解を示し，協力したいという気持ちを表します。

患児の反応を確認しながら，「学校でインスリン注射をしたくないのは，何か理由があるの？」と尋ねてみます。**理由**には次のようなものが予測されます。
- 友達に糖尿病だとわかるようなことをしたくない
- 友達にからかわれるのでいやだ
- 昼食の30分前に注射することが難しい
- 学校で低血糖になるのではないかと心配
- 学校で注射するのが面倒だ

患児の答えによって解決策を提案します。①，②に対しては，「学校の中で，インスリン注射をするのによい場所はないかな？ 担任の先生や保健室の先生に相談してみたらどう？」と話し，必要なら**学校の協力**を得られるよう援助します。③に対しては，「たしかに短い昼休みの間で30分前に注射をするのは難しいね。**超速効型のインスリン**なら注射してすぐに食事が食べられるし，食事の前に注射するのが難しいなら，食事の直後に注射してもよいけど，それならできそう？」と，本人の意思を確認し，本人を交えて医師とインスリンの種類について相談します。④に対しては，「低血糖を起こさないように**少量のインスリンから始めたらどうかな？** 血糖のコントロール状況をみて少しずつ増やして，運動量が多いときには補食を摂ることで，低血糖を防ぐことは十分に可能だよ」と，安全なインスリンの導入方法について説明します。⑤については，**強化インスリン療法**（**質問2参照**）による血糖コントロールの利点を説明します。

以上の提案に納得が得られない場合には，**昼の注射をしなくてもよい方法**を考えます。医師と相談し，**混合型のインスリン**で血糖コントロールをしながら，患児の問題解決に努めます。強化インスリン療法の利点に理解が得られない場合も医師と相談し，休校時を利用して**強化インスリン療法を体験**，**血糖自己測定**でコントロールのよさを実感してもらうのもよい方法です。

➡アプローチのポイント

インスリン注射に対する患児の思いへの理解と，協力の意思を示します。これにより，患児はインスリン注射をしたくない理由を話しやすくなります。患児の素直な思いを知り，それを受け止めることが大切です。

インスリン注射を学校でしたくない理由を明らかにし，具体的な対処方法を提案します。ひと口にインスリン注射をしたくないといっても，理由はさまざまです。患児が問題としている内容を知ることによって，具体的な対処方法が提案できます。そのうえで，患児が納得できるように援助します。**自己管理**は，患児自身が納得して行わなければうまくいきません。患児の健康状態を守りながら，最適な治療法を生活に取り入れられるような援助が大切です。患児の気持ちを尊重して関わることで信頼関係も生まれます。

➡その理由（根拠）

思春期に学校で人と違うことをするのは，本人にとって大変なことです。糖尿病であることを公表したくないと思う場合も多くみられます。他方この時期では，自分の治療を十分判断できるようにもなります。患児自身が納得して**治療選択**することで，自己管理の継続が可能になりコントロールも安定します。　［木内恵子］

小児・学童期 質問104

【スポーツ時の注意点 / 低血糖予防 / 1型糖尿病 / 運動効果】

12歳の1型糖尿病の男子です。中学生になったらサッカー部に入りたいのに，両親から「糖尿病だからやめなさい」と反対されています。本当にだめなのでしょうか？

回答

「みんなと同じように**激しいスポーツ**もやりたいし，**運動部**にだって入りたいよね」と，はじめに患児の気持ちを受け止めます。

患児の気持ちを十分に引き出した後，スポーツ時の原則と注意点を理解していれば，激しい競技スポーツでも他の人たちと同じように行うことができること，両親には看護師からそのことを説明できることを伝えます。

まず，運動量，インスリン量，補食の量には個人差があり，血糖自己測定を実施し，きめ細かく対応することで低血糖を防ぎながら行うことが必要であると伝えていきます。

「運動すると**低血糖**になることがあるのは，わかるよね。小学校の体育のときにはインスリン注射の量を減らしたり，補食を摂ったりして，低血糖を予防していたでしょう。基本的には，**サッカー**などの激しいスポーツでも同じように考えていいのよ」「ただし，**運動量や時間によってインスリンの量や補食の量を調整**したり，細かく**血糖測定**を行っていく必要があるの。例えば，普段の部活の練習の時期と，試合前のコンディション調節の時期，試合当日などでは，運動の量も時間も違うでしょう？ 最初の頃はこまめに血糖値を測定して，どんな運動をどれくらいしたら血糖値がどのくらい変化するか，それに合わせてどのくらいのインスリン量や補食が必要かを調整していけるようにしようね」と話し，普段に比べてエネルギーの消費も多いので，**十分な栄養を摂ったり，脱水にならないように水分の補給**にも注意が必要であることを付け加えます。

両親には，反対している理由の内容を聞いて，不安を軽減できるように説明します。「低血糖に対してのご心配が一番強いのでしょうか？ ご両親が心配されるのは当然だと思います。しかし，お子さんが健やかに成長されていくために，特別扱いすることなく，他の子どもたちと同じように何でもさせてあげてはいかがでしょうか。一般に中学生くらいになると，情緒的な独立も進み，自分のからだの構造を理解して有効に活用することができるようになります。たしかに，サッカーなどの激しいスポーツは血糖値への影響が大きく，気をつけなければいけないこともあります。しかし，インスリン量や補食量の調整などの原則や注意点を理解していれば，低血糖を防ぎながらスポーツを楽しむことができます（**質問30参照**）。お子さんにもそれらを説明しましたが，彼は**1型糖尿病**である自分のからだを十分に理解して対処していくことが可能だと思いますよ」と話し，1型糖尿病でプロスポーツの選手として活躍している人もいることを伝えるとよいでしょう。

➡アプローチのポイント

「みんなと同じようにやりたい」と思う患児の気持ちに沿うことが重要です。1型糖尿病であることを理由にやりたいことを制限されて，「自分は特別な病気なんだ。他の人とは違うんだ」と否定的に受け止めることがないように関わることが大切です。

患児や両親に対し，**低血糖**に対する恐怖心を必要以上に感じさせないことが大切です。運動，特にサッカーなどの激しいスポーツを行ううえで一番気をつけなくてはいけないことは低血糖ですが，それを強調するあまり，「心配だからやめておいたほうがよいのかも」と感じてしまうことがないように注意します。正しい知識と対処方法を説明することで，「自分にもできる」

と，患児が自信をもてるように援助していきます。

➡その理由（根拠）

　2型糖尿病患者の運動効果には，体重減少や，インスリン抵抗性の改善によって血糖コントロール状態を良好にすることなどがあげられますが，1型糖尿病患者の場合は，代謝状態が日々変わりやすく，血糖コントロールに及ぼす運動の効果は必ずしも一定ではありません。血糖の変動が不規則で大きいものとなり，コントロールを乱す原因にさえなります。

　しかし，これらを恐れて，1型糖尿病であるからといってスポーツを制限したり，特別扱いしたりすることは，かえって患児の将来に悪影響を及ぼします。あれもこれもだめと制限されることで，学校生活や友人の間で浮いてしまったり，家でもきょうだい関係がしっくりいかなくなる，ということにもつながります。たとえ，激しい競技スポーツであっても，**インスリン注射の調整や補食により低血糖を予防する**ことができ，糖尿病でない人となんら変わりのない健康的で充実した生活が送れます。

［古山景子］

糖尿病看護に関する豆知識

15　学校側との情報共有

　患児についての情報は，学校側へも正しく伝達されることが必要で，これは1型糖尿病に限ったことではありません。運動部に入るか否かだけではなく，治療の状況や低血糖発生の頻度とその対応など，患児の小学校の担任や養護教諭から，中学校の教師たちへ引き継ぎがなされることが望まれます。運動部に入る場合，必要があれば看護師が顧問の先生への説明も行います。筆者はこれまで，高血糖・低血糖をくり返す1型糖尿病の高校生患児，自己管理能力と家族支援に不安を覚える2型糖尿病の中学生患児たちの担任教諭や養護教諭に対し，面接と説明の機会を設けた経験があります。

［古山景子］

思春期・青年期

質問 105

【肥満とインスリン量／思春期／成長ホルモン／性ホルモン／1型糖尿病】

14歳の女子で，1型糖尿病です。インスリンを打つと太るから量を減らしたいのですが，よいでしょうか？

回答

「女の子だもの，太るのはいやよね」と，患児の気持ちに理解を示し，糖尿病の療養へのさまざまな思いを話してもらうようにします。

そのうえで，患児の反応を観察しながら，以下のようなことを患児が納得できるように伝えます。

- 血液中のブドウ糖がインスリンによって細胞に取り込まれるために，若干太ることがある
- 成長発達に必要な栄養を十分に摂り，それに見合った量のインスリン注射を投与して血糖をコントロールすることが，将来の合併症予防のうえで重要
- 過食をせず，普通に運動をしていれば肥満を防ぐことができる

➡アプローチのポイント

糖尿病である自分のからだとどのように向き合っていこうと考えているのか，患児の心理を見極めます。インスリン注射の必要性はわかっていても，「太るからいやだ」という気持ちがあったり，糖尿病自体を受け入れられていない可能性があります。外見を気にして太りたくないと思う**思春期の心理**に理解を示し，「この看護師なら気持ちをわかってくれるかな」という関係をつくることが重要です。

必要量のインスリンを投与しながらも太らないためには，どうしたらよいのかを考えられるように関わります。**思春期の糖尿病治療**のポイントは，**食事エネルギー量**を「日本人の食事摂取基準」で示された栄養基準量と同等に十分に摂り，十分な量のインスリン注射を行うことなどがあげられます。

十分な栄養摂取と適切なインスリン療法を行い厳格に血糖コントロールをすることが，将来の合併症予防のうえで大変重要になります。しかし，インスタント食品やジャンクフード，お菓子やケーキなどばかり摂っていれば，当然肥満につながります。栄養バランスのとれた食事を3食きちんと摂取し，若者らしく運動を楽しむなど，活動的な生活を送っていれば不必要に太ることはない，ということを理解してもらえるように伝えていきます。

➡その理由（根拠）

男女ともに10歳前後から，**成長ホルモン，性ホルモン**のスパートがあります。それが血糖コントロールに影響を及ぼし，将来，**糖尿病網膜症**の発症などに強く影響を与えます。

14歳であれば，これから迎える**青年期**に向け，自分の将来を見据え，いかにして血糖コントロールを良好に保ち，どのような人生を歩んでいきたいかを考える必要があります。外見の美しさなどにこだわり，イ

糖尿病看護に関する豆知識

16　1型糖尿病の女性と摂食障害

摂食障害には，拒食が主である食思不振症，だらだら食い，さらに食べることが止まらず代償行為を伴う過食症などがあります。食思不振症では低血糖をよく起こし，だらだら食いや過食症では血糖が上昇してコントロールを乱します。

1型糖尿病患者の女性の大多数が，思春期に摂食障害を起こしているともいわれています。発症の時期に厳格な食事制限を指示されており，それを遵守しようとすることなどが原因となっています。場合によっては，心療内科など専門医に相談する必要も出てきます。

［古山景子］

ンスリン量を減らしたいあまりに十分なエネルギー量を摂取せずに身長・体重の伸びが悪くなったり，摂食障害に陥って血糖コントロールが不良となるケースも少なくないのです。

　インスリンが不足していると，ブドウ糖を細胞に取り込めません。ブドウ糖は血液中にあふれ，また尿糖としてロスされます。インスリン療法によってブドウ糖が細胞に取り込まれることで若干太ることがあります。しかし，適切な量と内容の食事を摂り，適度な運動を行っていれば，体重が増え続けることはありません。正しい知識をもって，患児に伝えることが必要です。

［古山景子］

患者さんに届いたこのひとこと

20　2本の足で立って歩ける幸せを大切にしてほしい

　40歳代男性で，2型糖尿病，脂質異常症，高血圧，肥満と動脈硬化疾患のリスクから，狭心症の治療経験もある通院中のTさん。間食や甘い飲料がやめられず，HbA$_{1c}$8〜9％が続くが，「このくらいなら大丈夫っていう甘えがある」と認識しつつも，一向に療養に取り組めずにいました。

　以前にフットケアについて教育を行った経緯もあり，筆者が経験した，足潰瘍の悪化から切断を余儀なくされ，後悔に苦しむ同年代の患者さんの例をあげました。「Tさんもけっして他人事ではないんです。あの患者さんのような思いをさせたくない。2本の足で立って歩ける，ごく当たり前の幸せを大切にしてほしい」と思いを伝えました。

　「はっとしました。他人事じゃないんですね。後悔したくありません」と甘い飲料を断つことを自己決定されました。

　狭心症があっても元気で暮らせている働き盛りのTさんには糖尿病足病変への危機感をもってもらうことが効果的なアプローチとなったようです。

［古山景子］

思春期・青年期　質問 **106**　【破談への不安 / 婚約・結婚 / 糖尿病の公言 / 1型糖尿病 / 遺伝】

28歳の女性，1型糖尿病です。婚約したのですが，破談になるのが怖くて，病気のことを話せません。どうしたらよいですか？

回答

「ご結婚なさるのですね。おめでとうございます。でも，たしかに不安になりますよね」と，まずは患者さんの気持ちに理解を示します。

次に，「彼は人生のパートナーとして，あなたを選んだのでしょう？ あなたのどんなところを好きになって結婚しようと思っているのかしら？」と尋ねます。患者さんが，相手と自分の関係を見つめ，相手の自分への愛情を再認識できるようにします。

それができたら，「すてきな人と出会えてとても幸せそうに見えるけれど，あなたは**糖尿病である自分に否定的かしら？**」と尋ねます。患者さんが，糖尿病であってもすてきな人と出会えた自分を肯定的に受け止められるように関わります。「糖尿病は一生続く長い道のりで，ひとりで乗り越えるのはとても大変なことでしょう。彼とあなたがお互いを大切に思っているのなら，きっと乗り越えられるのでは」と，**糖尿病であることを周囲へ話す意義**を伝えます。

糖尿病看護に関する豆知識

17 計画妊娠と妊娠中の血糖コントロール

結婚と同時に考えなければならないのが，妊娠です（質問109参照）。糖尿病合併妊娠の場合，血糖コントロールが良好に保たれていなければ，母体の高血糖により母児ともにさまざまな合併症を引き起こすことがあります。糖尿病網膜症や腎症をもつ場合，それらの悪化も生じます。計画妊娠と厳格な血糖コントロールが必要となることを，患者，パートナーがともに理解することが大切です。

［古山景子］

➡ アプローチのポイント

糖尿病である自分を**肯定的に受け止められる**ように関わることが大切です。否定的に受け止め，周囲へ話せずにいる患者さんは少なくありません。糖尿病をもちながらも，そうでない人と同じように生活してこられた自分に自信をもってよいのだと励ますことで，相手に言い出す勇気をもってもらいましょう。

糖尿病についての正しい知識を婚約者に教えられるようサポートします。患者さんが直接，相手に話して理解を得るのが最も望ましいのですが，しっかりと正しい知識を伝える自信のない場合には，看護師が代弁します。1型糖尿病の発症は10万人に1人か2人とまれな疾患であり，2人の間に生まれる子どもに再び糖尿病が発症するかどうかは**遺伝とは無関係**であることなど，誤解を生じないよう説明する必要があります。

➡ その理由（根拠）

糖尿病は一生続く長い道のりで，ソーシャルサポートなしに療養生活を続けるのは非常に困難な病気です。しかし，婚約者に自分が糖尿病であることを告げることを躊躇するのは，当然なことかもしれません。その気持ちを十分に理解したうえで，勇気をもって相手に伝えられるようにサポートします。

婚約者の理解が得られたとしても，どちらかの親に反対されるかもしれません。結婚に親が反対することは，糖尿病に限らず昔からよくあり，当たり前なことと思えるように話します。糖尿病であるかないかで相手を選んだわけではないはずなので，そこをしっかり考えて，障害を2人で乗り越えてほしいことを伝えます。なお，夫婦だけで生活していくので，あえて両親に話さないというカップルもいます。

［古山景子］

思春期・青年期

質問 107

【不安定な血糖値 / 性周期 / 性ホルモン / 血糖コントロール / 1型糖尿病】

20歳の女性です。半年前に1型糖尿病と診断されました。規則正しい生活をしているのに，血糖値が不安定です。なぜなのでしょうか？

回答

　最初に，血糖値が不安定な原因について，「規則正しい生活」の内容を確認し，さらに**生周期**と血糖値との関連を質問します。そして，女性性周期との関連が原因と考えられる場合，その知識があるかを確認します。知識が不足しているようでしたら，患者さんが理解できるように説明し，「できたらぜひ**基礎体温**を測って，自分の生理の周期を把握してみてください。生理が規則的な女性の場合には，排卵の後から高温期になります。高温期は2週間ほど続き，その後，月経開始と同時に基礎体温が下がるのがわかると思います」と，自分の性周期を把握できるよう説明します。

　女性性周期について理解が得られたら，**性周期と血糖値の関係**と，インスリン注射量の調整について，「通常，高温期になるとそれに合わせて血糖値も上がります。基礎体温が下がって月経が始まると，血糖値も下がってきます。当然，インスリンの必要量も変化しますので，調整が必要になってきます」と，説明します。

➡アプローチのポイント

　女性性周期と**血糖コントロール**の関係が理解できるように関わることが大切です。自分の性周期と血糖の変動についての知識がなくて，血糖のコントロールがうまくいかないことがよくあります。だからといって，必ずしも基礎体温測定を長期間継続する必要はありません。性周期が規則正しければ，次第に基礎体温を測らなくても排卵を自覚したり，月経が近づいてくることが理解できるようになるでしょう。

　インスリン注射量の調整で，血糖コントロールを良好に保てるように援助します。そのためには**血糖自己測定**が必須となってきますが，毎日1日4回も測定をする必要はありません。性周期と同様に，次第に自分のインスリン必要量も理解できるようになります。「生理までそろそろ1週間だから血糖値が少し高くなってきたな。食前の注射を2単位増やそう」というように，上手にコントロールできるようになるでしょう。

➡その理由（根拠）

　女性患者が，女性の性周期を知らないことが少なくありません。HbA1cを6％前後に維持し，合併症を起こさないためには，患者自身が自分の性周期と血糖の変動について理解し，日々のインスリンの必要量を的確に判断し，細かな調整を実施することが必要です。

　排卵後の**高温期**になると，次第に**血糖値が上昇**してきます。この時期を**黄体期**といい，エストロゲンとプロゲステロンが高値になります。これらの性ホルモンの値が高いと，一時的な**インスリン抵抗性**，つまり細胞がインスリンに反応しにくくなることにつながるといわれています。その結果，血糖値が普段より高い状態になるというわけです。その後，月経が始まり**卵胞期**に入るとエストロゲンとプロゲステロンの値は最低レベルに下がり，血糖値もいつもどおりの値に下がってきます。

［古山景子］

糖尿病看護に関する豆知識

18 避妊の必要性

　性周期とともに，避妊についての説明をしておくことも必要です（豆知識17参照）。知識のないままに希望しない妊娠をすることを避けるためと，コントロールの悪い状態で妊娠するリスクを考えれば当然のことといえます。

［古山景子］

妊娠期 質問 108

【糖尿病診断へのとまどい / 妊娠糖尿病 / 妊娠中の血糖目標値 / 分娩後の糖尿病発症】

妊娠して，初めて糖尿病と言われました。本当に糖尿病になってしまったんでしょうか？治らないのですか？

回答

「妊娠という期待と不安の中で，糖尿病と言われたのですね。どんな気持ちでしたか？」などと声かけし，患者さんの複雑な心境を聞いてみましょう。そして，「医師の説明はわかりましたか？ 糖尿病については，これまで何か聞いたことがありますか？」と，まず患者さんの声を聞きます。患者さんが思いを表出したら，「そう。○○なんですね」というように，相手の言葉に共感します。

患者さんが気持ちを落ち着かせ，自分自身の思いや考えを言葉にできるように，十分時間をとって待ちます。そのうえで，「妊娠中に発症もしくは初めて発見された耐糖能低下です」「妊娠糖尿病の特徴として，出産後には血糖値がすぐに正常に戻ります」と，妊娠糖尿病についての説明を始めましょう。

患者さんが十分に落ち着き，こちらの説明を受け入れられたら，妊娠中の一般的な経過とともに血糖を把握するために1日7回（朝・昼・夕それぞれの食前と食後2時間値・就寝時）の血糖自己測定を指導します。妊娠中の血糖値は空腹時100mg/dL，食後1時間値140mg/dLあるいは，食後2時間値120mg/dLが目標となります。治療は食事療法と運動療法が基本ですが，血糖値がコントロールできない場合はインスリン治療が開始されます。「出産後に血糖値が正常に戻っても，追跡期間に差がありますが，分娩後約10年間で20％の人が糖尿病となっている報告もあるので，引き続きフォローが必要です」と話します。

➡アプローチのポイント

妊娠という特別な環境は幸福感に加え，不安も多いものです。そのような精神状況の中で初めて糖尿病と宣告された妊婦は，自分のからだがどうなっているのか，これから先どうなるのか，子どもは無事に生まれるのか，不安でいっぱいです。ここで一方的に説明しても，説明を受け入れられないし，理解できません。

また，妊娠前から糖尿病をもっていた患者さん（糖尿病合併妊婦）ならば，糖尿病という疾患について，自分で調べたり，今まで病気と付き合ってきた中で，ある程度の知識や認識をもっている場合が多いものです。しかし，妊娠糖尿病患者は，妊娠という特別な変化時に，自分がなるとは考えてもいなかった"糖尿病"という宣告をされたわけですから，戸惑うのも当然だといえます。自分自身を責めたり，子どもの無事を祈る中で，「どうして自分だけがこんなことになるのか」と思い悩んだり，あるいは逆に，「妊娠中だけだから大丈夫」と楽観的な考えをもったり，その受け止め方もさまざまです。

看護師は，診断されたときの患者さんの思いに耳を傾け，よく話を聞くと同時に，楽観的な言葉は決してかけるべきではありません。糖尿病であることを，患者さんが自分のこととして受け入れられるように関わっていかなければなりません。

➡その理由（根拠）

妊娠時はホルモンの変化やインスリン抵抗性により，血糖値が上昇しやすい状態です。妊娠糖尿病患者は，分娩後に耐糖能が正常化しても，年月が経過した後で糖尿病を発症する率が高いと報告されています。

分娩後の耐糖能再評価は，分娩後1～3カ月の間に行います。日本糖尿病学会の診断基準に従い糖負荷試験を行い，糖尿病型・境界型・正常型に分類します。分娩後正常型でも1年後の検査が必要です。　［松尾美穂］

妊娠期 **質問 109**

【妊娠・出産時の血糖コントロール／計画妊娠／糖尿病合併症／ハイリスク妊娠】

妊娠を希望しています。妊娠してはいけないのはどのようなときですか？HbA₁c値や血糖値がどれくらいになれば妊娠が可能でしょうか？

回答

「妊娠についてはどんなふうに聞いていますか？ どれくらいの数値だと妊娠してもよいと思いますか？」と尋ね、患者さんのもっている情報や知識を確認します。また、「質問してくださってとても嬉しいです。私たち医療者は、糖尿病の患者さんが無事妊娠し、元気な子どもを産んでほしいと心から思っています」と、しっかり支援していく姿勢を言葉にして伝えます。

そして、どのようなときに妊娠してはいけないかという質問に対して、「**高血糖状態のときや合併症があるときには**、母体にも胎児にもさまざまなトラブルが生じる可能性があるので、**妊娠してはいけない**といわれています。母体への影響としては、網膜症や腎症の悪化があり、胎児への影響としては、奇形児や低出生体重児あるいは巨大児が生まれる可能性があります。胎児の神経系は妊娠7週頃までに完成するので、妊娠に気づいてから血糖コントロールをするのでは遅いのです。そうした危険を避けるために、**計画妊娠が重要です**」と、患者さんの反応を確かめながら説明します。

安心して妊娠・出産できる目安としては、「日本産婦人科学会では、食前血糖値が100mg/dL以下、食後2時間血糖値が120mg/dL以下、HbA₁cが6％以下、アメリカ糖尿病協会（American Diabetes Association：以下ADA）では、空腹時血糖値95mg/dL、食後1時間値が130mg/dL未満、あるいは食後2時間値が120mg/dL未満を目安としています」と説明します。

→アプローチのポイント

この患者さんは、具体的な数字は知らなくても、計画妊娠の必要性はある程度知っていると推測されますが、反応を確かめながら、時間をかけて話しましょう。

医療者には、母子ともに健康で無事な妊娠・出産であってほしいとの思いがあります。その思いからか、血糖をコントロールをせずに妊娠すると奇形児などが生まれる可能性があると強調し、コントロールの必要性をわからせようと、懸命になりがちです。しかし、説明にあたっては、患者さんは医療者の話を聞きたいと思っているのかどうか、説明中、患者さんの表情や言葉に変化はないか、説明が受け入れられているかどうかをきちんとアセスメントすることが大事です。

診察のときに夫も一緒に医師の説明を聞き、理解を深めてもらうことも大事です。ただ看護師は、患者さんが夫に話しにくいことがある場合は、患者さんの了解を得て夫に話をし、医師に話しにくそうであれば、代弁者となり医師に話をするなど、橋渡しとしての役割も大切です。

→その理由（根拠）

ADAでは、空腹時血糖値が105mg/dLを超え、食後2時間血糖値が120mg/dLより高い場合に、巨大児などの児の罹患率が上昇する事実を踏まえ、子宮内胎児死亡や新生児死亡率のリスクファクターとなることを勧告しています。合併症がある場合、妊娠によりそれらを増強するともいわれています。糖尿病合併症がある場合、妊娠は**ハイリスク**になります。網膜症では、妊娠自体が網膜症の増悪因子となり得るといわれています。腎症は、どの段階にあるのかによるので、**糖尿病腎症病期分類**でその病期を判定します（質問72の表参照）。**早期腎症期**までは、妊娠・出産には差し支えありません。**顕性腎症前期**では、尿蛋白の程度や高血圧の有無などの病態や経過により、妊娠については慎重に考慮する必要があります。**顕性腎症後期以後**は、妊娠はすすめられないとされています。

［松尾美穂］

妊娠期 質問 110

【妊婦の体重増加の目安／エネルギー量制限／妊娠糖尿病／糖尿病合併妊婦】

妊娠時の体重増加の目安を教えてください。また，カロリーを制限すると，胎児に影響は出ませんか？

回答

「それでなくても血糖値や血圧，体重などの数字を気にしているのに，妊娠するとどうしても体重が増えますから，大変ですよね。数字ばかりでつらくないですか？」と聞き，患者さんの反応を確かめながら，どのような思いで生活しているのかを確認していく必要があります。

「糖尿病の妊婦の体重増加は6～8kgが目安とされていますが，もともと肥満の場合は，6kg以下に抑えるほうが望ましいともいわれています」と，**体重増加の目安**を伝えます。

もし，**大幅な体重増加**が認められたときには，「胎児に影響が出るから望ましくない」と指導するだけでなく，「日常生活を振り返ってみて，何か改善できる点があるかどうかを一緒に考えましょう」と声をかけ，患者さんひとりががんばるのではなく，積極的に支援する看護師の思いと姿勢を伝えます。

また，**エネルギー量制限**については，「あまり極端なカロリー制限，つまりエネルギー量制限はよくないといわれています」と話し，目安として，標準体重の場合は「30kcal/kg/日」であることを伝えます。この目安は，妊娠前の体重によって変わります。標準体重の120％を超える肥満女性では「24kcal/kg/日」を，90％未満の痩せている女性には「36～40kcal/kg/日」を目安に指導します。

➡アプローチのポイント

非妊娠時は，血糖値が高くてもすぐにからだに著明な影響は出ませんが，**妊娠時には，1回の高血糖が母体・胎児に影響します**。ですから，体重の管理は大切なのですが，数字にしばられるようで，いやだと感じる患者さんも少なくないはずです。

また，周囲からは，「お腹の赤ちゃんのためにいっぱい食べたほうがいいのよ」などという言葉をかけられることも多く，戸惑ったり不安を抱くことも多いと思われます。

体重増加の目安は，実はエビデンスに乏しいのが現状です。エネルギー量制限にしても，現在はまだ統一されたものがありません。看護師としては，母体の体重増加に合わせ，胎児の推定体重や発育状況などを説明し，母親のモチベーションを高め続ける関わりが重要になってきます。

➡その理由（根拠）

妊娠中だけ糖尿病状態になる「**妊娠糖尿病**」の妊婦（質問108参照）と，もともと糖尿病の患者さんが妊娠した「**糖尿病合併妊婦**」がありますが，特に後者の場合，通常の生活でも体重や血糖値などの数字に向き合わなければならないのに，妊娠期には通常より特に血糖値や体重と向き合う機会が多くなります。

糖尿病は慢性疾患ですが，妊娠期に限っては**急性期**と考えられます。普段以上の慎重な管理が要求されるのです。

アメリカ産婦人科学会（American College of Obstetricians and Gynecologists：ACOG）では，**肥満・妊娠糖尿病妊婦の食事療法**に関して，30～33％程度のエネルギー量制限にとどめておくべきだといわれています。あまり極端にエネルギー量制限をしてしまうと，ケトン体産生が著しく増加し，胎児の知的発達に影響するという報告があります。

［松尾美穂］

妊娠期　質問 111　【糖尿病合併妊婦／ケトーシス／ケトン体／つわり／シックデイ】

糖尿病をもっていて妊娠した場合，ケトーシスになりやすいと言われました。それはどうしてでしょうか？

回答

この患者さんは，糖尿病について病歴が長いか，書籍などで妊娠についてもかなり調べている可能性があります。自分自身のからだのことをきちんと受け止め，必要な知識を得ようとする姿勢が感じられます。まず，こうした患者さんの姿勢を賞讃しましょう。

このような場合は，「妊娠前と妊娠時は，何がどのように違うと思いますか？」と，自分自身のからだの妊娠時の変化を具体的にイメージしやすいように質問してみます。「通常，妊娠初期にはどのような症状がありますか？」という質問に，患者さんから「つわりかな」などという答えが出れば，「つわりになると，からだのバランスはどうなりますか？」などと話をしていきます。このときに注意することは，医療者から知識の確認をされているのだと患者さんに感じさせないようにすることです。一緒に妊娠期のからだを具体的にイメージするような気持ちで話していきましょう。

具体的にからだがイメージできたら，「妊娠中は，脂肪分解が亢進していて，ケトン体が生成されやすい状況にあります。ですから，たしかに，妊娠初期のつわりによる脱水で容易にケトーシスに陥ることがあります。また，風邪をひいたり発熱したとき（シックデイ）は，糖尿病ではない妊婦に比べて簡単にケトーシスに移行します。ケトーシスでは，尿中ケトン体が陽性となり，のどの渇き，尿量が増えるなどの症状が出現します。そのまま放置すると，ケトアシドーシスに至ります」と説明し，妊娠期には通常よりも頻繁に血糖自己測定を行い，少しでも異常を感じたらすぐに病院に連絡をとることが重要であることを理解してもらいます。

➡アプローチのポイント

本やパンフレットを用いての説明も効果的ですが，患者さんが現状をきちんと受け止められ，次の事態も考えられるのであれば，一緒に考えて答えを導き出すようにしたほうがよいでしょう。

患者さんにとっては，何かあればすぐに連絡できて，対応してくれる，という安心・信頼が得られることが大切です。

➡その理由（根拠）

シックデイに関しては，糖尿病患者ならば妊娠前から知識があると思われますが，妊娠すると容易にケトーシスに陥りやすいことは，あまり認識がないかもしれません。

妊娠中は，胎児にエネルギーや栄養素を供給するために，母体の代謝環境が変化しています。**糖新生**，脂肪分解，ケトン体産生に対するインスリン抑制作用の低下や，コルチゾールや成長ホルモンの亢進により，**高血糖や高ケトン体血症**が起こりやすくなります。

［松尾美穂］

妊娠期 質問 **112**　　　　　　　　　　　　　　　　　【分割食 / 高血糖予防 / 糖尿病合併妊婦】

妊娠中は分割食がよい，とすすめられました。分割食にするには，どうしたらよいですか？

回答

「妊娠すると，つわりもあるでしょうし，その時期が過ぎると，つい食べすぎたりする傾向もあるし，食事のことでは悩みますよね」などと，まず患者さんの努力している部分を認めます。

そして，患者さんの現在の食事の様子を聞き，血糖コントロールの状態も確認します。

「最近では，**分割食**をすすめる施設が多いようです。これは**食後の高血糖**を予防し，血糖がコントロールしやすいといわれています」と話し，患者さんがわかりやすいよう具体的に指導しましょう。

➡アプローチのポイント

妊娠初期はつわりで思うように食事が摂取できなかったり，つわりが終わると食べすぎる傾向になりがちです。糖尿病を抱えた妊婦は，体重，血糖値という数字に神経質にならざるを得ません。数字をしっかり把握して対応できる患者さんもいますが，数字にしばられていることがストレスになり，数字から解放されたいと強く感じる患者さんも多くいますので，注意が必要です。

看護師は，「健康な子を出産したい」という母親としての思いを，患者さんの"強み"とするような関わり方をする必要があります。

➡その理由（根拠）

分割食とは，朝・昼・夕の食事の他に，1～2時間後に食事を分けて摂取することをいいます。6回食の場合と，患者さんの日内血糖値の状況をみながら就寝時に摂取する7回食などがあります。糖尿病合併妊娠の場合，空腹時血糖値よりも食後1時間の血糖値が，巨大児発生の頻度に関与すると報告されています。食後の高血糖の場合には，日内変動の高低を是正するために，分割食が有効だといわれています。

方法としては，各食事のエネルギー量を「2：1」～「3：1」に分割し，**1日に朝・昼・夕の3回の食事と数回の間食**を摂るようにします。

間食には，糖尿病食事療法のための**食品分類表**（質問45の表参照）の表1（おにぎり・パン），表2（果物），表3（チーズ），表4（ヨーグルト・牛乳）などを用います。

［松尾美穂］

壮年期 質問 113

【不規則な生活での薬物療法・食事療法／夜勤／タクシー運転手】

52歳で，タクシーの運転手をしています。夜勤や日勤と不規則な生活の中で薬や食事をどうコントロールしたらよいのでしょうか？

回答

「夜勤がある仕事は大変ですよね」とまず，患者さんの苦労を受け止めます。

次いで，勤務時間を確認し，「日勤のとき，食事は3食とれますか？ だいたい，何時頃に食べることが多いですか？」「夜勤のときの食事はどうですか？ どの食事が，朝食，昼食，夕食になりますか？」「外食はありますか？ どんなものを食べることが多いですか？」「食事が遅れることや，食事を抜くことはありますか？」「食べすぎや栄養の偏りはありますか？」と，**食生活**について尋ねます。

「薬はどのように飲んでいますか？ 飲めないことがありますか？」「インスリン注射はどのように注射していますか？ 打てないことはありますか？」と，**薬物療法**についても話を聞きます。

さらに，「ガムや飴を食べたり，缶コーヒーを飲んだりしますか？」「間食はしますか？」と，**嗜好品**についても確認します。

問題点を把握したうえで「何か改善できそうなことはありますか？」と質問します。患者さんの意見を聞きながら，生活習慣の改善，効果的な薬物療法や食事療法について一緒に考えます。

➡アプローチのポイント

夜勤のある仕事の大変さを理解し，看護師として支援する姿勢を示します。

患者さんは，**不規則な生活**の中で薬や食事をどうコントロールしたらよいか困っています。何に問題を感じているのか，何が問題なのかを把握するために，具体的に話を聞く必要があります。

患者さんが実行可能な，薬や食事のコントロールについて一緒に考えます。

➡その理由（根拠）

壮年期の糖尿病患者は，よりよい**老年期**を過ごすためにも血糖コントロールをよくして合併症を予防することが大切です。しかし，**タクシーの運転手**は，夜勤があり，規則正しい生活を送るのが難しい職種です。いつお客さんが乗車するのかわかりませんし，食事時間や食事内容が不規則になるのは仕方がないでしょう。看護師として問題と感じる療養行動を明らかにしつつも，患者さんが「これならできそうなのでやってみます」と言えるような改善策を立てる必要があります。

実際には，食事が摂れなかったり遅くなる場合があります。お弁当を持参できる人はよいのですが，**外食**やコンビニで食べ物を購入することが多く，偏った食事になる人もいます。眠気覚ましや**低血糖**を予防するためにガムや飴を食べたり，間食をしたり，缶コーヒーを飲み，血糖コントロールを悪くしている人もいます。食事が摂れない場合の対策，外食の摂り方，メニューの選び方，低血糖予防，血糖コントロールを悪くする食品についてのアドバイスが必要になります。

食事や生活が不規則だと，薬の飲み方やインスリン注射の打ち方で迷ったり，誤解している可能性があります。例えば，「朝・夕で薬が処方されているが，朝食を摂らないので夕方の分しか飲んでいなかった」「外食のときは食前に注射できないので注射していなかった」「夜勤があるときは就寝前のインスリンは打っていなかった」などです。間違った方法を選択している場合は修正します。

［林　弥江］

壮年期 質問 114

【定期受診の必要性 / 多忙 / 通院困難 / 自営業 / 治療中断】

自営業でほとんど休みがとれず，病院に行く時間がありません。病院に行っても薬をくれるだけでしょう？定期的に病院に行く必要はあるのでしょうか？

回答

「仕事が忙しくて休めない中，病院に通うのは大変ですよね」と，まずは患者さんの仕事が忙しく，病院に来る時間を工面するのが大変だという事実に理解を示します。

患者さんが看護師の話を聞く姿勢を示したら，糖尿病は自覚症状が乏しいので，

- 病状を知るために**検査**が必要なこと
- 薬物療法を適切に継続するために**医師による診察**が必要なこと
- 自己管理をお手伝いするべく**看護師が情報を提供**できること

など**定期受診の意義**について，患者さんが納得できるように伝えます。

➡アプローチのポイント

患者さんが**通院を継続**していることに理解を示します。仕事などの理由で，月1回の外来受診の時間を何とか工面しているという**多忙な患者さん**はめずらしくありません。受診のたびに通院を継続する大変さを察する気持ちを示すこと，言葉で通院の労をねぎらうことが大切です。

患者さんにとって通院を継続することの意義を伝えます。「病院は薬をくれるだけ」という患者さんの考えを否定せずに，まずは患者さんが看護師の話を聞く準備が整うまで待ち，その後に忙しくて時間を工面するのがどんなに大変であっても，通院の継続にはそれだけの価値があることをわかってもらいます。

一方で，患者さんが「**病院に行けない**」と言っている本当の理由はどこにあるのかを洞察する必要があります。糖尿病を受け入れたくないのか，家族の協力がないのか，からだのことよりもっと別に気にかかっていることがあるのかなど，その理由によってアプローチの方法を変えることが大切です。

➡その理由（根拠）

糖尿病は自覚症状が乏しく治療が長期にわたるため，通院を中断してしまうケースが少なくありません。また，糖尿病は生活習慣病といわれる一方で，生活が多様化し多忙を極める現代社会では，自らのからだを顧みる余裕がもてなかったり，糖尿病とうまく付き合い，療養行動に取り組むことが容易でなかったりするケースが増えてきました。この患者さんのように「病院は薬をくれるだけ」ととらえていたとしても，薬物療法を続け，看護師に通院に対する疑問を投げかけているうちは，まだよいでしょう。何も言わずに**薬物療法や通院をやめてしまうケース**がしばしばみられます。

このような患者さんに，一方的に「**定期受診の必要性**」をアピールしても受け入れられないでしょう。そうすると拒否されるばかりか本音を言ってくれなくなったり，通院すらやめてしまう可能性があります。まずは，患者さんが通院を継続している努力を認め，「あの看護師なら，通院がどんなに大変かわかってくれる」と，思ってもらうことが通院を継続する支えになるでしょう。

糖尿病をもちつつも健やかに生活していけるよう，病状を評価し，コントロールしていくために検査結果に基づいた医師の診断や治療の継続が**重要なこと**はいうまでもありません。なぜなら糖尿病治療の最大の目的は，**合併症**を出さない，またはすでに合併症があっても進行させないか，進行を遅らせることにあるからです。血糖コントロール状況を把握するための体重，血糖，HbA$_{1c}$値などの検査や，合併症の有無，あるい

は合併症の程度を定期的にチェックするための血圧，尿蛋白（尿アルブミン），眼底などの検査は不可欠です。何かしら兆候がみられたときに，その変化に速やかに対処すれば，合併症の進行を遅らせることができます。そして，患者さんが自分の病状を知っておくことは，自己管理に主体的に取り組むための動機につながる重要なことです。

[瀬戸奈津子]

患者さんに届いたこのひとこと

21 責任をもって付き合いますから大丈夫

高齢でやせ型のUさんは、食事・運動療法を長期にわたり努力していますが、インスリン分泌能も低下しHbA1c 8％台とコントロールは限界でした。毎回インスリン導入を拒否し、また「食べるものも我慢している」とこぼすUさんに、その十分な努力を認め、不足しているインスリン分泌を補うために注射が必要であること、もう少し食事もとってほしいと伝えました。「じゃあ次からやってみようかしら。年だから覚えるのも大変なんだけど」と帰られましたが、次の受診時にとまどいを隠せないUさんに「覚えられるまで責任をもって付き合いますから大丈夫」とひとこと。「そこまで言ってくれるなら」と注射を始められました。時間は要しても、意欲はあり「少し早くなったかしら？」と日々努力されています。

ごく当たり前に発したひとことが患者さんの背中を押し、実施に導くことができた一例ですが、患者さんにその力があると信じていたのですすめられたのだと思います。

[山地陽子]

壮年期 質問 115

【特定健診 / メタボリックシンドローム / 生活習慣病 / 特定保健指導 / 健康増進法】

専業主婦です。
40歳になったら健診の案内がきました。
毎月病院にかかっているから必要ないですよね？

回答

「案内された健診は，2008年4月から開始された"**特定健康診査（以下，特定健診）**"といわれる健康診断（以下，健診）の通知だと思います。これまでも40歳以上の方々には，市町村による住民健診や職場での企業健診などが行われていました。今回開始された健診では，医療保険者が40〜74歳で健康保険に加入している人を対象とし，**メタボリックシンドローム（内臓脂肪症候群）**に着目した検査を行うことで，**生活習慣病の早期発見**を目的としています。それで，今までの一般健診とは多少検査の内容が異なっています」と，まずは健診の内容について説明します（表）。

そして，「現在，糖尿病で定期的に通院してメタボリックシンドロームの診断のための検査（脂質データなど）が行われていれば，基本的には特定健診を改めて受診する必要はないといわれています。特定健診を受けなくても，同じような内容の検査は適宜行われています」とつけ加えます。

「ただ，受診中の医療機関でも糖尿病に関連する項目以外の検査は，何か特別な自覚症状の申し出や希望がなければ，定期的には実施されていないことが多いと思います。そのため，糖尿病以外の病気の早期発見は難しくなります。ところが，2007年の日本人の死因の1位はがん（悪性新生物）であり，がんは死亡総数の3割を占めるといわれています。そのため，糖尿病以外の検査も定期的に受ける必要があります。胃がんや大腸がん，子宮がんなどのがん検診や骨粗鬆症の検査などは，これまで同様に市町村でも実施しておりますし，受診中の医療機関に相談してもよいでしょう。定期的に全身の健診を受けられることをおすすめします」と，**生活習慣病関連以外の全身の定期健診の必要性**も伝えます。

➡アプローチのポイント

2008年4月から開始された「特定健康診査」の目的について説明し，受診中の医療機関で，特定健診の項目をすべて行えていない可能性があることを伝えます。

定期的に医療機関を受診している患者さんの中には，"病院にかかっているから大丈夫"と思い込み，糖尿病以外の病気も早期に発見してもらえると誤解している人もいます。なんらかの自覚症状の申告で検査を行った結果や血液データの変化などから，糖尿病以

表 | 特定健診と一般健診の検査内容の違いの一例

特定健診の内容	一般健診の内容
・問診：既往歴の調査（服薬歴，喫煙習慣も含む） ・理学的所見（身体診察） ・身体計測及び腹囲の測定（身長，体重，BMI，腹囲） ・血圧測定 ・肝機能検査〔AST（GOT），ALT（GPT），γ-GT（γ-GTP）〕 ・血中脂質検査（中性脂肪，HDL-コレステロール，LDLコレステロール） ・血糖検査 ・尿検査（尿糖，尿蛋白） ＊医師が必要と判断した場合に，心電図検査，貧血検査，眼底検査 など	・問診，触診 ・身体計測（腹囲など），視力・聴力測定 ・血圧測定 ・血液検査（血液一般，血糖，尿酸，血清脂質，肝機能） ・尿検査 ・便潜血反応検査 ・胸部レントゲン検査，胃部レントゲン検査 ・心電図検査　など

外の疾患を発見できる場合もありますが，多くの場合は糖尿病とその合併症に関する検査が中心となっています。そのため，糖尿病以外の健診も，定期的に受けたほうがよいことを伝える必要性があります。

➡その理由（根拠）

　近年日本人の疾病構造は，生活習慣の変化や高齢者の増加によって大きく変化しています。糖尿病などの生活習慣病の患者や予備群が増えており，さらに今後，これらによる死亡は全体の約3分の1を占め，国民医療費の3割に達する見込みといわれています。このような背景の中，高齢者の医療に関する法律の施行に伴い，2008年4月より新たな健診として，「**特定健康診査・特定保健指導**」が医療保険者に義務づけられました。この健診は生活習慣病予防の徹底を図るためのものであり，2015年度には2008年と比較して，糖尿病などの有病者と予備群を25％減少させ，長中期的な医療費の減少をめざしています。特定健診の結果から内臓脂肪蓄積の程度やリスクファクターの数に着目し，リスクの高さや年齢に応じてレベル別に特定保健指導を行います。特定保健指導には，リスクの程度に応じて，**動機づけ支援と積極的支援**があります。なお，特定健診，特定保健指導の詳細は**第2章 ❶特定健康診査・特定保険指導の概要を参照**してください。

　これまでの**一般健診**では，胸部や腹部のレントゲン撮影，便潜血反応などが検査内容に含まれており，個々の病気の早期発見，早期治療を目的としていました。**特定健診はメタボリックシンドロームに着目した健康診査のため，内臓脂肪**がどのくらい蓄積しているかを把握することで，**糖尿病，高血圧症，脂質異常症**などの**生活習慣病の予防**を図ることを目的としています。そのため検査項目は血清脂質や肝機能，血糖など生活習慣病の関係に限られています。今まではレントゲン撮影や便潜血反応の検査などから発見されていた疾患が，早期に発見されなくなる可能性も考えられます。

　糖尿病で医療機関に通院していても，糖尿病以外の疾患の検査は，なんらかの自覚症状の申告などがなければ基本的には行われないことが多くあります。しかし，わが国における悪性腫瘍による死亡者数は年々増加しており，2007年の死因の第1位はがんで，死亡総数の3割を占めるに至っています。糖尿病患者の死因も，がんが1位であるといわれています。また最近の疫学研究では，調査の方法にいくつのかの問題点が残されているものの，糖尿病患者は糖尿病をもたない人に比べて，後に悪性腫瘍に罹患する確率が20〜30％ほど高まる傾向があるといわれています。このようなことからも，糖尿病患者の**がん検診は必要**と考えます。これまで一般健診で行われていたがん検診などは，「健康増進法」に基づいて市町村が実施することになっていますし，医療機関によってはがん検診を行っている施設もあると思いますので，受診をすすめましょう。

［菊永恭子］

糖尿病に関する豆知識

19　ママの元気は家族の元気！

　患者さんの中には働きざかりの夫と食べざかりの子どもをもつ主婦がいます。患者さんと面談をしながらいつも感じるのは，自分のことを二の次にしている人が多いことです。「育ちざかり食べざかりの子どもにたくさん食べさせたいから」子どもの好きな洋食メニューが多くなる，仕事が忙しくて連日帰宅時間の遅いご主人に「ひとりで食事をさせるのはかわいそうだから」帰りを待って夜遅くに一緒に食事をするなど状況はさまざまです。

　でも，患者さんも自分の病気のためには決してよくないことを，頭ではわかっているのではないでしょうか。そのような患者さんに出会ったらぜひ，「ママの元気は家族の元気」，そして「主婦の皆さんこそが家族の健康の要と言っても過言ではない」ことを伝えてほしいのです。糖尿病は生活習慣病に代表される病気のひとつです。つまり日常の生活習慣と密接に関係しています。健康的な食事の提供や生活リズムを整えることは家族全員の健康を守ることにもつながります。もしも合併症で倒れたら，一番悲しむのも困るのも家族の皆さんだということを伝えてみてはいかがでしょう。

［菊永恭子］

壮年期 質問 116

[更年期障害 / 体重増加 / ほてり / 発汗 / ストレス / 運動]

50歳の主婦です。40歳で糖尿病と診断されました。
出産後，体重が増え続け，なかなか減りません。
暑くもないのに顔がほてったり，汗が出ます。
これって更年期ですか？

回答

「女性ならいつかは迎える，閉経の前後10年間の45歳から55歳くらいまでを**更年期**と呼びます。もし，生理の周期や経血量が変化していたら，閉経を迎える時期が近いかもしれません」と，更年期の前兆について説明します。

「**ほてりや汗の他，症状はありますか？** 閉経すると女性ホルモンが減少するため，個人差がありますが，ほてりや発汗や不眠，肩こり，頭痛やいらいら，抑うつなどの症状がみられます。また，女性ホルモンの減少は，肥満，高血圧，LDL-コレステロールの上昇，骨粗鬆症の引き金にもなります。体重の増加はそういった身体的な変化が一因になっているかもしれません」と，**症状と体重増加との関係**について説明します。

「あまり症状が気になるときには婦人科の専門医に相談するのもよいのですが，この更年期特有の症状は，家族との人間関係，ストレスなどに影響されるともいわれています[1]。何かストレスを抱えていることはないでしょうか？ ストレス解消はできていますか？」と，他に原因がないかを確認します。

「更年期特有の症状は，スポーツやストレッチなど定期的にからだを動かすことで改善する場合も多いようです[2]。からだを動かすことは，減量ばかりでなく，動脈硬化や骨粗鬆症予防にも，血糖コントロールのためにもなります」と，運動をすることが効果的であることを理解してもらいましょう。

→アプローチのポイント

更年期とからだへの影響について説明します。更年期のことはなんとなく聞くことはあっても，個人差がありますし，当人にとっては初めての体験になります。からだの変化がどのようなことから起きているのか理解することが必要と思われます。

今の不快な状態を乗り切り，健康的な生活を営めるよう，患者さんとよく話し合いましょう。**体重増加はインスリン抵抗性を増大**させ，**血糖コントロールの悪化**につながります。身体活動の利点などを伝え，患者さんができそうだと思うことで，爽快感や達成感がもてるようなものを目標にするとよいと思います。ただし，よく患者さんの考えや思いを聞き，医療者サイドの考えを押しつけないようにします。

→その理由（根拠）

更年期とは卵巣機能が停止した状態のことで，**女性ホルモンが急激に減少**します。特に，エストロゲンの減少が心身にさまざまな影響をもたらし，**更年期障害**と呼ばれる症状を起します。また，閉経による**エストロゲンの欠乏**は，グルコースに対するインスリン反応性およびインスリンの異化を低下させる一方で，インスリン抵抗性を亢進させる[3]といわれています。

さらに，閉経後の3年未満の間の骨量の減少も大きい[4]のです。話題の**メタボリックシンドローム**は圧倒的に男性のほうが多いのですが，女性の場合は閉経を過ぎたあたりから増加がみられています[5]。一般的にも高血圧や脂質代謝異常を惹起しやすいのですが，特に**糖尿病のある女性**の場合，55歳以上の人の**虚血性心疾患による死亡率の増加**が指摘されています[6]。

一方で，更年期は身体的な変化だけではなく，社会的な変化（子どもの進学や就職・結婚・独立，親の介護など）も経験する時期でもあり，さまざまな出来事に対応していかなければなりません。そういう点からは，**ストレスを抱えやすく**なります。うまくストレスを解消し，更年期の後に来る実り豊かな人生の充実期

を，より健康的に迎えてもらいたいと思います。

[岡崎優子]

引用文献
1）変わり目世代の心と身体のクリニック，オレンジページ，東京印書館，2006.
2）吉沢豊予子，鈴木幸子監修：女性看護学，p.141-146，メジカルフレンド社，2008.
3）吉原理恵：女性によく見られる疾患—女性と糖尿病，産婦人科治療，94 増刊号，p.530，2007.
4）前掲書2) p.276.
5）前掲書2) p.274-75.
6）前掲書2) p.531.

糖尿病に関する豆知識

20 更年期障害に対する治療

更年期障害に対する治療としては定期的な運動以外に，①カウンセリング，②ホルモン補充療法，③漢方療法などもあります。内服で効果がなく，カウンセリングで症状が改善したという報告もありますが，ホルモン補充療法や漢方療法をする際は糖尿病の担当医師と相談をするとよいでしょう。

[岡崎優子]

患者さんに届いたこのひとこと

22 生涯元気に動いていられるように

統合失調症の娘を抱えるVさんは腰椎椎間板ヘルニアを持病にもつヘルパーさんです。長年の介護経験から「ぽっくり逝きたい」「娘に世話をしてはもらえないし，娘より先に逝けない」「死ぬまで元気で動いていたい」と将来への不安とともに自身のあるべき姿を描かれていました。

そのあるべき姿の実現のために，「糖尿病のコントロールのためだけではなく，生涯元気に動いていられるように筋力をつけたほうがよいですね」と，水中ウォーキングや水泳を提案しました。「泳ぐのは得意だから」と毎日のようにプールに出かけ，しだいに血糖値も改善がみられるようになりました。「入院しなくてもよくなった」「筋肉がついてきた」「娘より先に逝けないからね」とうれしそうに報告し，その後はウォーキングなど，次なる運動療法の目標も考えられるようになりました。

個々に問題を抱えながら糖尿病とともに生きる患者さんへの将来を見すえた支援が大切だと感じた一例でした。

[山地陽子]

老年期 質問 117

【高齢者の自己注射 / インスリン注射 / 物忘れ / 視力低下 / 社会資源 / QOL】

高齢の父がインスリンの注射を打っています。
最近，物忘れがひどく，視力の低下も進んでいます。
きちんと注射ができているか心配です。

回答

「ご高齢のお父様がインスリン注射を続けていくというのは，とても大変なことですね」と，老親を気遣う家族の気持ちを理解した態度で接します。そして，同居家族や支援者が存在するのかどうかを尋ねます。

同時に，介護保険などの社会資源を活用しているかどうかを確認します。利用していない場合は，保険制度について説明し，同意が得られれば手続きをするようにすすめます。

インスリン自己注射への心配に対しては，どこに問題があるのか，できれば家族だけでなく患者さん本人とも面接して，ひとつずつ解決していく必要があります。高齢者によくみられるインスリン自己注射の問題と対応について，以下に記します。

①手指の機能障害や握力不足などにより，単位設定ダイアルが回しにくい，注入ボタンが押せない 現在のインスリン注射器は，患者さんに使いやすいようにさまざまに改良されています。イノレットは，単位合わせが時計式のダイアルになっており，操作に要する力が比較的軽くすみます。持効型製剤のみになりますが，ランタス注ソロスターも簡便かつ押す力が軽くてよい注射器です。他にもいろいろな注射器を，実際に患者さんに試してもらい，最も使いやすいものを選択するとよいでしょう（**質問23参照**）。

②記銘力低下による懸濁製剤の混和忘れ，単位数の間違い 視覚で訴えるだけで実施可能な患者さんには，専用のシール（**写真1**）を用いることで解決する場合があります。また，どうしても単位設定を間違えてしまう患者さんへは，前述のイノレットであれば，専用の器具（トマレット，**写真2**）を装着し，必要な単位のレベルでダイアルが止まるようにすることも可能です。しかし，こちらは一定の単位数に固定することが必要なため，日に2回以上異なる単位を使用する場合は対応できず，また単位が変更になった際には正しい単位に固定値を変更する必要があります。

③認知力低下により自己注射全般に不安があるケース これについては，介護保険を利用し，ホームヘル

写真1 ｜ 注射器に貼るシールの例

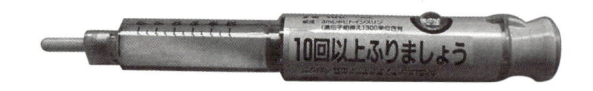

写真2 ｜ イノレットに装着されたトマレット（矢印部分）

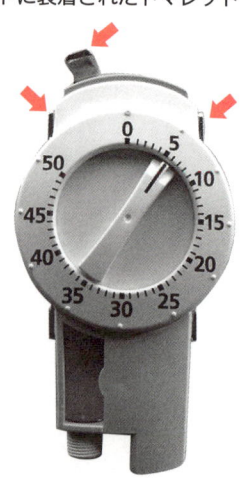

パーによる確認や，重複投与がないように確認してもらえるよう調整していきます。患者さんひとりでの自己注射が困難な場合は，家族や訪問看護師の支援により注射が可能となるよう，また投与回数や時間帯についても主治医と相談する必要があります。これらの職種との調整は，糖尿病ケアに携わる看護師の重要な役割といえます。

④**視力低下** 質問23を参照してください。

➡アプローチのポイント

高齢や一人暮らしであっても，可能な限り患者さん自身が行える環境を整えていくことが必要です。高齢を理由に，インスリン自己注射は無理と決めつけず，今までの生活を維持しながらインスリン注射を継続できる方法を一緒に考えていくことが大切です。

患者さんやご家族が望まないのに，同居を進めたりしては患者さんの自尊心を傷つけるだけではなく，家族の負担も増大します。

➡その理由（根拠）

家族の負担や心配事をできる限り軽減し，高齢患者さんのQOLを考慮した支援を検討していく必要があります。昨今，インスリン自己注射を行う患者さんが増え，また超高齢化が進む現代では，今回のようなケースも決してめずらしいことではありません。**介護保険**などの**社会資源**の他，インスリン製剤の製薬会社の営業担当者に相談してもよいでしょう。

安全第一であることは言うまでもありませんが，「こうでなければいけない」というような固定した発想をもたず，さまざまな方法を一緒に考えて，柔軟に対応していくことが必要です。　　　　　　［古山景子］

糖尿病看護に関する豆知識

21 リソースの活用

インスリン自己注射への支援に限らず，難しい問題に対して，自分ひとりやその組織の中だけで解決しようとしたり，無理とあきらめたりせず，さまざまなリソースを上手に活用することをおすすめします。糖尿病看護認定看護師はネットワークを利用して情報交換し，個々が抱える患者さんの問題解決のために意見を出し合っています。近隣の医療機関で外来相談などを行っている糖尿病看護認定看護師を探し，積極的にアクセスして相談を持ちかけるのも一つの方法です。

［古山景子］

老年期　質問 118

【高齢者の食事療法 / 間食 / 高齢者の血糖コントロール / QOL】

80歳になる父親は，甘いものが好きで，病気が悪くなってもいいから食べたいと言います。高齢者でも厳しくしたほうがよいのでしょうか？

回答

「80歳までいろいろなことをがんばっていらしたお父様に，『甘いものはだめ』と制限するのは，気の毒と思って躊躇してしまいますよね」と，老親の気持ちを気づかう家族の心理を理解した態度で接します。

そして，「ご高齢の方であっても，合併症の出現または悪化を防ぐためには，厳しく血糖コントロールを行うべきであるといわれています。そのためには若い人と同様に，3食バランスよく正しい量の食事をとることが大切です。

しかし，あくまでも患者さんの背景やご本人の訴えに合った方法を考えて，楽しみを奪うようなことがないように進めていくことが大切ですね」などの説明により，患者さんの社会心理的な側面を含めて，QOLを考慮した食事療法を実施できるように関わることが必要です（質問40参照）。

➡アプローチのポイント

いつまでも元気でいてほしいと願うあまり，血糖コントロールを優先させて厳しくなってしまいがちですが，そのような家族の態度は患者さんにとってはとてもストレスになるということを理解してもらうことが大切です。患者さんも「よくないことは百も承知」なのです。むしろ，家族が一緒にがんばろうという気持ちで接することができるように，看護師は関わります。

いかにして甘いものをやめさせるのかと考えるのではなく，どのようなものならよいのか，どの程度ならよいのか，というように考えられるように援助します。血糖のコントロールを優先に考えれば，甘いものを食べないことがベストですが，好きなものを食べられず，嗜好と合わない食事内容を強いられる苦痛は，患者さんにとって大変なストレスとなります。高齢者の楽しみを奪ってしまう結果につながらないように，どのあたりで折り合いをつけるか，妥協点を見出すことも必要です。

高齢者は，成人に比べて身体的・精神的・社会的機能が低下しており，適切な治療の遂行や継続が困難なケースが少なくありません。こうしたことを念頭において，個々の患者さんのQOLをいかに保持増進させながら治療を進めていくかが大切です。

➡その理由（根拠）

糖尿病の合併症は，患者さんの血糖のコントロールの状態によっても異なりますが，神経障害を除いては多くが罹病期間10年以上経過した頃から発症するといわれています。この患者さんの場合，糖尿病がいつ頃

糖尿病看護に関する豆知識

22　血糖コントロールとQOL

糖尿病であっても，結果的に合併症を発症しなければ健康な人となんら変わらず生活することが可能です。しかし，高齢の糖尿病患者が残された人生をその人らしく生きていくには，血糖コントロールとQOLの関係を検討する必要があります。

もちろん，高齢者だからとひとくくりにすることはできず，例えば，多くの社員を抱える現役の会社経営者などでは，合併症のリスクを最小限にするために，糖尿病ではない人と同じようにHbA$_{1c}$を5.8％未満に維持したい，と願う人もいます。血糖コントロールの目標と，よりよい余生の過ごし方について患者さんだけでなく家族を交えて考えていきましょう。

［古山景子］

発症したのか，現在のコントロール状態がどうであるか，合併症の発症があるかないかにもよりますが，80歳という年齢を考えたとき，残された人生において，血糖コントロールがその人らしい生き方をどのくらい阻害するのかということを検討し，よりよい余生の過ごし方について患者さんや家族を交えて考えていくほうがよいと思われます。　　　　　　　　[古山景子]

糖尿病に関する豆知識

23 エネルギーだけではなく，脂質にも注意

　糖尿病患者さん全般にいえることですが，血糖コントロールだけではなく，間食の内容にも注意が必要です。特に，洋菓子類や果物の過剰摂取は，中性脂肪を増加させる危険があります。動脈硬化のリスクファクターがどの程度かも考慮し，間食の内容について一緒に考えるとよいでしょう。　　　　　　　[古山景子]

患者さんに届いたこのひとこと

23 このままでは脳梗塞や心筋梗塞が心配です

　50歳代男性，2型糖尿病歴15年，行政管理職，一過性脳虚血発作で倒れた経験のあるWさん。飲酒量が多く外食ばかりの食生活でした。HbA$_{1c}$9〜10％が続き，インスリン抵抗性改善薬が開始され，体重が増加するばかりでした。

　毎回の看護師との面接ではWさん自ら悪いところや目標を上げ，そのときは安易に「やってみる」と言うものの，実践できたためしがありませんでした。

　ある日の面接で原点に立ち返って「このままでは脳梗塞や心筋梗塞などの合併症が心配です」と大血管症のリスクを伝えました。Wさんは「そりゃ大変！」と反応し，その後飲酒量を減らし，昼食には自ら作ったヘルシーな弁当を持参するまでになりました。

　Wさんの背景から当然病識があり，"わかっちゃいるけどやめられない"だけという先入観をもっていたことを反省させられました。　　　　　　　　　　　　　　　　　　　　[瀬戸奈津子]

老年期 質問 119

【足腰に負担のかからない運動 / 腰痛 / 膝の痛み / 高齢者の運動療法】

運動をしたくても，腰痛や膝の痛みでできません。どのような運動療法ならできるでしょうか？

回答

「痛みがある状態で運動をすることはつらいですよね」と患者さんのおかれた状況に理解を示します。

次に，「いつ頃から，どのようなときにどのような痛みがありますか？」と痛みの状態を確認します。また，「腰痛や膝の痛みについて，整形外科を専門とする医師の診察を受けたことがありますか？」とその原因が明らかになっているか否かを確認します。

痛みの原因が不明な場合には，専門の医師の診察を受けるようにすすめます。痛みの原因が特別な疾患によるものでなく慢性的なもので，軽い運動が可能と診断されたならば，「無理をせずに痛みが悪化しないような運動を少しずつやってみてはどうでしょうか」と提案します。また，運動は血糖のコントロールを目的とするばかりでなく，柔軟性の改善や筋力の強化により痛みが改善するケースもあることを伝えましょう。

患者さんが運動療法の実施を受け入れているようなら，患者さんの症状や運動能力に合わせて運動内容を提案します。「水中で浮力を利用した運動なら，膝や腰への負担が少なくてすみます。ただし，水の抵抗に逆らって力を込めて歩くと，膝への負担が大きい場合があります。専門のトレーナーがいるところで指導のもとに行うのが安全です」「エルゴメーター（固定式自転車）なら，体重の負担がかからずに運動できます」など，膝や腰に負担の少ない運動を紹介します。プールやジムに行けない場合には「自宅でも運動は可能です。安定した椅子に姿勢よく腰かけ，首や肩のストレッチをしてみてはどうでしょうか。ゆっくりと首や肩を動かし，気持ちのよいところで数秒キープすると効果的です。また，片足ずつ床から少し浮かせて膝を伸ばし，足先を上に起こせばふくらはぎやアキレス腱のストレッチになります。反対に，足先を伸ばせば甲の部分のストレッチになります。これで痛みがないようなら，足をもう少し上に上げ，同じように足先を上に起こしたり伸ばしたり，ゆっくりと筋肉の動きを感じながら行うと，筋力の強化につながります」など，自宅で簡単に無理なく始められる運動を提案します。

➡アプローチのポイント

腰痛や膝の痛みといっても，その原因や状態はさまざまです。状態によっては運動が禁忌とされる場合も多いので（質問60参照），専門の医師の診察を受ける必要があります。患者さん自身が安全性を第一に考えられるように説明します。たとえ運動をしてよいと診断されても，基本は症状を悪化させないことです。どのような運動でも，痛みのない範囲で実施していくことが重要です。痛みがなく継続できることを体験すると，患者さんは自信をもって取り組めるようになります。

患者さんの生活環境や利用可能な施設を考慮したうえで，どのような運動をするか患者さんと一緒に検討し，安全に実践できる運動を具体的に紹介します。

➡その理由（根拠）

膝や腰に障害がある患者さんは運動によって悪化することがあるので，基本的には積極的な運動療法は行わないほうが安全です。ただし，加齢による柔軟性や筋力の低下では，少しずつ運動を行うことで関節を支える筋肉の柔軟性を高め，筋力を強化することにつながり，結果的に痛みの軽減が期待できます。したがって，専門の医師の診断を受け安全性を確認したうえで，患者さんに合った運動を少しずつ行っていくことが必要です。

［木内恵子］

老年期 質問 120

【配食サービス／高齢者生活支援事業／糖尿病食／高齢者の一人暮らし】

74歳で一人暮らしをしています。食事の宅配を利用したいと思っていますが，なんらかの社会保障を受けることができますか？

回答

患者さんの状況を確認しながら，「市町村が行う**高齢者生活支援事業**のひとつに**配食サービス**があります。負担額，1日に提供される食事の回数，治療食になるかどうかは，各自治体によって違います」と説明します。受けられるサービスが患者さんに合うものかどうかを見極めて，具体的な問い合わせ先や申し込みの方法を説明します。

➡アプローチのポイント

毎日の食事の用意は，思いのほか大変なことです。ましてひとり分の食事となると，メニューにバラエティーがなくなり，栄養も偏りがちになります。そうした患者さんの状況にまずは共感を示します。

サービス内容をあらかじめ調べ，患者さんのニーズに合ったサービスが提供されるかを見極めます。

問い合わせ先や申し込み方法を具体的に示し，サービスが受けられるように，看護師は調整役として関わります。

➡その理由（根拠）

特に**高齢者**の場合，その人に合ったサービスが提供されるかどうかは重要です。例えば，提供された食事が硬くて食べられず，申し込んでもすぐにやめてしまうということがあるかもしれません。患者さんの状況をアセスメントし，適切なサービスかどうかを見極める必要があります。

また，サービスを患者さんに紹介しても，具体的な手続きの方法などがわからないと，患者さんは行動に移せません。看護師が対応できなければ，**ケースワーカー**を紹介するなどの配慮が必要です。

配食サービスとは，おおむね65歳以上の単身または高齢者のみの世帯に，自立支援の観点から定期的に居宅を訪問し，栄養のバランスのとれた食事を提供するとともに，安否の確認を行うことを目的にした事業です。実施主体は市町村で，自治体によって取り組みはさまざまです。

このサービスは，**介護保険の要介護認定を受けた人も受けなかった人も対象になるサービス**です。1食当たりの**自己負担額**は食材相当と考えられており，400～500円を負担するところが多いようです。

1日に提供される食事の回数は昼と夕食の2食が多いようですが，1食のみ，あるいは3食提供しているところもあります。

サービスの頻度は，週5日以上が多いようです。一人暮らしでは低栄養状態を来しやすい状況にある高齢者もみられ，たとえ1食の提供であっても，栄養のバランスのとれた食事が大切なこともあります。

食事の内容は，**粥やきざみ食**などの**高齢者用の食事**や**治療食**を提供している自治体もありますが，一律に同じ食事のところもあります。たとえ治療食の対応がされていなくても，糖尿病には食べられないものはなく，栄養のバランスも計算されているものなので，提供される**1食のエネルギー量**を把握し量を減らすなど，工夫しだいでは活用することもできるでしょう。

以上のように，サービスの内容はさまざまなので，市町村の相談窓口に問い合わせ，内容を詳しく知ることが大切です。配食サービス以外にも，高齢者を対象としたサービスについて知っておくと便利でしょう。

民間企業でも，**宅配**で**糖尿病食**の提供を行っているところがあります。企業と利用者の個別の契約なので，**社会保障を受けることはできません**。3食2,000円前後で提供されているようです。

［平野美雪］

第Ⅱ章 糖尿病をめぐる話題

❶ 特定健康診査・特定保健指導の概要

❷ 糖尿病に関連する診療報酬

❸ 疾病受容や行動変容・セルフケアへの援助

1 特定健康診査・特定保健指導の概要

生活習慣病の予防，重症化・合併症発症の予防が目的

「トクテイケンシン」というフレーズを，テレビなどで耳にする機会が増えました。この制度は，正式には「特定健康診査・特定保健指導」といい，2008年4月からスタートしています。医療費に占める生活習慣病の割合の増加，死亡原因においては生活習慣病が約6割を占めるという状況下で，生活習慣病予防および重症化と合併症の発症の予防を主な目的としています。この制度をきっかけとして，国民が，自身や家族の健康を考えるきっかけになったことは間違いなさそうです。その点だけでも，高く評価されるべきでしょう。それでは，この制度の概要を説明します。

1. 特定健康診査とは

まず，**特定健康診査**（以下，**特定健診**）について説明します。ひとことでいえば，特定健診は，**メタボリックシンドローム（内臓脂肪症候群）に着目した健診**です。対象者は，40〜74歳の医療保険加入者です。医療保険とは，組合管掌健康保険，全国健康保険協会管掌健康保険（旧・政府管掌健康保険），船員保険，共済組合，国民健康保険のことです。

一方で，特定健診の対象者から除外されている人がいます。後期高齢者医療広域連合が保険者である長寿医療制度（後期高齢者医療制度）の対象者，具体的には「75歳以上の者」および「65歳〜74歳以上で一定の障害の状態にあるために後期高齢者医療広域連合の認定を受けた者」は，長寿医療制度の対象者であり，特定健診は受けません。ただし，2009年度以降は，**特定健診の実施年度において75歳に達する人は特定健診の対象者**です。さらに，「妊産婦，刑事施設・労役場その他これらに準ずる施設に拘禁されている者，国内に住所を有しない者，船員保険の被保険者のうち相当な期間継続して船舶内にいる者，病院または診療所に6月以上継続して入院している者，障害者支援施設・独立行政法人国立重度知的障害者総合施設のぞみの園が設置する施設・養護老人ホーム・特別養護老人ホーム・介護保険施設に入所または入居している者等」も，特定健診の対象者ではありません。

また，組合管掌健康保険の被保険者の場合，特定健診よりも労働安全衛生法に基づく事業者健診の受診が優先されます。この事業者健診が特定健診に相当するものとして扱われます。つまり，事業者健診と特定健診を2回受診する必要はありません。

下記の健診項目が実施されます。
- 既往歴の調査（服薬歴および喫煙習慣の状況にかかる調査）
- 身体計測（身長，体重，腹囲）
- BMIの算出
- 血圧測定
- 自覚症状および他覚症状の有無の検査（理学的検査，身体診察）
- 尿検査検尿（尿中の糖および蛋白）
- 血液検査
  - 血中脂質検査（中性脂肪，HDL-コレステロール，LDL-コレステロール）
  - 血糖検査（空腹時血糖またはHbA$_{1c}$）

209

- 肝機能検査〔AST（GOT），ALT（GPT），γ-GT（γ-GTP）〕

※さらに，一定の基準のもと，医師が必要と認めた場合には，「12誘導心電図検査」「眼底検査」「貧血検査（赤血球，血色素量，ヘマトクリット値）」の項目を実施します。

　これらの項目をみますと，従来の健診と大きくは変わりません。しかし，腹囲の測定は，今回の制度で初めて受ける人が多いのではないでしょうか。腹囲に関しては，誤差の発生が否定できないことや，プライバシーの保護などが議論されてきました。その結果，BMIが20未満である場合と，自ら腹囲を測定してその値を申告している場合（BMIが22未満である者に限る）は，腹囲検査を省略することができると定められました[1]。

2. 特定保健指導とは

　特定健診の結果データは，医療保険者に送付されます。医療保険者は，**要保健指導者**（特定保健指導の対象者）を決定し，利用券を発券します。利用券は，要保健指導者に利用案内とともに送付され，特定保健指導の面接などを受けることとなります。要保健指導者には，「**動機づけ支援**」と「**積極的支援**」の2つの区分があり，これを**階層化**と呼びます。図1のフローチャートにより，要保健指導者および区分が決定されます。

　また，「動機づけ支援」と「積極的支援」の具体的な支援内容は，下記のとおりです。一部，告示などを省略していますので，詳細は告示や厚生労働省保健局「特定健康診査・特定保健指導の円滑な実施に向けた手引き」等でご確認ください（特に，図1で非該当となる場合でも，医療保険者の判断で自由に保健指導を行うことが可能とされておりますので，ご注意下さい）。

1）動機づけ支援
（1）支援頻度・期間
　面接による支援のみの原則1回です。面接時から6カ月経過後に実績評価を行います。
（2）支援内容
　対象者本人が，自分の生活習慣の改善すべき点等を自覚し，自ら目標を設定し行動に移すことができる内容とします。

　特定健診の結果ならびに喫煙習慣，運動習慣，食習慣，休養習慣その他の生活習慣の状況に関する調査の結果を踏まえ，面接による支援および実績評価を行います。

（3）面接による支援の具体的内容
　1人当たり20分以上の個別支援または1グループ（1グループは8名以下）当たり80分以上のグループ支援とします。

　具体的に実施すべき内容は以下のとおりです。
- 生活習慣と特定健診の結果との関係の理解，生活習慣を振り返ること，メタボリックシンドロームや生活習慣病に関する知識の習得およびそれらが動機づけ支援対象者本人の生活に及ぼす影響の認識等から，生活習慣の改善の必要性について説明すること。
- 生活習慣を改善する場合の利点および改善しない場合の不利益について説明すること。
- 食事，運動等，生活習慣の改善に必要な事項について実践的な指導をすること。
- 動機づけ支援対象者の行動目標や実績評価の時期の設定について支援するとともに，生活習慣を改善するために必要な社会資源を紹介し，有効に活用できるように支援すること。
- 体重および腹囲の計測方法について説明すること。
- 動機づけ支援対象者に対する面接による指導のもとに，行動目標および行動計画を作成すること。

（4）実績評価
　面接または通信など（電子メール，電話，FAX，手紙など）を利用して実施します。

2）積極的支援
（1）支援頻度・期間
　初回時に面接による支援を行い，その後，3カ月以上の継続的な支援を行います。初回時面接から6カ月以上経過後に実績評価を行います。

（2）支援内容のポイント
　具体的に実施すべき内容は以下のとおりです。
- 積極的支援対象者が，自らの健康状態，生活習慣の改善すべき点等を自覚し，生活習慣の改善に向けた自主的な取り組みを継続して行うことができる内容とすること。
- 特定健診の結果および食習慣，運動習慣，喫煙習慣，

図1｜特定保健指導の対象者（階層化）

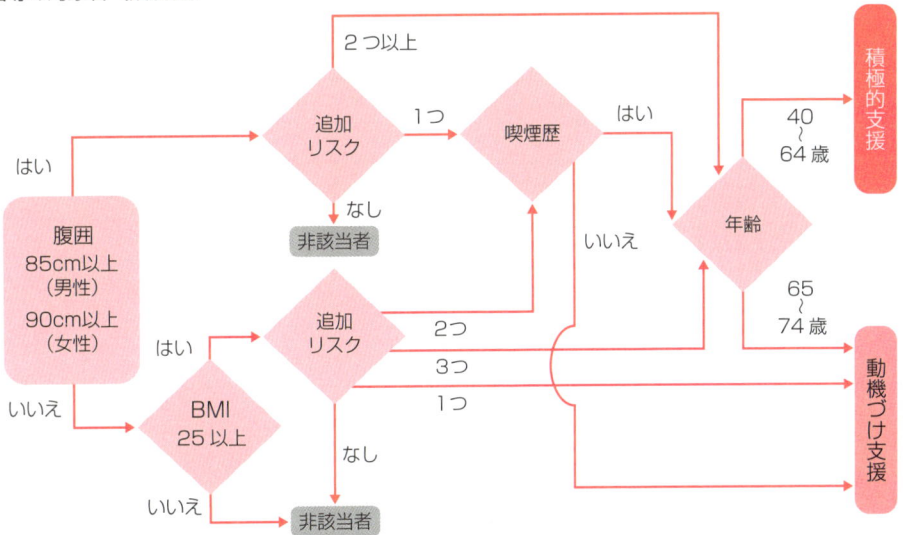

追加リスク
①血糖（空腹時血糖が100mg/dL以上，またはHbA₁cが5.2％以上）
②脂質（中性脂肪150mg/dL以上，またはHDL－コレステロール40mg/dL未満）
③血圧（収縮期130mmHg以上，または拡張期85mmHg以上）に該当する者
注）糖尿病，脂質異常症または高血圧の治療にかかる薬剤を服用している者を除く。

休養習慣その他の生活習慣の状況に関する調査の結果を踏まえ，積極的支援対象者の生活習慣や行動の変化（以下，行動変容という）の状況を把握し，当該年度および過去の特定健診の結果等を踏まえ，積極的支援対象者が自らの身体状況の変化を理解できるよう促すこと。

- 積極的支援対象者の健康に関する考え方を受け止め，積極的支援対象者が考える将来の生活像を明確にしたうえで，行動変容の必要性を実感できるようなはたらきかけを行い，具体的に実践可能な行動目標を積極的支援対象者が選択できるよう支援すること。
- 積極的支援対象者が具体的に実践可能な行動目標について，優先順位をつけながら，積極的支援対象者と一緒に考え，積極的支援対象者自身が選択できるよう支援すること。
- 医師，保健師または管理栄養士は，積極的支援対象者が行動目標を達成するために必要な特定保健指導支援計画を作成し，積極的支援対象者の生活習慣や行動変容の状況の把握およびその評価，当該評価に基づいた特定保健指導支援計画の変更等を行うこと。〔なお，保健指導の実務経験を有する看護師については，2008年4月1日から5年間に限り，特定保健指導を行うことができる。一定の実務経験とは，2008年4月現在において1年以上（必ずしも継続した1年間である必要はない），保険者が保健事業として実施する生活習慣病予防に関する相談および教育の業務または事業場において当該事業場の労働者に対して実施する生活習慣病予防に関する相談および教育の業務に従事した経験を有する看護師と解するものとすること。なお，業務に従事とは，反復継続して当該業務にもっぱら携わっていることを意味する〕。
- 特定保健指導実施者は，積極的支援対象者が行動を継続できるように定期的に支援すること。
- 積極的支援を終了するときには，積極的支援対象者が生活習慣の改善が図られた後の行動を継続するよう意識づけを行う必要があること。

（3）面接による支援の具体的内容

1人当たり20分以上の個別支援または1グループ（1グループは8名以下）当たり80分以上のグループ支援とします。

具体的に実施すべき内容は，動機づけ支援と同様です。

（4）3カ月以上の継続的な支援の具体的内容

ポイント制に基づき，支援A（表1→p.212）の方法で160ポイント以上，支援B（表2→p.212）の方法で20ポイント以上，合計で180ポイント以上の支援を

表1 | 支援A

内容		● 積極的支援対象者の過去の生活習慣および計画行動の実施状況を踏まえ，積極的支援対象者の必要性に応じた支援をすること ● 食事，運動等の生活習慣の改善に必要な事項について実践的な指導をすること ● 進捗状況に関する評価として，積極的支援対象者が実践している取り組み内容およびその結果についての評価を行い，必要があると認めるときには，行動目標および行動計画の再設定を行うこと ● 行動計画の実施状況について記載したものの提出を受け，それらの記載に基づいて支援を行うこと
支援形態		● 個別，グループ，電話，電子メール（電子メール・FAX・手紙等）のいずれか，もしくは組み合わせて行う
ポイント算定要件	個別支援	● 5分間を1単位（1単位＝20ポイント） ● 支援1回当たり最低10分間以上 ● 支援1回当たりの算定上限＝120ポイント（30分以上実施しても120ポイント）
	グループ支援	● 10分間を1単位（1単位＝10ポイント） ● 支援1回当たり最低40分間以上 ● 支援1回当たりの算定上限＝120ポイント（120分以上実施しても120ポイント）
	電話支援	● 5分間の会話を1単位（1単位＝15ポイント） ● 支援1回当たり最低5分間以上会話 ● 支援1回当たりの算定上限＝60ポイント（20分以上会話しても60ポイント）
	電子メール支援	● 1往復を1単位（1単位＝40ポイント） ● 1往復＝特定保健指導実施者と積極的支援対象者の間で支援に必要な情報の共有を図ることにより支援を完了したと当該特定保健指導実施者が判断するまで，電子メール・FAX・手紙等を通じて支援に必要な情報のやりとりを行うことをいう

（厚生労働省保健局：特定健康診査・特定保健指導の円滑な実施に向けた手引き，Ver1.8，p.33，2008より転載）

表2 | 支援B

内容		● 初回の面接の際に作成した行動計画の実施状況を確認し，行動計画に掲げた取り組みを維持するために励ましや賞賛を行うものとすること
支援形態		● 個別，電話，電子メール（電子メール・FAX・手紙等）のいずれか，もしくは組み合わせて行う
ポイント算定要件	個別支援	● 5分間を1単位（1単位＝10ポイント） ● 支援1回当たり最低5分間以上 ● 支援1回当たりの算定上限＝20ポイント（10分以上実施しても20ポイント）
	電話支援	● 5分間の会話を1単位（1単位＝10ポイント） ● 支援1回当たり最低5分間以上会話 ● 支援1回当たりの算定上限＝20ポイント（10分以上会話しても20ポイント）
	電子メール支援	● 1往復を1単位（1単位＝5ポイント） ● 1往復＝特定保健指導実施者と積極的支援対象者の間で支援に必要な情報の共有を図ることにより支援を完了したと当該特定保健指導実施者が判断するまで，電子メール・FAX・手紙等を通じて支援に必要な情報のやりとりを行うことをいう

（厚生労働省保健局：特定健康診査・特定保健指導の円滑な実施に向けた手引き，Ver1.8，p.34，2008より転載）

実施することを最低条件とします。

(5) 実績評価

面接または通信など（電子メール，電話，FAX，手紙など）を利用して実施します。

3. 本制度の狙い

厚生労働省保健局「特定健康診査・特定保健指導の円滑な実施に向けた手引き」（Ver1.8）には，本制度の基本的な考え方として，表3が示されています。特に注目すべきなのは，これからの健診・保健指導の目的に，「内臓脂肪型肥満に着目した早期介入・行動変容」と明確に記されたことでしょう。また，アウトカム評価を行い，糖尿病などの有病者・予備群を25％減少させると，具体的な数値を掲げたことも興味深いところです。さらに，実施主体が市町村から医療保険者へと移行しています。2013年からは，特定健診・特定保健指導の実施率，2008年と比べた2012年時点でのメタボリックシンドロームの該当者・予備群の減少率を，医療保険者ごとにアウトカム評価として公開し，それによって国からの「後期高齢者医療支援金」が加算・減算することが決まっています。

医療保険者に対して，国民のために本気で取り組んでほしいという意向が感じられます。

4. 本制度に関して，看護職に求められるもの

厚生労働省の公式ホームページには，既出の手引きの他，特定健診・特定保健指導に関連する法令，告示，

表3 特定健康診査・特定保健指導の基本的な考え方

	これまでの健診・保健指導		これからの健診・保健指導
健診・保健指導の関係	健診に付加した保健指導	最新の科学的知識と，課題抽出のための分析	内臓脂肪型肥満に着目した生活習慣病予防のための保健指導を必要とする者を抽出する健診
特徴	プロセス（過程）重視の保健指導		結果を出す保健指導
目的	個別疾患の早期発見・早期治療		内臓脂肪型肥満に着目した早期介入・行動変容 　リスクの重複がある対象者に対し，医師，保健師，管理栄養士等が早期に介入し，行動変容につなげる
内容	検診結果の伝達，理想的な生活習慣に係る一般的な情報提供		自己選択と行動変容 　対象者が代謝等のからだのメカニズムと生活習慣との関係を理解し，生活習慣の改善を自らが選択し，行動変容につなげる
保健指導の対象者	健診結果で「要指導」と指摘され，健康教育等の保険事業に参加した者		健診受診者全員に対し，必要度に応じ，階層化された保健指導を提供 　リスクに基づく優先順位をつけ，保健指導の必要性に応じて「情報提供」「動機づけ支援」「積極的支援」を行う
方法	一時点の健診結果のみに基づく保健指導 画一的な保健指導	行動変容を促す手法	健診結果の経年変化および将来予測を踏まえた保健指導 データ分析等を通じて集団としての健康課題を設定し，目標に沿った保健指導を計画的に実施 個々人の健診結果を読み解くとともに，ライフスタイルを考慮した保健指導
評価	アウトプット（事業実施量）評価 実施回数や参加人数		アウトカム（結果）評価 糖尿病等の有病者・予備群の25％減少
実施主体	市町村		医療保険者

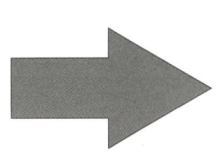

（厚生労働省保健局：特定健康診査・特定保健指導の円滑な実施に向けた手引き，Ver1.8, p.4, 2008より転載）

そして通知がすべて掲載されています。本稿では紙面の都合上，これらのすべてを紹介できませんが，特定健診・特定保健指導に業として携わる方は，ぜひすべてに目を通していただきたいと思います。

例えば，2008年11月18日に，厚生労働省保険局長から発出された通知「特定健康診査及び特定保健指導の実施に関する基準の一部改正について」（保発第1118001号）では，「特定健康診査及び特定保健指導の実施に関する基準第1条において，保険者は『毎年度，当該年度の4月1日における加入者であって，当該年度において40歳以上74歳以下の年齢に達するもの』に対し特定健康診査を実施すること等を規定しているが，特定健康診査等の実施年度において75歳に達する者については，（中略）特定健康診査等を実施する最低限の対象者として法令上義務付けられているものに含めていなかったところである。しかしながら，特定健康診査等の実施年度に75歳に達する者についても誕生日によっては，当該年度の大半が74歳である者も少なくなく，これらの者については75歳に達し法第50条に規定する被保険者となる日までの間，特定健康診査等の機会が確実に確保されることが望ましいことから，今般，基準省令を改正することとした」と示されています。

本通知により，厚生労働省令や既存通知が改められ，2009年4月1日から施行されます。これは，「75歳の誕生日を迎える年度に，医療保険から後期高齢者制度へと移行するけれども，それでもその年度中に特定健診か後期高齢者医療広域連合が実施する健診を受けられるようにすべき」という配慮です。この通知をみますと，本制度の初年度であった2008年度に75歳の誕生日を迎えた人全員が，無事にいずれかの健診を受けられたのか心配になります。

一般的に，このような通知をくまなく読む高齢者は少ないでしょう。そのためにも，日々刻々と変化する制度，すなわち「決まりごと」に該当しないために，本来受けられるべきサービスが受けられない国民はいないか等，私たち看護職はしっかり注目していく必要があるのではないでしょうか。そのうえで，必要な要望や意見があれば，適切に声を上げていくことが，看護が本来もっているアドボカシー機能のひとつだと私は考えています。

［松田直正］

② 糖尿病に関連する診療報酬

評価高まる糖尿病看護の専門性

　看護職として，診療報酬を身近なことと感じつつも，同時に「とっつきにくい」と感じている方が多いのではないでしょうか。しかし，看護職と診療報酬は切っても切れない関係にあります。それは，2008年に「糖尿病合併症管理料」が新たに設けられたことからも明らかです。この管理料は，「糖尿病足病変」に関して重点的な指導により発症防止効果があると認められ，勝ち取った診療報酬なのです。これは看護職にとって大きな第一歩であり，看護職が示したアウトカムを，誰しもが納得するようにプレゼンテーションすることの重要性が示唆されています。それでは糖尿病に関する診療報酬について説明します。

1. 診療報酬とは

　病院・診療所等の医療施設が，診療・検査等の診療行為を実施した場合に，その対価として保険者から医療施設に支払われる料金，またはこの制度のことを「診療報酬」といいます。保険が適用できる範囲，内容，価格等は，診療報酬点数表に詳しく定められており，これらは，ほぼ2年に1回，改定が行われています。なお，1点を10円として計算しますが，大雑把にいえば，サラリーマンが1,000点の診療行為を受けた場合，7,000円を保険者が医療施設に支払い，3,000円を自己負担分として自分で支払うシステムです。

　診療報酬の歴史を振り返りますと，公定料金として初めて診療報酬が規定された1927年の健康保険法施行にまでさかのぼります。その後，1948年に，診療報酬の審査と支払いを円滑に行うために社会保険診療報酬支払基金が，1950年には厚生大臣（当時）の諮問機関として中央社会保険医療協議会（以下，中医協）が設置されました。診療報酬の改定は，現在も中医協によって行われています。

2. 糖尿病に関連する診療報酬の歴史

　糖尿病と診療報酬を結びつけてひもときますと，糖尿病患者の在宅医療が飛躍的に発展したことがわかります。そして，看護職が担う予防的な関わりが，診療報酬上の評価を得るまでに至った経緯も明らかになります。それでは，1970年代の糖尿病患者がおかれた状況から振り返ってみましょう。

　バイエル薬品株式会社の資料によれば，1969年にエームス社（現・バイエル）が世界初の簡易血糖測定装置である「エームス　リフレクタンスメーター」を開発し，1971年に日本へ導入したことが記されています[1]。つまり1970年代には，すでに血糖自己測定の礎が築かれていたのです。同時に，インスリン製剤の開発・改良が進んでいましたが，日本における診療報酬上の対応は，1980年代に入ってからでした。

　1980年までは，インスリン注射が必要な患者は，医療施設に出向いたうえで，自己注射ではなく，医療従事者が患者にインスリン注射をしていました。また，患者の一部は自己注射をしていましたが，それは保険適用外で，インスリン製剤を自費で購入していたので

表1｜血糖自己測定器加算（在宅療養指導管理料）

第1款　在宅療養指導管理料
1　本款各区分に掲げる在宅療養指導管理料は，特に規定する場合を除き，月1回に限り算定し，同一の患者に対して1月以内に指導管理を2回以上行った場合においては，第1回の指導管理を行ったときに算定する。
（中略）
血糖自己測定器加算
1　月20回以上測定する場合　　　400点
2　月40回以上測定する場合　　　580点
3　月60回以上測定する場合　　　860点
4　月80回以上測定する場合　　1,140点
5　月100回以上測定する場合　　1,320点
6　月120回以上測定する場合　　1,500点
注1　1から3までについては，インスリン製剤又はヒトソマトメジンC製剤の自己注射を1日に1回以上行っている入院中の患者以外の患者（1型糖尿病の患者を除く。）又はインスリン製剤の自己注射を1日に1回以上行っている入院中の患者以外の患者（1型糖尿病の患者に限る。）に対して，血糖自己測定値に基づく指導を行うため，血糖自己測定器を使用した場合に，3月に3回に限り，第1款の所定点数に加算する。
2　4から6までについては，インスリン製剤の自己注射を1日に1回以上行っている入院中の患者以外の患者（1型糖尿病の患者に限る。）に対して，血糖自己測定値に基づく指導を行うため，血糖自己測定器を使用した場合に，3月に3回に限り，第1款の所定点数に加算する。

表2｜生活習慣病管理料

生活習慣病管理料
1　保険薬局において調剤を受けるために処方せんを交付する場合
　イ　脂質異常症を主病とする場合　　650点
　ロ　高血圧症を主病とする場合　　　700点
　ハ　糖尿病を主病とする場合　　　　800点
2　1以外の場合
　イ　脂質異常症を主病とする場合　1,175点
　ロ　高血圧症を主病とする場合　　1,035点
　ハ　糖尿病を主病とする場合　　　1,280点
注1　許可病床数が200床未満の病院又は診療所である保険医療機関において，脂質異常症，高血圧症又は糖尿病を主病とする患者（入院中の患者及び高齢者医療確保法の規定による療養の給付を受けるものを除く。）に対して，患者の同意を得て治療計画を策定し，当該治療計画に基づき，生活習慣に関する総合的な治療管理を行った場合に，月1回に限り算定する。ただし，糖尿病を主病とする場合については，（略）在宅自己注射指導管理料を算定している場合は算定できない。
2　（略）
3　糖尿病を主病とする患者（2型糖尿病の患者であってインスリン製剤を使用していないものに限る。）に対して，血糖自己測定値に基づく指導を行った場合は，年1回に限り所定点数に500点を加算する。

す。医療施設に出向かなければ，保険の範囲内のインスリン注射が受けられなかったことは，患者にとって大変な負担であったと推察されます。このような背景のもと，患者会と医療従事者などのはたらきかけによって，1981年に**インスリン製剤の自己注射が保険の適用**となりました。

さらに，自己注射が認められてから5年を経て，1986年には，**血糖自己測定器加算**が評価されました。自己注射と血糖自己測定の2つが診療報酬上の評価を得たことで，糖尿病患者の在宅医療は大きな進化を遂げたといえます。血糖自己測定器加算は，数回の改定を経て，2008年4月現在，**表1**のようになっています。

1990年代に入ると，医療費，とりわけ入院医療費の高騰が社会問題となり，在宅医療に関する法制化が図られました。これにより，1992年には，**在宅療養指導管理料**が点数化されました。2008年4月現在，**在宅療養指導管理料―在宅自己注射指導管理料**として，自己注射を行っている入院患者以外の患者に対して，自己注射に関する指導管理を行った場合に820点を算定することが認められています。現在では，インスリン製剤だけでなく，性腺刺激ホルモン製剤，ヒト成長ホルモン製剤，遺伝子組換え活性型血液凝固第VII因子製剤，遺伝子組換え型血液凝固第VIII因子製剤なども自己注射の対象となっており，対象薬剤は拡大する傾向にあります。

また，同時期の老人保健法の改正により，老人訪問看護制度が創設され，訪問看護ステーションが稼働し始めています。1990年代はじめは，看護界にとっても，訪問看護を重点化していくことを決めた，大きな転換期であったといえます。

その後，生活習慣病の増加や，大病院への患者集中などが問題となり，医療施設がもつ機能に関して，役割分担の推進が求められるようになりました。このような背景のもと，2002年には脂質異常症，高血圧症，糖尿病を主病とした**生活習慣病管理料**（**表2**）が算定されました。「200床未満の病院等」と「処方せん交付なし」に手厚い点数が加算されていることは，外来患者の大病院集中を回避・誘導する意図があるものと思われます。

また，本管理料を評価するためには，患者に対して**療養計画書**（図→p.216）を示して，服薬，運動，休養，栄養，喫煙および飲酒などの生活習慣に関する総合的な治療管理を行う旨を丁寧に説明し，患者の同意を得て，患者の署名を受けることが定められています。

さらに，糖尿病およびその合併症患者の激増により，医療費はさらに増大しました。特に，糖尿病網膜

図　療養計画書の一例

(別紙様式9)

[療養計画書フォームの図版]

(厚生労働省ホームページ http://www.mhlw.go.jp/topics/2008/03/dl/tp0305-1dl_0002.pdf より転載, 一部改変)

症, 糖尿病腎症, 糖尿病神経障害, 糖尿病足病変, 糖尿病大血管症などの重症な合併症の発症を防止することは, とりわけ重要な課題となりました。これらの合併症のうち「**糖尿病足病変**」は, 重点的な指導による発症防止効果があると認められ, 2008年, 新たな外来の評価として, **糖尿病合併症管理料 170点（月1回）**が設けられました(**表3**)。

特に注目すべき点は, 本管理料の算定要件に, **療養上の指導を行う専任の常勤看護師**は,「**糖尿病足病変の看護に従事した経験を5年以上有し, かつ, 糖尿病足病変に係る適切な研修を修了した者**」と明記されたことです。これは, 糖尿病看護認定看護師, 慢性疾患看護専門看護師, 糖尿病療養指導士資格をもつ看護職の, 専門性の高い看護が高く評価されたことを意味しています。また, これらの看護職が行うフットケアに対して, 発症予防効果があることを中医協が認めたことも

表3 | 糖尿病合併症管理料（下線は筆者）

糖尿病合併症管理料
(1) 糖尿病合併症管理料は，次に掲げるいずれかの糖尿病足病変ハイリスク要因を有する入院中の患者以外の患者（通院する患者のことをいい，在宅での療養を行う患者を除く。）であって，医師が糖尿病足病変に関する指導の必要性があると認めた場合に，月1回に限り算定する。
　ア　足潰瘍，足趾・下肢切断既往
　イ　閉塞性動脈硬化症
　ウ　糖尿病神経障害
(2) 当該管理料は，専任の常勤医師又は当該医師の指示を受けた専任の常勤看護師が，(1)の患者に対し，爪甲切除（陥入爪，肥厚爪又は爪白癬等に対して麻酔を要しないで行うもの），角質除去，足浴等を必要に応じて実施するとともに，足の状態の観察方法，足の清潔・爪切り等の足のセルフケア方法，正しい靴の選択方法についての指導を行った場合に算定する。
(3) 当該管理料を算定すべき指導の実施に当たっては，専任の常勤医師又は当該医師の指示を受けた専任の常勤看護師が，糖尿病足病変ハイリスク要因に関する評価を行い，その結果に基づいて，指導計画を作成すること。
(4) 看護師に対して指示を行った医師は，診療録に看護師への指示事項を記載すること。
(5) 当該管理を実施する医師又は看護師は，糖尿病足病変ハイリスク要因に関する評価結果，指導計画及び実施した指導内容を診療録又は療養指導記録に記載すること。

表4 | 中医協の代表区分と所属（2009年4月現在）

	代表区分	所属（例）
1	健康保険，船員保険および国民健康保険の保険者ならびに被保険者，事業主および船舶所有者を代表する委員	全国健康保険協会の代表 健康保険組合連合会の代表等 （計7名）
2	医師，歯科医師および薬剤師を代表する委員	日本医師会の代表3名 日本歯科医師会の代表 日本薬剤師会の代表等 （計7名）
3	公益を代表する委員	大学・大学院の教授 （計5名）
4	専門委員	日本看護協会の代表 製薬会社の代表等 （計10名）

見逃せない点です。この算定要件を各医療施設がクリアすることは，ハードルが高い反面，成果を示すことができれば，次回の診療報酬改定時により高い評価が得られるものと期待しています。

3. 診療報酬改定に対する看護職の活動

「次は，糖尿病足病変への看護を評価の対象として，糖尿病の重症化を防ごう!!」…このように，厚生労働省が自ら情報収集をして，立案をするのでしょうか。ふっとそんな疑問が浮かんできませんか？

結論からいうと，看護職が自らはたらきかけない限り，看護職が担う予防的効果を診療報酬上に評価させることは困難です。診療報酬は，中医協で議論されます。中医協の委員名簿を見ると，4つの代表区分に分かれています（表4）。

中医協で看護職としての意見を発信できるのは，29名の委員中，専門委員として任命されている日本看護協会の代表1名のみです（ただし，分科会を除きます）。しかも，医師，歯科医師，薬剤師とは区分が違っています。この状況下で，いわゆる「糖尿病フットケア加算」を勝ち取ることができたのは，主に糖尿病看護認定看護師の実践から得られたデータなどをもとに取りまとめた情報を，日本糖尿病教育・看護学会が独自の活動として，厚生労働省保健局医療課に提出したことが大きな要因のひとつです。この情報が，結果として中医協に「重点的な指導による発症防止効果が認められる」と言わしめたものです。つまり，新たな診療報酬の評価には，看護職がアウトカムを示すことと，そのアウトカムを誰しもが納得するようにプレゼンテーションすることが，必要不可欠なのです。

看護職のもつ力が，診療報酬上の評価として認められることは，看護職にとっても，国民にとっても非常に重要です。糖尿病看護に携わる皆様には，日々の看護の実践をもとに，他者に納得してもらえるアウトカムを，ぜひ示し続けていただきたいと願っています。さらに，看護職の個の活動を束ねて組織的な活動としていくことが，看護界の大きな力となり，ひいては国民の健康に貢献するものと考えます。2010年の診療報酬改定に向けて，目に見えにくい予防的効果を，目に見える成果としていくことが求められているのです。

［松田直正］

引用文献
1) バイエル薬品株式会社ホームページ　http://www.breeze2.jp/diabetes/03_5.html

3 疾病受容や行動変容・セルフケアへの援助

心理状態および行動変化に応じた支援の必要性

この項では，患者さんが疾病受容や行動変容・セルフケアを習得するうえで必要な援助について掲載しました。これは2008年に刊行された『糖尿病に強い看護師育成支援テキスト注)』に記された中の"糖尿病患者および家族への支援技術"の一部を抜粋し，さらにコンパクトにまとめたものです。日常よく遭遇するが戸惑う場面も多いといわれる行動変容やセルフケアを必要とする患者さんへの援助について，その心理状態や行動変化に応じて必要な技術や理論をまじえて展開しています。第Ⅰ章の各質問項目と合わせ，日常の看護場面に活かしていただけると幸いです。

1. 疾病受容や行動変容に関する援助

「わかっているのになぜしないのか？」あるいは，「なぜ自分の病気を理解しようとしないのか？」と，医療者の悩みを聞くことが多くあります。これは，糖尿病をもつ人と関わるうえで，避けて通れない課題なのです。

私たち医療者は，人間であれば必ずある「わかっているけど向き合えない」というその人の状況を理解して受け止め，同じ目線で今後をともに考えることが必要なのではないでしょうか。

1)「対象喪失」と「悲哀の仕事」

福西ら[1]は，糖尿病を身体機能の喪失ととらえ，糖尿病の患者さんの心理状態を「**対象喪失（object loss）**」と「**悲哀の仕事（mourning work）**」の概念を用いて，フィンクの危機理論を参考に疾病受容までの心理的プロセスを説明しています。

対象喪失とは，その人にとってかけがえのないもの，しかし，普段は当たり前で意識していないものを失うことを意味します。糖尿病の患者さんは，内分泌機能の低下とともに，「食べることの自由」や，自己管理行動による精神的・社会的なものの喪失を体験し，精神的に落ち込んだり絶望感を味わいます。

しかし，人間は，その絶望から徐々に立ち直っていく強さをもっています。これには，図1のような段階を追った疾病受容の心理的プロセスがあり，悲哀の仕事といわれます。それぞれの段階には意味があり，特に防衛的退行の段階は，患者さんの否認や逃避が全く治療や疾患に向き合うものではないので，医療者にとって不安になりやすい時期ともいえますが，患者さんが承認しがたい事実に直面したときの無意識レベルでの心理的防衛機構でもあります。これを，福西らは"心の安全装置"といい，この段階を十分に踏むことで，次の段階に進めるのだとしています。だからといって，事実を否認した結果，自己管理がおろそかになると，

注）日本糖尿病教育・看護学会では，厚生労働省が平成18年度に行った実践に強い看護師を育成するための研修支援事業に積極的に関わり，特別委員会として「糖尿病に強い看護師育成支援委員会（現・政策委員会）」が設置されました。同委員会では「糖尿病に強い看護師の育成のための研修プログラム」案を作成しており，その研修受講者を主たる読者対象として『糖尿病に強い看護師育成支援テキスト』（発行：日本看護協会出版会）が刊行されています。

図1｜対象喪失から疾病受容までの心理的プロセス（悲哀の仕事）

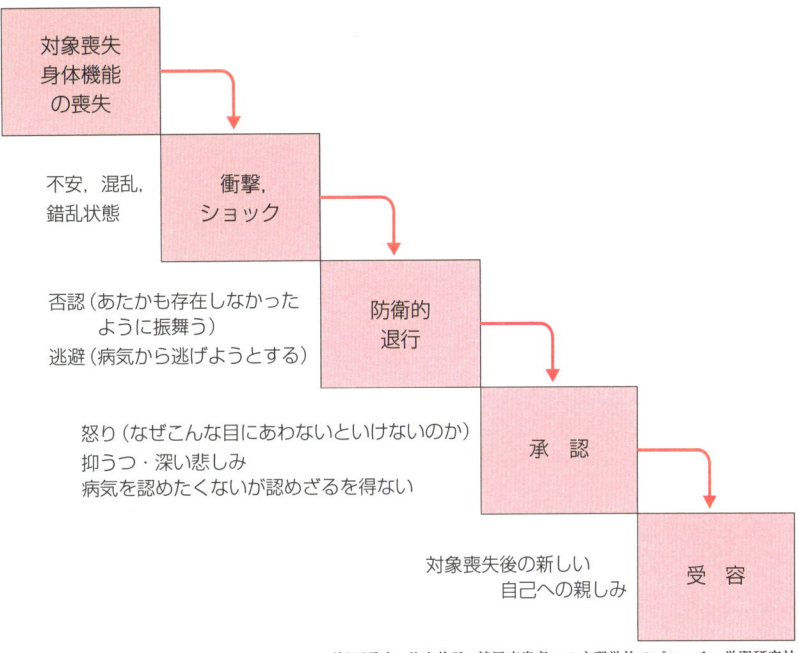

対象喪失 身体機能の喪失
　→　不安，混乱，錯乱状態
衝撃，ショック
　→　否認（あたかも存在しなかったように振舞う）
　　　逃避（病気から逃げようとする）
防衛的退行
　→　怒り（なぜこんな目にあわないといけないのか）
　　　抑うつ・深い悲しみ
　　　病気を認めたくないが認めざるを得ない
承認
　→　対象喪失後の新しい自己への親しみ
受容

（福西勇夫・秋本倫子：糖尿病患者への心理学的アプローチ，学習研究社，p.7, 1999を転載，加筆作成）

病期が進む可能性を秘めているのです。

プロセスをスムーズに進むことができるように看護師は，その感情を認めて，患者さんの話をじっくりと聞くことが必要です。また，多少ネガティブな情緒的反応はごく自然なものであると伝え，話しやすい信頼関係をつくっていくこととされています。

2）アディクション看護

宮本ら[2]は，"アディクション看護"の概念を用いて，習慣を基盤とした疾患の看護の考え方について述べています。糖尿病も広い意味でのアディクションととらえられます。

アディクションとは，「好ましくない習慣によって生活が破綻した状態（嗜癖）」あるいは「生活を破綻に追いやる好ましくない習慣（嗜癖行動）」を意味します。宮本らは，アディクションを"わかっちゃいるけどやめられない"の『スーダラ節』の一節にたとえ，わかりやすく説明しています。習慣は，「繰り返し経験することによって身につき，同じような状況で容易に再現される行動の様式」というだけでなく，習慣的行動を準備する「感じ方」や「考え方」も含めて定義されます。習慣は人間にとって必要なものであり，日常生活の中でいちいち考えなくてもできる習慣がないと，人間は疲れてしまいます。しかし，その習慣が，からだにとって有害な行動となったときに問題になるのです。

「意志」は，「生きていくうえで望ましい方向に進んでいけるように行動を調節していく心のはたらき」と定義され，"わかっちゃいるけどやめられない"行動の問題は，「意志の障害」とされます。そして，その意志のはたらきは，マズローの生存，安全，愛情，承認，自己実現という5つの人間の欲求の中で，どの欲求を，どの時期に，どのくらい満たそうとするのかについて順位をつけて，行動を選択し，欲求を満たしていくのです。

人を嗜癖行動に引きずりこむ力と関係する欲求は，「安全欲求」であり，それ以外の生存欲求，愛情欲求，承認欲求，自己実現欲求は見送られています。そして，安全欲求が満たされないときに感じる「不安」のため，嗜癖行動がやめられないのです。

この悪循環を断ち切るには，自分が危険な状態におかれているかもしれないという事実を受け入れ，不安を直視し，すべての欲求を視野に入れた欲求の調節をすることです。

具体的には，その行動のもととなる患者さんの不快な感情に注目し，うまくいかなかった出来事について語ってもらう中で，出来事→不快感→欲求→嗜癖行動という流れについて話し合います。そして，次のこと

図2｜慢性疾患の管理に影響する要因

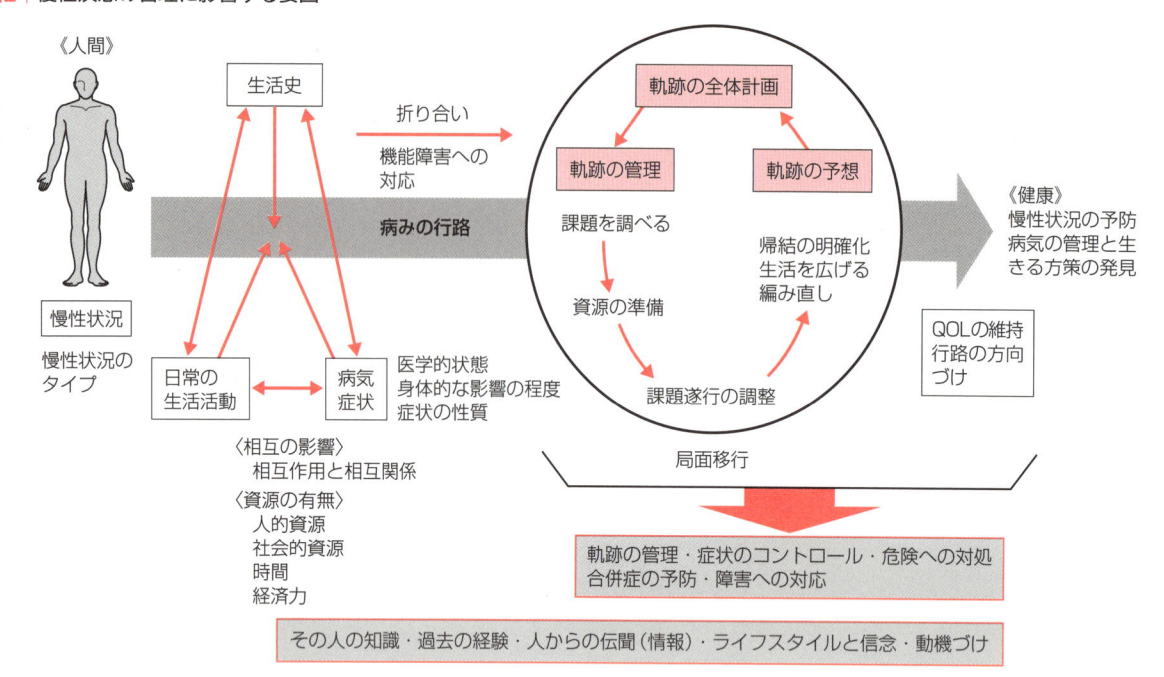

《人間》
- 生活史
- 慢性状況／慢性状況のタイプ
- 日常の生活活動
- 病気症状／医学的状態・身体的な影響の程度・症状の性質

折り合い／機能障害への対応

病みの行路

〈相互の影響〉
相互作用と相互関係
〈資源の有無〉
人的資源
社会的資源
時間
経済力

軌跡の全体計画
- 軌跡の管理：課題を調べる／資源の準備
- 軌跡の予想：帰結の明確化／生活を広げる編み直し
- 課題遂行の調整

《健康》
慢性状況の予防
病気の管理と生きる方策の発見

QOLの維持
行路の方向づけ

局面移行

軌跡の管理・症状のコントロール・危険への対処
合併症の予防・障害への対応

その人の知識・過去の経験・人からの伝聞（情報）・ライフスタイルと信念・動機づけ

を行います。

①自分自身の心の中で，どのような欲求が自分を押したり引っ張ったりしているのかを自覚する。そのとき，安全欲求だけでなく，他の欲求にも目を向ける機会をもつ
②今どの欲求が切実であり，本当のところ自分はどこをめざしたいのかを確認する
③めざす地点に近づくうえで，最も有効と思われる行動を選択して実行に移す
④実行してみた結果，目標に近づけたかチェックし，必要時軌道修正する

3) 慢性疾患の病みの軌跡モデルとライフストーリー・ナラティヴ

コービンとストラウス[3)]は「慢性疾患の病みの軌跡モデル」の中で，その視点について明確にしています。

「慢性疾患の病みの軌跡モデル」は，長い間続くという慢性状況の特性である「**慢性性**（chronicity）」の考え方にもとづいて，患者さんは「病みの軌跡を方向づける」（**病みの行路**：疾患をもちながら生きる慢性状況の中で，あらゆる症状を管理したり随伴する生活上の障害に対応していく）ことを表したモデルです。図2は，病みの軌跡モデルをもとに，慢性疾患の管理に影響する要因を図で示したものです。これら一つひとつが，患者さんをみる視点となります。

患者さんは，過去から現在，そして未来へと休むことなく軌跡を予想・計画し，管理（実行）することをくり返しながら，症状のコントロール，危機（クライシス）への対処，合併症進行の予防，機能障害への対応を行っています。それは，QOLや健康の維持を目標としますが，さまざまな要因により，軌跡は絶えず局面移行（波のように上下し，様相を変える）します。

私たちは，日常の臨床場面で，今，目の前にいる人を理解するときに，現在にとらわれてしまいがちです。その人が生まれてからいろいろな経験をして培われた価値観や人生観があり，病気を自覚してから今までの症状や日常生活の変化と闘ってきた経験があって現在があると考えると，一概に患者さんの現在の行動を決めつけて判断してしまうことはできません。ただ単に，「医療者の言うようにやってくれない患者さん」ではなく，「病い」をもつその人が今までどのような経験をしてきたのか，今をどのように生きているのか，それらについてどのように感じ，考えているのかを理解する努力が必要なのです。

それには，まず，患者さんが語ることができる場をつくり，看護師が，患者さんの語りに何の意見や判断もなく耳を傾け，ありのままを受け入れ，よく考えてその意味を考えることが必要となります。

患者さんは，看護師との信頼関係の中で，今までの体験を語ることによって，自分の体験について明確に理解します。そして，それについての感情を知り，現

在の自分にとっての意味に気づき，現在の自分の生活を主観的かつ客観的にみることができるようになるのです。また，自分の体験の中で自分のまわりの人々との絆に気づきます。そこから，前向きに疾患や疾患をもつ自分と向き合い，次の自分のなすべきことについて，患者さん自らが見つけられるのです。「ライフストーリー・ナラティブ」は，現在と過去を語ることに焦点があるのではなく，その後に将来を語り合うための方法なのです。

患者さん自らが自己を振り返り見つけた目標であるからこそ，これから一生涯続く自己管理を続けていけるのです。患者さんは，自分と向き合い，病いという障壁を越えるための内に秘めた力をもっています。患者さんに対しては，変化そのものを期待するよりも，変化への進み具合を評価することが必要です。

糖尿病は，生活習慣の積み重ねの結果であるといわれたり，罹病期間が長くなると，その間の血糖管理が不良であると合併症を発症するといわれています。しかし，糖尿病や合併症を発症した患者さんの今までの生活を考えると，患者さんは責められるべきなのでしょうか。

人は，そのときそのときを懸命に生きています。看護師は，今をありのまま受け入れ，今後を患者さんとともに前向きに考えられることが大切なのです。看護者の関わりは，その一時期だけに作用するものではなく，その1回だけが評価されるものでもありません。

"患者さんの内なる力を信じて，あきらめない"継続した支援が要求されます。　　　　　〔畑中あかね〕

2. セルフケアへの援助

1) セルフケアとは

糖尿病の患者さんは，糖尿病とともに生きるためにさまざまなことを学ばなければならず，食事，運動，薬物療法と，自身の生活そのものを変化させる必要があります。

例えば，糖尿病の患者さんは，食事のたびに何をどのくらい食べたらよいのかを考え，自分の体験や医療者などのアドバイスをもとにさまざまな工夫をしたりします。そのたびに，食べすぎたのではないかと不安に感じたり，後悔をしたり，一方みんなと同じように食べたいと思いながらもがまんしたり，遠慮したこと

で周囲に不快な思いや悪い印象を与えたのではないかと感じたりします。そのような日々のくり返しにおいて，患者さんは，自分自身の気持ちや考えのもとに，家族や友人，医療者など周囲との関係の中で，糖尿病とともにどのように生きていくのかを学んでいきます。

つまり，セルフケアとは，患者さん自身の主体的な取り組みであり，患者さん自身が家族や社会生活の中で，主体的に糖尿病について実践的な知識を学び，自分のからだと心を見つめながら自己管理方法を学び，問題解決をしていくプロセスなのです。

2) セルフケアへの援助

糖尿病の患者さんにとっては，糖尿病とともに生きるためにセルフケアを確立していくことが必要とされ，そのための援助が必要となります。正木は，糖尿病の患者さんには，セルフケア確立に向けて，①医学的・実践的知識の獲得，②自己管理プロセスの習得，③情緒の安定，④人生上の選択・自己決定，⑤患者として家庭・社会での役割の5つの課題があると述べています[4-9]。5つの課題に沿ってそれぞれの援助方法について説明していきます。

(1) 医学的・実践的知識の獲得

糖尿病の患者さんは，糖尿病と診断され，治療を開始した時点から糖尿病についてたくさんのことを学び，日々の自己管理に取り組まなければなりません。患者さんに対して，栄養相談をはじめ，インスリン自己注射指導などの療養指導が行われます。援助を行う際に大切なことは，患者さんにとって役に立つ知識や技術かどうかをアセスメントすることです。

例えば，インスリン療法を行う糖尿病の患者さんにとって，インスリンの名前を正しく暗記し，答えられることが重要なのではなく，インスリンにはたくさん種類があることを知り，自分のインスリン注射器の色や形を覚えることによって，処方せんを受け取ったり，種類が変更になったりしたときに自分で確かめられる知識をもつことが危機管理のうえでもとても大切なことなのです。

〔援助 → 指導的アプローチ〕

糖尿病の患者さんが，医学的知識を正しく理解し，自分で実際に活用できるように知識を習得することが必要です。そのためには，患者さんの学習能力や身体

図3 | 自己管理プロセス

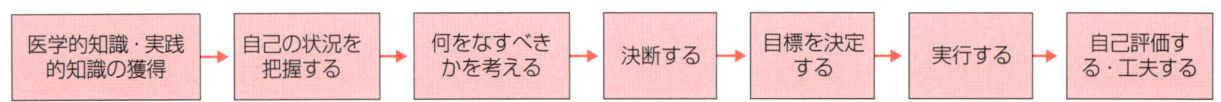

医学的知識・実践的知識の獲得 → 自己の状況を把握する → 何をなすべきかを考える → 決断する → 目標を決定する → 実行する → 自己評価する・工夫する

(正木治恵：慢性疾患患者のセルフケア確立へ向けてのアセスメントと看護上の問題点，臨牀看護，20(4)，p.509，1994より転載)

状況，普段の行動や心理状態，社会的状況などに応じて，指導の方法や内容などを工夫していく必要があります。

例えば，高齢の糖尿病の患者さんで，通常の方法ではインスリン自己注射手技がなかなか覚えられない場合，どのような工夫をすれば正しく手順が覚えられ，自宅で安全に自己注射が続けられるかをアセスメントし，工夫や調整を行っていきます。わかりやすい言葉で手順書を作成したり，患者さんの知識や技術の習得状況に応じて家族に加わってもらうなども含め，指導内容や方法をそのつど検討していきます。

ここで注意しなければならないのは，看護師が主導して関わっていることを十分に認識することです。看護師自身が一生懸命になりすぎるあまり患者さんの負担になっていないかを，常に問いつつ関わることが大切です。

(2) 自己管理プロセスの習得

自己管理プロセスの習得とは，図3に示すように，糖尿病の患者さんが，獲得した医学的・実践的知識を活かし，自分の身体状況を把握し，患者さん自身が何をなすべきかを考え，決断し，目標を立てることです。そして実行し，自身で評価し，工夫をしていくことをくり返し，自分なりの自己管理方法を学習していくことです。つまり，セルフケアマネジメントの習得を目標とします。看護師は日々の自己管理行動の中で，患者さんがどのように考え判断し，どのように行動し，どのように思っているのかを確かめ，患者さんがこのプロセスのどこの段階にあるのかをアセスメントする必要があります。また，このプロセスで重要なことは，患者さんが自分の身体状況を把握できるようになるセルフモニタリング力が育成されることです。

例えば，患者さんが血糖値やHbA1cの正常値，自分の普段の血糖値，HbA1cの値を知っているだけではなく，その数値の変化を自分自身の生活（食事，活動）や体調の変化（症状，感覚）と結びつけ，自分にとってその値がどのような意味があるのか，患者さん自身で考えることができているのかを把握することが必要です。

[援助 → 学習援助的アプローチ]

患者さん自身が主体的に自己管理プロセスを歩んでいけるように関わる必要があります。看護師が一方的に話すのではなく，これまでの患者さんの体験や検査データ，症状と自分のからだとを結びつけて，患者さん自身がどのようにしたらよいのかを考えることができるよう問いかけます。

例えば，血糖自己測定のデータをもとに，「ここはいつもより高いけど（あるいは低血糖），何か思い当たることはありますか？」と，自分自身で振り返りが行えるよう問いかけます。くり返し問いかけられる中で，「今月は外食の回数が多かったから，寝る前の血糖値が高めになり，HbA1cが高くなっている…外食の回数は減らせそうにないからメニューをカロリーの少し低そうなものを選んでみるよ」などと自分なりに考え，どうしようかと考えることへつながります。患者さんが自分自身を客観的に見つめることができるようにはたらきかけることが必要なのです。

このときに注意しなければならないことは，無理な目標ではなく，できるだけ具体的な目標を立てるようにすることです。そして，患者さんにとってうまくいかないことも多々あるため，患者さんの気持ちを否定することなく，受け止められるように関わることも大切です。

(3) 情緒の安定

糖尿病の患者さんは，糖尿病と診断されたとき，糖尿病の治療方法が変化したとき（例えばインスリン療法開始時），合併症が現れたり進行したときなどに，これまでの自己管理方法を後悔したり，合併症による恐怖を感じたり，これからの自分の未来に対して不安を抱いたり，さまざまな感情が渦巻き不安定になるため，これらを注意してみていく必要があります。また，糖尿病をどのように受け止めているのか，自尊感情が低下していないか，患者さんの心理的な危機状態をアセスメントすることも必要です。自尊感情の低下は，あきらめの言葉で表現されることもありますが，怒り

や開き直りの態度で表現されることもあります。

[援助 → 支持的アプローチ]

看護師が自己管理行動ばかりに目を奪われ，患者さんができないことを評価すると，自尊感情を傷つけてしまいます。患者さんを評価するのではなく，ありのままに患者さんを認める関わりが必要なのです。そのためには，看護師が患者さんのことを心の底からわかりたいと思い，患者さんの言葉を評価しないで，じっくり聴くという関わりが大切です。その中で患者さんは自分の存在を確認し，心の安定を感じることができるのです。人は成長し続ける存在であること，患者さんが自分自身の力で変化していくことを信じることが大切なのです。

(4) 人生上の選択・自己決定

患者さんが人生の局面にあるときは，患者さん自身が真の自己決定をしているかどうかをアセスメントすることが必要です。糖尿病の患者さんは，就職，入学，結婚，妊娠，介護，仕事の変化，友人，家族の変化など，ライフイベントに応じて，自己管理方法を変化させなければならず，自己管理方法が今までどおりいかなくなることも少なくありません。また，「糖尿病だから仕方がない」などと本当の自分の気持ちをごまかしたりしないで，患者さんが真の自己決定をしているかどうかをアセスメントすることが大切です。

[援助 → 相談的アプローチ]

糖尿病の患者さんは，人生上の変化が訪れるたびに，糖尿病である自分に悩み，自分の希望する就職や仕事内容をあきらめたり，結婚や妊娠に躊躇してしまったりすることが少なくありません。患者さんの相談相手として，患者さんが真に望む方向を援助していくことが必要とされます。

ライフイベントによりどのような問題が生じるのか，患者さんの気持ちや考えを十分に聴くことが大切です。そして，何か工夫することができないかなどを話し合いますが，ここで重要なことは，看護師が一方的に決めてしまわないように，患者さん自身が自分の意思で決断できるように関わることです。

例えば，インスリン自己注射を拒否している場合には，どうして拒否しているのかという理由を尋ねます。「まわりの人に糖尿病であることを知られたくない」と拒否している場合には，患者さんの身体状況をアセスメントしながら，無理やり導入するのではなく，まずは職場で注射をしなくてよいように，医師とインスリン製剤の種類や回数を検討することなどを提案したり，血糖自己測定を提案し，血糖値の変化を一緒に振り返ったうえで，インスリンの必要性を伝えていくなど，患者さん自身が必要性を納得できるように工夫をしながら関わっていくことが必要です。

(5) 患者として家庭・社会での役割

人の，家族や社会での役割は，そのときどきに変化するものですが，糖尿病になることによって変化していくこともあります。例えば，家族の協力に対して感謝の気持ちがもてるようになったり，患者会で患者さん同士の交流を通じて社会的な役割を担うようになることもあります。患者さんだからこそわかり合える困難な状況や，それに対してのさまざまな工夫を互いにアドバイスすることで，さまざまな自己管理方法の工夫を学ぶ機会となります。

[援助 → 協力的アプローチ]

患者会などの活動の場において，看護師は協力的な立場をとります。患者さんには社会人として，患者さんとしての経験や能力があり，患者さん同士のダイナミクスによる大きな力の発揮もあります[10]。看護師は，その患者さんの力を信じ，患者さん同士が交流できるよう，看護師など医療者の意見に左右されないような関わりを意識して協力していくことが大切です。

［森　小律恵］

3. 患者面接による援助

患者面接の目的は，療養行動に必要な情報収集にとどまらず，成長モデルをめざした信頼関係の構築，患者さんが自身の糖尿病に対する理解を深め，治療の必要性に気づきを促し，自身の生活にあった療養行動を考え実践へのきっかけにすると同時に，取り組んだ療養行動を振り返り，無理はないか，継続できるか，見直しが必要かなどを患者さんとともに考え，共感しまたは寄り添い，ときには見守り，治療成果の向上を図ることなどがあげられます。

ここでは，面接に必要なコミュニケーション技術と患者さんの変化ステージに応じた援助について紹介します。

1）面接に必要なコミュニケーション技術

(1) 安心して話せる場を整える

患者さんが安心して話せる環境（雰囲気づくり）を心がけましょう。それには，話をする場所を選ぶだけでなく，看護師が患者さんの話を聴く態度，すなわち患者さんを尊重する姿勢，ありのままの姿を理解し受け入れようとする姿勢を示すことが重要です。

(2) 質問法の工夫

患者さんが，自由な発言ができるような質問（開かれた質問：open-ended question）を心がけましょう。患者さんが自由に発言することで予想以上に多くの情報が得られることがあります。また，具体的な内容を得るきっかけとして，"はい""いいえ"，もしくは単純に答えられる質問（閉ざされた質問：closed question）を用いましょう。

開かれた質問で，患者さんの問題やその問題についての考え，感情を聴いてから，問題の核心に焦点を当てた閉ざされた質問を行うことで，問題の明確化や探求が可能となります。

(3) 傾聴する

患者さんが自身の問題を探り，解決方法を見出していくには，患者さん自身の考え，思いを十分に語ることが必要です。患者さんの話に関心を示し，真摯な態度で，批判せず中立的な立場で，あるがままに聴き，受け入れるよう心がけましょう。

(4) 患者さんの表現を助ける・感情に焦点を当てる

患者さん自身の思いや考えが医療者に伝わっているか，看護師が正しく理解しているか，互いが確認するために話を要約して返しましょう。このことは，安心感と信頼関係の構築につながります。「〜ということですか？」「このように思っているのですね」と理解を示し，誤解がないかどうかを確認します。

話には内容とその背後に存在する感情が含まれます。患者さんがもつ糖尿病，その療養行動，周囲への問題に対する感情を表現する場をつくり，カタルシス（精神浄化）の機会としましょう。

(5) 非言語的表現を観察する

患者さんの話す内容だけでなく，非言語的表現（表1）を観察し，表情，声の調子，姿勢，態度などを観察します。また，看護師自身の非言語的表現を意識することも，効果的にコミュニケーションを行うためには重要な要素です。

2）変化ステージに応じた面接方法

変化ステージモデルは，プロチャスカが禁煙行動獲得の過程が5段階の変化を経て完成されることを明らかにし，多理論統合モデルとして報告したものを，石井が糖尿病療養行動の獲得段階に応用・改変した理論です（表2）。

患者さんの行動変容へのレディネスに焦点を当てた理論で，意図的な行動変化に至るにはいくつかの段階があります。この段階に応じて，アプローチをすることが効果的であるといわれています。

(1) 前熟考期の患者面接

このステージの患者さんは，初めて糖尿病といわれた全く知識のない人と，すでに知識はあるが，糖尿病を否認，無関心，あるいは自分にはできないという無力感の心理状態にある人がいます。前者と後者では対応が違ってくるため，どちらなのかを把握することが重要です。後者の場合，患者さんの考え方や感情の理解に努めます。患者さん自身が，自分にとっての糖尿病や，療養行動を行うことの意味を考える機会をつくるとともに，看護師が患者さん個人の取り組めない理由を知る機会となります。糖尿病ビリーフ質問表を用いて，患者さんの心理状態と個別の理由について理解を深めます。

(2) 熟考期の患者面接

このステージの患者さんは，糖尿病の療養行動の重大性を理解し，問題となっている行動を変化させることが望ましいと思っていますが，今までの習慣も捨てがたいという，アンビバレントな心理状態にあります。患者さんが問題を意識化できるように「治療によって得られる利益」と「治療によって生じる不利益（障害）」を具体的に聴いていきます。バランスシートを作成して利益を強調し，不利益（障害）が減るように，不利益のうち変化させやすいものから変えることを促します。また，個別の情報やモデリングを効果的に使います。

(3) 準備期の患者面接

準備期は，療養行動の利益が増し，患者さんなりの行動変化がみられる時期です。この時期では，行動を変化させることができたという自信を育てていくことが重要です。患者さんの自己効力感を高め，行動変化

をスモールステップでステップアップしていけるよう支援していきます。特に成功体験は自己効力感が最も高まることから，小さい，具体的な，達成可能な療養行動の目標を立てることが重要です。

(4) 行動期の患者面接

行動期は，治療効果に有効な療養行動を開始してから6カ月以内の時期です。この時期は，最も逸脱，後戻り（再発）が多い時期です。患者さんは常に誘惑やつらさと闘っていることを理解し，定期的な面接を行うことが必要といわれます。患者さん特有の逸脱要因を明らかにし，その対処方法をあらかじめ考えておくことで，逸脱状況をうまく対処できることにつながります。対人関係での想定できる逸脱危険因子に対しては，ロールプレイで対処法を一緒に考えることが有効です。

(5) 維持期の面接

治療に効果的な療養行動を開始してから6カ月以上が経ち，療養行動が習慣化する時期です。

血糖値やHbA$_{1c}$の結果だけで安心したり批判したりせず，療養行動全体をみていくことが重要です。この時期は患者さんのライフイベントに注意します。単身赴任，介護，退職，家族構成の変化など，ライフステージによって起こる患者さん個別のライフイベントに注意し，「治療が負担になっていないか」「困ったことはないか」，いつでも気軽に相談できる，身近な存在として支援者がいることを示していくことが重要です。

3) 集団面接法

集団のもつ相互作用や力動性を利用して，患者さんが他の参加メンバーとの交流の中で，糖尿病をめぐるさまざまな感情（怒り，不安，孤独，恐れなどの，療養行動を阻害している陰性感情）を整理し，糖尿病の療養行動に積極的に取り組む姿勢をつくりあげ，糖尿病をコントロールしていくきっかけづくりのための支援方法として，集団面接法があります。

グループディスカッションにおけるグループダイナミクス効果を考慮し，4〜6人の小集団で行います。患者さんは集団の中で他の参加メンバーと互いに観察し合いながら，悩みを分かち合い，さまざまな情報交換をして，自己理解を深めていくことができます。

［安仲　恵］

表1｜非言語的表現

身体表現
1) 頸部の動き（うなずき，ひねる，傾ける，うなだれるなど）
2) 目の動き（にらむ，伏せる，見開く，涙ぐむ，まばたきが多いなど）
3) 視線（視線をそらす，凝視する，ちらりちらりと見るなど）
4) 姿勢（身をのり出す，うつむく，後ろにそらす，腕を組む，足を組むなど）
5) 表情（無表情，微笑む，顔をしかめる，泣くなど）
6) 動作（貧乏ゆすり，ハンカチやボタンをもてあそぶ，ため息をつく，ジェスチャーなど）
7) 自己刺激行動（爪をかむ，からだをかく，髪をいじる，鼻や口をさわるなど）
8) タッチング（相手にさわる，握手するなど）
9) 皮膚（赤面，顔面蒼白，発汗など）

パラランゲージ
1) 語調（明瞭，口ごもる，弱弱しい，抑揚がない，声をひそめる，叱るなど）
2) 音調（かん高い，低い，ハスキーなど）
3) 話し方（早口，ゆっくり話すなど）
4) 音量（大声，声が小さいなど）

沈黙
単に言葉で話さないのではなく，この「間」に双方ともさまざまな感情や考えを働かせる状況になります。話の流れの中で適切な「間」は，次に話すことを考える，話の内容を整理することになります。支援者が沈黙に耐えかねて，話をし始めると，患者さんにとっては話を中断され，きちんと聞いてもらえていない思いになります。患者さんとの関係性で沈黙の意味を考えることが大切です。

パーソナルスペース
ほどよい距離をとりながら関わっていくことで，患者さんの心地よい距離を把握して行うことも必要です。
　Hallの分類
　　親密ゾーン（0〜約0.4m）
　　プライベートゾーン（約0.4〜1.2m）
　　ソーシャルゾーン（約1.2〜2.2m）

表2｜変化ステージ

5つの段階
前熟考期：患者さんはまだ自分の行動を変えようとは考えない。
熟考期：患者さんは問題があることに気づき，行動を変えることを真剣に考え始めるが，まだ実際の行動を起こすだけの準備はできていない。
準備期：目標を達成するための計画を考え，実際に試みることを始める。
行動期：通常6カ月ほどの期間。行動変容の努力する時期。
維持期：患者さんが変化した行動を維持することに努める最後の段階。

（石井均・辻井悟編：糖尿病看護のポイント150，メディカ出版，p136，2007をもとに作成）

4. 自己決定と行動化への援助，行動維持への援助

糖尿病の患者さんが疾病を受容し，行動変容を促すための援助については，前に紹介したとおりです。それを踏まえて，ここでは「自己決定と行動化への援助」

として，特に準備期にある患者さんが望ましい療養行動を自ら選択し，実際への行動に移せるための援助と，さらに行動期・維持期にある患者さんが，その行動を継続していけるための援助について述べます。

1）自己決定を促すための援助
(1) 慢性の病気をもつ成人への自己決定を尊重する姿勢
医療者は，望ましい療養行動がとれない患者さんを，ときに「病識がない」「わがままな患者さん」として批判したり，苦手意識を感じる傾向にあります。このようなノンコンプライアンスの裏には，患者さんなりに何か考えがあっての行動かもしれない，という姿勢で関わっていくということが必要です。教育入院中の患者さんが菓子パンを食べているところを見かけた場合，「食事療法を守れないダメな患者さん」と決めつけたり，「間食はダメですよ」と指摘するのではなく，「間食をしているのは何か理由があるのでは？」と自己決定を尊重し，「おいしそうなパンですね。食事療法は飽きちゃいましたか？」と声をかけてみる。すると「主食をご飯から菓子パンに交換をしたら血糖値はどうなるかと思って」や，「ついお腹が空いちゃって…。やっぱり食事療法はつらいです」と，患者さんの本音が引き出せるかもしれません。

(2) 成人学習者への教育
成人はすでにさまざまな知識・経験と自分の価値観をもっています。そのため，自分の価値観にそぐわなかったり，意味を感じない知識は受け入れません。受け入れる場合も，新たな知識をすべて受け入れるのではなく，それまでの知識に付け足したり一部を交換したりします。つまり，全く新しい知識が形成されるのではなく，もともとの知識が変容するという学び方なのです。したがって，成人学習者である患者さんに対し，子どものように「ああしなさい」「これはダメだ」と言い聞かせようとしても抵抗感をもつだけで，うまくいきません。

成人学習者への教育で大切なこととして，安酸は以下の4点をあげています[11]。

①相手を大人として扱うこと
②教育の責任は教える側・教えられる側双方にあること
③相手が「現在困っていること」を解決することが大事で，「教えたいこと」を教えるのではないこと
④相手の経験を活用していくこと

(3) インフォームドチョイス
自己決定を促すためには，教育的・心理的援助として十分な情報を提供し，患者さんが決断できるようにするインフォームドチョイスが必要です。患者さんが望ましい療養行動をとれないときは，その理由が間違った知識や思い込みによる勝手な自己判断なのか，正確な知識に基づく自己決定なのかを見極める必要があります。そのうえで，医療者として，専門的な正しい知識を提供し，専門家としての判断を伝えます。患者さんが十分な知識を得ていながらも，なおかつ医療者の判断と異なる選択肢を選んだ場合は，患者さんの自己決定を尊重すべきです。

(4) エンパワーメントモデル
以前は，糖尿病や慢性疾患の患者さんへの教育は，指導型ともいわれる医学モデルが用いられ，専門的知識・技術の提供が中心でした。そしてその評価は，知識の習得と医学データの改善が評価され，患者さん自身もデータが改善しないと無力感に陥ったり，自分をダメな患者だと追い込んだりする傾向にあったのです。しかし，近年では患者さん自身で自己表現や自己評価ができるようになり，セルフマネジメントの自信をつけるためのアプローチとして，エンパワーメントモデル[12]が注目されるようになりました。

エンパワーメントの考え方は，患者さん自身のパワーを発揮できるようにすることで，目標は患者さん自身が設定し，医療者はその目標達成のための援助を行います。このアプローチでは，医学データそのものの改善を目的とせず，患者さんが自分自身の潜在的な能力に気づき，納得したうえで行動を変えていくことを目的としています。エンパワーメントのアプローチを行ううえでの条件（医療者の心構え）としては，以下の4つがあげられます。

①患者さんこそが，治療におけるコントロールと決断の中心であることを心得ておく
②教育的・心理的援助を提供し，患者さんが毎日行うセルフケアに関して，十分に情報を与えられたうえで決定できるようにする
③成人は，意味を見出し自由意思で選択した行動変容なら実現しやすく，また維持しやすい傾向があることを心得ておく
④エンパワーメント過程の必須条件は「信頼」であることに留意する

また，患者さんへエンパワーメントを促すための次のような質問を利用してもよいでしょう。

表3 | 自己効力に影響する4つの情報と方略

	自己効力を高める情報	自己効力を下げる情報	方略
遂行行動の成功体験	● 自分で行動し達成できたという成功体験	● 失敗体験の累積 ● 学習性無力感	● 行動形成（シェイピング法） ● ステップ・バイ・ステップ法
代理的経験（モデリング）	● 自分と同じ状況で，同じ目標をもっている人の成功体験や問題解決法を学ぶ	● 条件のそろっている人ができているのを見聞きする	● モデリングの対象を選ぶ ● 方法論を教える
言語的説得	● 専門性に優れた魅力的な人から励まされたりほめられたりする ● きちんと評価される ● 言葉や態度で支援され，「信じられている」「認められている」と感じる ● 課題となっている行動を推奨する文化（社会的雰囲気）がある ● 自己暗示をかける	● やっていることを認めてもらえない ● 一方的に叱責される ● 無関心を示されたり無視されたりする	● 契約書（相互契約の確認書）を取り交わす ● 患者さん自身がアクションプランを立てるのを援助する ● アドボカシー ● 自己強化
生理的・情動的状態	● 課題を遂行したときに，生理的・情動的に良好な反応が起こり，それを自覚する ● 「できない」という思い込みから解き放たれる	● 疲労，不安，痛み，緊張，空腹 ● マイナスの思い込み	● 気づきを高める ● 思い込みを論破する ● リラクセーション ● ポジティブシンキング ● リフレイミング

（安酸史子：糖尿病患者のセルフマネジメント教育 エンパワメントと自己効力，メディカ出版，p.101，2004 より転載）

---

①糖尿病管理で一番難しいことは何ですか？
②それに対してどのように感じていますか？
③そのような思いを改善するには何をしようと思いますか？
④自分で改善しようという意思はありますか？
⑤あなたの望む状態に近づくために，ご自身でできることはありますか？
⑥帰る前に，何か1つだけご自身の改善のためにできることをあげてみませんか？
⑦ご自身でやってみて効果がありましたか？

(5) 自己効力理論

自己効力（self-efficacy）とは，何か課題を達成するために必要とされる行動が効果的であるという信念をもち，「実際に自分がその行動をとることができるという自信」のことをいいます[13]。

バンデューラは，ある行動が結果をもたらすかどうかに関する予測を「結果予期」，自分がその行動をうまく行えるかという予測を「効力予期」と区別しています（図4）。「結果予期」と「効力予期」をもつことで，自己効力感が高くなるといわれています。

人は自己効力感が高いときはその行動をとりやすく，反対に自己効力感が低い状態ではうまく行動に移せません。例えば，「食事療法を行えば，血糖のコントロールはよくなる」とわかっていても，「自分には食事療法をうまくやれる自信がない」という患者さんがいたとします。そのような患者さんには，自己効力感を高めるための援助が必要になり，自己効力を高めるためには，安酸によってまとめられた以下の4つの情報（表3）が影響してきます[14]。

図4 | 結果予期と効力予期

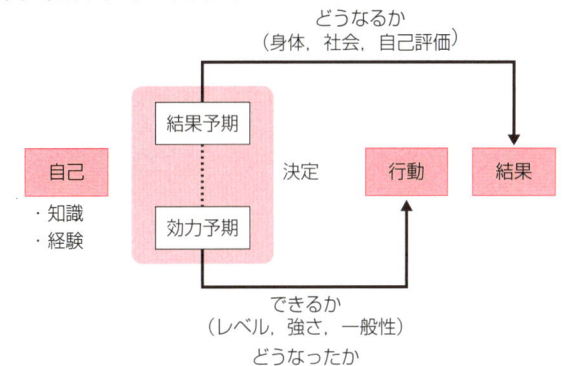

（安酸史子：糖尿病患者のセルフマネジメント教育 エンパワメントと自己効力，メディカ出版，p.93，2004 より転載）

❶遂行行動の成功体験

過去に，同じような行動をうまく実施できた経験を利用することです。運動療法に取り組もうと思っているが自信がない場合，「禁煙した際に太ってしまい，1日1万歩の歩行を続けて減量に成功した」などがそれにあたります。安酸は，遂行行動の成功体験は自己効力感を高めるのに最も効果的だとしています。

❷代理的経験（モデリング）

他の人の行動を見て自分もやれそうだ，と思うことです。インスリン注射は大変そうでできないと思っていたが，同室者ががんばっているのを見て，「あんなお年寄りにもできるのだから，自分もできるかも」と自信をもつことなどです。このモデルの対象はできるだけ患者さん自身と同じような状況の人を選択することが大切で，インスリン注射の例で看護師が「そんな

227

に難しくありませんよ」などとテキパキやってみせたのでは，「看護師さんだからできるのよ」と逆効果にもなりかねません。

❸言語的説得

「あなたならできる」と励まされたり，「がんばりましたね」とほめられるなど，言葉によって評価されることは大きな自信につながります。特に，専門的な立場にある医療者から客観的評価を受けたときには，その効果は絶大です。

❹生理的・情動的状態

ある行動によりよい結果をもたらしたときに，生理的にも心理的にも良好な反応が起こることをいいます。運動療法は苦手，面倒くさい，と思っていたが，始めてみると体調もよいし，続けられている自分にも満足感が得られ，「運動は気持ちいい」と感じて，自信につながるのです。

2）行動化への援助

患者さんが自ら選択した行動に取り組めたなら，それを生涯続けられるように援助していかねばなりません。変化のステージモデルでいう行動期・維持期の患者さんに対する援助がこれにあたります。この時期の援助では，セルフモニタリングの適応も効果的です。

(1) ステップ・バイ・ステップ法

大きな努力を要さず，すぐに始められる小さな目標を立案し，一定期間内にそれが達成できたら，次に少し上の目標を設定するという方法で，シェーピング法ともいわれています。

運動療法として「1時間歩いて通勤する」と目標を立てたりすると，「雨が降ったり，疲れたりで，1日しか実行できなかった」などの理由から三日坊主で終わってしまい，自信喪失にもつながりかねません。最初から大きな目標を立てようとする患者さんには，「今日や明日からでも簡単に始められることから取り組みませんか？」とアドバイスをします。「1つ手前のバス停で降りる」などから開始し，それが習慣化したら「2つ手前から」「駅から20分歩く」など，段階を追って少しずつ運動療法の成功に近づけていきます。

たとえ何度か失敗しても，「あのときは無理な目標を立てすぎたし，自分にはあの方法は無理だとわかった」など，そこから学ぶことも多く，トライアンドエラーの精神で，また別の目標設定をともに考えていけばよいのです。

(2) ストレス・ライフイベントを見逃さない

長期にわたり，望ましい療養行動が維持できている患者さんでも，ライフイベントなどから多大なストレスが生じ，療養行動が継続できなくなることがあります。また，医学的なデータは良好に保てているものの，その状態を維持するための療養行動に強いストレスを感じていたり，ときには抑うつ状態を呈してしまう場合もあります。そういった患者さんの心理的・社会的背景を見逃すことがないよう注意したいものです。

(3) ソーシャルサポート

生涯にわたり，疾病と向き合い，療養行動を続けていくことは容易なことではなく，家族など周囲の人の協力やサポートが患者さんを大きく勇気づけてくれます。一方，家族の存在や支援は，必ずしもプラスにばかりはたらくわけではなく，非効果的な支援となっているケースも少なくありません。

ライフスタイルが多様化した現代では，晩婚化や生涯を単身で過ごす患者さんの増加傾向があり，家族やパートナーなどの支援者が不在のケースでは，社会資源による患者さんのサポートを考慮します。外来通院では1カ月以上など長期に間が空きますが，身体的な状況だけではなく，心理的・社会的な側面から看護師の面接のタイミングを検討していきます。対象者であれば介護保険の導入も行います。

また，退院するとすぐに療養に挫折してしまったり，なんらかの理由で治療や通院中断の恐れのある場合には，患者さんの了承を得て地域の保健師の介入を依頼することも可能です。このようなケースでは，治療中断などの最悪な状況が起こってからでは対処が遅れる恐れもあるため，事前に患者さんと保健師が良好なコミュニケーションをとれるような調整も必要となります。

[古山景子]

引用文献

1) 福西勇夫・秋本倫子：糖尿病患者への心理学的アプローチ，学習研究社，p.6-25，1999.
2) 宮本眞己・安田美弥子編：アディクション看護，医学書院，p.12-26，2008.
3) Woog P. (ed.)：The Chronic Illness Trajectory Framework, Springer Publishing Company, New York／黒江ゆり子・市橋恵子・寶田穂訳：慢性疾患の病みの軌跡 コービンとストラウスによる看護モデル，医学書院，p.1-28，1995.
4) 正木治恵：慢性疾患患者のセルフケア確立へ向けてのアセスメントと看護上の問題点，臨牀看護，20(4)，p.508-511，1994.
5) 正木治恵：慢性疾患患者のセルフケア確立へ向けての看護計画の立案と評価のポイント，臨牀看護，20(4)，p.512-515，1994.
6) 正木治恵監修：糖尿病看護の実践知，医学書院，p.67，2007.
7) 正木治恵：慢性病患者の看護援助の構造化の試み（その1），看護研究，26(7)，p.49-76，1993.
8) 正木治恵：慢性病患者の看護援助の構造化の試み（その2），看護研究，27(1)，p.49-74，1994.
9) 正木治恵：慢性病患者の看護援助の構造化の試み（その3），看護研究，27(4)，p.335-349，1994.
10) 前掲書6) p.200.
11) 安酸史子：糖尿病患者のセルフマネジメント教育 エンパワメントと自己効力，メディカ出版，p.67，2004.
12) Anderson R., Funnell M., Arnold M.／ADA著，中尾一和・石井均監訳：糖尿病診療のための臨床心理ガイド，エンパワーメントアプローチを用いた患者の行動変化の援助，メディカルレビュー，p.181-191，1997.
13) A.バンデュラ／原野広太郎監訳：社会的学習理論，金子書房，p.89-95，1979.
14) 安酸史子編：TACSシリーズ3，成人看護学―慢性期，建帛社，p.40-47，2005.

糖尿病の患者さんに
よく聞かれる質問120

2009年 8月30日　第1版第1刷印刷	定価（本体 3,000円＋税）
2009年 9月 8日　第1版第1刷発行	〈検印省略〉

監　修　●　瀬戸 奈津子

編　集　●　古山 景子　山地 陽子

発　行　●　株式会社 日本看護協会出版会
　　　　　　〒150-0001 東京都渋谷区神宮前5-8-2　日本看護協会ビル4階
　　　　　　〈営業部〉Tel / 03-5778-5640　Fax / 03-5778-5650
　　　　　　〒112-0014 東京都文京区関口2-3-1
　　　　　　〈編集部〉Tel / 03-5319-7171　Fax / 03-5319-7172
　　　　　　〈コールセンター：注文〉Tel / 0436-23-3271　Fax / 0436-23-3272
　　　　　　http://www.jnapc.co.jp

デザイン　●　齋藤久美子

編集協力・DTP　●　有限会社エイド出版

印　刷　●　三報社印刷株式会社

本書の一部または全部を許可なく複写・複製することは著作権・出版権の侵害になりますのでご注意ください。
ⓒ 2009 Printed in Japan　　　　　　　　　　　　　　　　　ISBN978-4-8180-1446-6